Rainer Zimmermann

Die Überlistung des Todes

Wozu der Mensch die Kunst erfand

W0239948

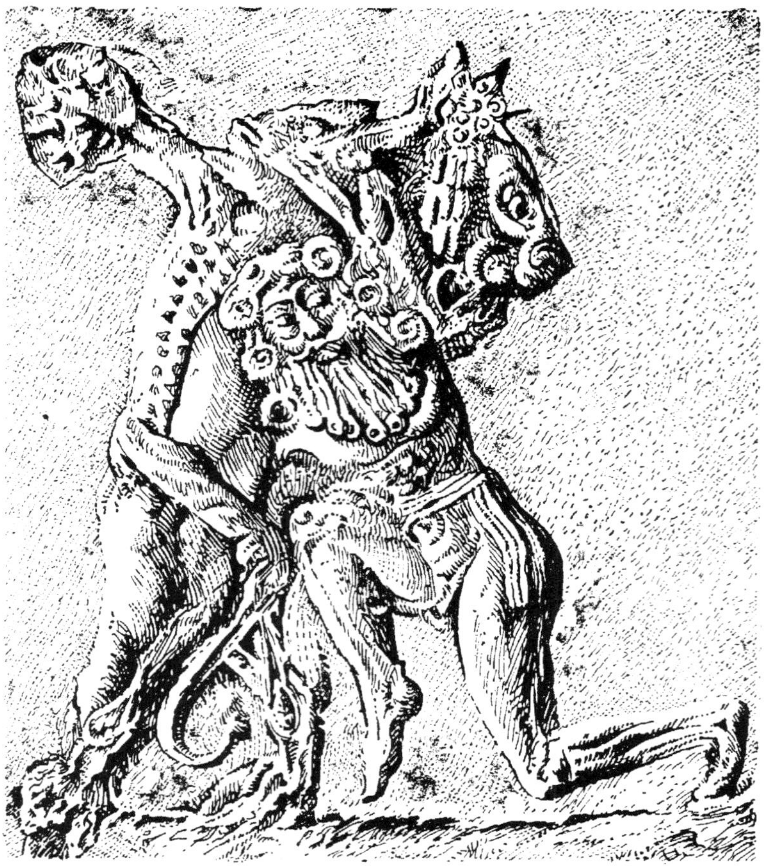

Rainer Zimmermann

Die Überlistung des Todes

Wozu der Mensch die Kunst erfand

Gedanken zum Verständnis der Bildkunst

Deutscher Kunstverlag

Die Herausgabe dieses Buches wurde
von der Niederreuther-Stiftung München unterstützt.

Die Deutsche Bibliothek – CIP-Einheitsaufnahme

Zimmermann, Rainer: Die Überlistung des Todes : wozu der Mensch
die Kunst erfand ; Gedanken zum Verständnis der Bildkunst /
Rainer Zimmermann. – München ; Berlin : Dt. Kunstverl., 1998
ISBN 3-422-06227-0

Abbildung auf dem Umschlag: Mumienporträt, ca. 37–50 n. Chr.,
Fundort unbekannt (siehe Abb. S. 65)
Frontispiz: Tammuz, die göttliche Verkörperung des sterbenden und
sich erneuernden Lebens im Kampf mit dem Löwen, dem sumerischen
Symbol des Todes. Graviertes Siegel. London, Britisches Museum

Lithos: Repro-Center Färber, München
Druck und Bindung: Friedrich Pustet, Regensburg

© 1998, Deutscher Kunstverlag GmbH München Berlin
ISBN 3-422-06227-0

Inhalt

Einführung

Wie können wir Kunst verstehen? Wozu hilft sie uns? Ist alles Kunst, was Kunst genannt wird? Viele Fragen bestürmen uns angesichts der Werke in den Museen, mehr noch beim Besuch zeitgenössischer Ausstellungen. Noch nie ist über Kunst soviel geschrieben worden wie heute und doch ist die Verwirrung noch nie so groß gewesen. Überfrachtung und Erweiterung des Kunstbegriffs haben alle seine Definitionen beschädigt und zu einer unbekümmerten Ignoranz auf der einen, zu Ratlosigkeit auf der anderen Seite geführt.

In diesem Buch will ich versuchen, auf die Grundfragen der Bildkunst zurückzugehen. Wann entstand sie – und wozu? War das Bild immer schon »Kunst«? Oder täuschen wir uns, wenn wir die kultischen Wandzeichnungen in den Eiszeithöhlen als »Höhlenkunst« bezeichnen? Können gegenstandslose Bilder »Kunst« im Sinne jenes Wortes sein, das wir für die bildschöpferischen Leistungen seit den alten Griechen gebrauchen? Gibt es keine Grenzen für das, was wir Kunst nennen? Was eigentlich ist es, wodurch Kunst zu Kunst wird?

Blicken wir einmal zurück auf die Entwicklungsgeschichte unserer Gattung: Erst als der Mensch zum Ichbewußtsein erwachte, gewahrte er den Tod als seinen eigentlichen Feind. Alles was er an geistigen Waffen besaß, setzte er nun ein, um sich dem Zugriff dieses großen Widersachers zu entziehen. Die Hochreligionen waren es, die dem Einzelmenschen Ausblicke auf ein jenseitiges Leben öffneten. Die gleichzeitig entstehende Philosophie errichtete Gedankengebäude, in denen der menschliche Geist hausen konnte, abgeschirmt von der Bedrohung durch die Sinnlosigkeit der Vernichtung. Als die dritte der großen Anstrengungen möchte ich die Bildkunst erkennen lassen, als einen Versuch, mithilfe der Anschauung der Vergänglichkeit Widerstand zu leisten.

Das erste uns überlieferte Epos der Weltgeschichte, das Gilgamesch-Epos, gibt uns ein ergreifendes Zeugnis vom Erwachen des Todesbewußtseins und vom Willen, das Überdauern menschlicher Gegenwart mithilfe des Bildwerkes zu erzwingen. *»Was ist das für ein Schlaf, der dich gepackt hat?«* fragt Gilgamesch den toten Freund Enkidu, der ihn nicht mehr hört. Und die unbeantwortete Frage treibt ihn fast in den Wahnsinn. *»Wie eine Löwin, die ihrer Jungen beraubt ist«* springt er über ihn, wendet sich vorwärts und rückwärts, rauft sich sein gelocktes Haar und reißt sich seine Kleider vom Leibe. Da vollzieht sich – in der Mitte des dritten vorchristlichen Jahrtausends – jene trotzige Auflehnung gegen das Verhängnis des Todes: Die Geburtsstunde der Bildkunst ist angebrochen. Die Dichtung fährt an dieser Stelle mit den Worten fort:

Kaum daß ein Schimmer des Morgens graute,
Ließ Gilgamesch über das Land den Ruf ausgehen:
»Du Schmied, Edelsteinschleifer, Kupferformer, Goldschmied, Ziseleur,
Bilde meinen Freund, schaffe sein Bildnis!«

Da schuf der … ein Bildnis seines Freundes,
Von seinen Gliedmaßen …
»… von Lasurstein sei deine Brust, von Gold dein Leib!«

Gilgamesch, der Unsterblichkeitssucher, forderte die Handwerker seines Königreichs auf, seinen Freund aus unvergänglichen Stoffen neu zu bilden, dessen Erscheinung festzuhalten für alle Zeit. Im Abbild konnte der Mensch der Sterblichkeit widerstehen. Die Menschheit begriff die Tragweite, ja den Erlösungscharakter dieser großartigen Erfindung: Unüberschaubar wuchs die Fülle der Bildnisse, die die folgenden Jahrhunderte bevölkerten.

Diente solches Bild ursprünglich allein der Rettung des dargestellten Objektes vor dem Vergehen, so erfüllte die Bildkunst mit zunehmender Subjektivierung des menschlichen Bewußtseins immer offensichtlicher die Ansprüche des sich nun als Künstler empfindenden Bildschöpfers auf Unsterblichkeit. Die Kunstgeschichte zeigt sich uns auf diese Weise als der Prozeß einer dramatischen Akzentverschiebung. Schon die Griechen ahnten, daß der bildende Handwerker beim Vorgang des Schaffens mit hineingeriet in das Bildwerk und seine formalen Strukturen, worüber uns die Legende von der Pheidias-Statue der Athene berichtet. Aber erst mit Beginn der Renaissance, in Deutschland am auffälligsten bei Dürer, erwacht das Bewußtsein vom Eigenwert des Künstlers, der sich im Kunstwerk mitverkörpert. Das Werk der Bildkunst erweist sich nun als eine geheimnisvolle Verbindung des dargestellten Objekts mit dem darstellen Subjekt. Damit stellt es aber eine genaue Entsprechung zur Kant'schen Definition der Erkenntnis dar, die nichts anderes als die Identifikation eines Subjekts mit einem Objekt sei.

Unüberhörbar wird hier die Frage laut: Gibt es überhaupt Erkenntnis außerhalb der analytisch-rationalen Tätigkeit unseres Intellekts? Inzwischen hat uns die Gehirnforschung eine Reihe wichtiger Einsichten ermöglicht und wir wissen, daß sich besonders in der rechten Hemisphäre unseres zentralen Nervensystems Fähigkeiten ausgebildet haben, die uns ein bildhaft-synthetisches Wahrnehmen der Wirklichkeit ermöglichen. Bildkunst als anschauliche Erkenntnis begriffen, als eine Sprache, die die Augen unmittelbar verstehen, gewinnt einen neuen Rang innerhalb einer wissenschaftsorientierten Kultur, die sich von der Lebenswirklichkeit zu weit entfernt. Unversehens ergeben sich daraus auch Maßstäbe für die Beurteilung von Kunst: Der Wert eines Kunstwerks ergibt sich aus der Fülle der Erkenntnis, die es vermittelt.

Mühelos will das Nachdenken über die Bildkunst freilich nicht gelingen. Aber die Überquerung des Bergmassivs einer systematischen Theorie wollte ich dem Leser gern ersparen. So habe ich die Gedanken in kürzeren oder längeren Aphorismen nebeneinander gestellt – ohne umständliche Verbindungssätze. Obwohl geordnet in zwanzig Kapitel, zwingen die Absätze nicht zum durchgängigen Lesen, ja gerade bei sprunghafter Lektüre könnte die Vielschichtigkeit des Themas womöglich noch deutlicher werden. Es soll ja Leser geben, die ein Buch gerne von hinten zu lesen anfangen. Vor einem solchen Verfahren brauche ich in unserem Falle nicht zu warnen, denn ich kann mir vorstellen, daß das Vergnügen und der Gewinn dabei nicht geringer sein müssen.

Für meine Überlegungen durfte ich manche Hilfe in Anspruch nehmen. Viele haben schon über vieles nachgedacht und sind zu interessanten Beobachtungen und bemerkenswerten Einsichten gelangt. Ihre Gedanken füge ich – als Zitate kursiv gekennzeichnet – in die Aphorismen dankend ein. Die Angaben zu den einzelnen Quellen finden sich in dem nach Autorennamen geordneten Literaturverzeichnis auf S. 175ff. Erst aus der Verknüpfung von zahlreichen wirklichkeitsnahen Beobachtungen mit jüngeren Forschungserträgen vermag sich in uns so etwas herauszubilden wie eine verwandelte, neue Vorstellung von dem staunenswertenen Ereignis, als das sich uns die Bildkunst enthüllt.

Rainer Zimmermann

Die Mutter der Musen

—

Bemerkungen zu Absicht und Methode

Mnemosyne

Wie konnten wir vergessen, was die Griechen schon vor Hesiod wußten, daß Mnemosyne die Mutter aller Musen ist? Das Erinnern – diese Tochter des Zeus – gebärt alle neun Musen, und welche Aufgaben die Beschützerinnen der menschlichen Künste sich auch immer stellen, sie stiften Gedächtnis. Immer ist ihr Auftreten ein Akt der Aufhebung von Vergänglichkeit.

Evolutionslehre des Bewußtseins

Die Kunstgeschichte ist insofern eine Tochter der Psychologie, als sie die anschaulichen Beispiele menschlicher Schöpfungen zu einer Evolutionslehre des menschlichen Bewußtseins benutzt.

Angst und Hoffnung

Angst und Hoffnung – das ist das Elternpaar nicht nur aller schöpferischen Gedanken, die der Mensch entworfen, sondern auch aller Kunstwerke, die er gebildet hat.

Die Frage nach dem »Wie« der Kunst

Angesichts der vielen gescheiterten Unternehmungen, das Wesen der Kunst begrifflich zu fassen, sollten wir uns vielleicht das Verfahren zu eigen machen, das namhafte Naturwissenschaftler angewandt haben, um evolutionär entstandene Qualitäten verstehen zu können. Mit der Tatsache konfrontiert, daß wir leben und uns dessen bewußt sind, dabei aber weder sagen können, was Leben, noch was Bewußtsein ist, hat der Biologe Rupert Riedl uns mit der Feststellung getröstet, daß *»wir auch für unsere Untersuchung (*des Bewußtseins*) nicht zu wissen brauchen, was das Bewußtsein ist, vielmehr wie es ist und in welcher Weise sich seine Funktion (Konstruktion) von den Leistungen des Nichtbewußten unterscheidet.«*

Wie das Bewußtsein – und in enger Verbindung dazu – hat sich auch die Kunst im Verlaufe der menschlichen Evolution schrittweise herausgebildet. Unternehmen wir also den Versuch, eine Erklärung für ihr Vorhandensein und ihr Wirken zu finden, indem wir fragen, was sie bewirkt, durch welche Funktion sie sich von Nichtkunst unterscheidet und welche Konstruktion ihr zugrundeliegt, um so wirken zu können, wie sie es tut.

Geschichte einer Akzentverschiebung

Die Frage nach dem »Wie« der Kunst zielt auf ihr Entstehen: Wie entsteht sie, die Kunst, in unserem Betracht, die Bildkunst? Wir müssen ihre stummen Zeugnisse befragen nach den Funktionen, die sie ausübten, damit wir die Phasen ihrer Entwicklung unterscheiden können. Selbst wenn wir Heutigen die Höhlenzeichnungen der Eiszeitmenschen als Kunst ansehen sollten, waren sie es für die damaligen Menschen? Sind diese anschaulichen Beschwörungsreste überhaupt schon Bilder mit dem Anspruch auf Dauer? Erfüllen die aspektivischen Darstellungen seit Sumer und dem alten Ägypten die Voraussetzungen, die wir seit der griechischen Gestaltbeseelung und besonders nach der Subjektivierung in der europäischen Renaissance unserem Begriff der Kunst zugrundelegen? Die Entwicklung der Kunst ist die Geschichte einer aufregenden Akzentverschiebung, die sich von den Vorläufern der Bildkunst (Phase I) über die Bildkunst mit dem Akzent auf »Bild« (Phase II) schließlich zur Bildkunst mit dem Akzent auf »Kunst« (Phase III) abgespielt hat. Aus solcher genauerer Analyse des eigentlich »Künstlerischen« ergeben sich womöglich sehr aktuelle Fragen, z. B. die, ob die moderne »gegenstandslose Kunst« als eine vierte Phase diese Entwicklung fortführt, oder ob sie sich als etwas anderes vom Begriff der Kunst abgesondert hat. Auch hier kann die Antwort nicht aus der täuschenden Ähnlichkeit der handgreiflichen Gegenstände gewonnen werden, sondern allein aus der Einsicht in den Prozeß der Entstehung und in die Funktion der Artefakte.

Die Überlistung des Todes

Bausteine zu einer Theorie der Bildkunst wird man nicht mit dem Bemühen gewinnen können, das Wesen der Kunst zu ergründen, sondern allein mit dem Versuch, die zentrale Funktion in der Fülle ihrer Absichten zu begreifen. Warum entstand sie? Welche Aufgabe hatte sie zu erfüllen? Womit konnte sie das leisten? Dieses Buch geht von der These aus, daß der Mensch in der Kunst – wie übrigens mit jeweils anderen Mitteln auch in Religion und Philosophie – den Versuch unternimmt, den Tod zu überwinden, um im Scheitern dieses Unterfangens sich damit zu begnügen, ihn wenigstens zu überlisten.

Unser Blick umfaßt die Bildkunst in den knapp zehntausend Jahren ihres Wandels. Älter ist sie nicht. Denn nicht innerhalb ihrer kultischen Vorläufer, den steinzeitlichen Höhlenzeichnung, die wir bis zu einer Zeit um 30 000 v. Chr. zurückverfolgen können, sondern erst, als das »Bild« mit seinem Anspruch auf Dauer erfunden wurde, fand die magische Kunstfertigkeit einen Träger für das, was wir dann Kunst nennen. Schon der Träger selbst, also auch das ungeschickteste Bild, erfüllte im Prinzip, was Kunst nur noch eindringlicher und sicherer zu leisten imstande war: Die Repräsentanz des Abwesenden, die Vergegenwärtigung des Vergangenen in diesem flüchtigen Dasein.

Kunst und Philosophie

Es gibt eine Aussage Friedrich Schlegels, die bis heute nichts von ihrer Gültigkeit eingebüßt hat: *»In dem, was man Philosophie der Kunst nennt, fehlt gewöhnlich eins von beiden, entweder die Philosophie oder die Kunst.«* Adorno, so heißt es, wollte diese Sentenz seiner »Ästhetischen Theorie« als Motto vorausstellen, hat es dann aber bezeichnenderweise unterlassen. Er war letzten Endes von der Überlegenheit des Philosophen überzeugt, denn ihm zufolge bedarf die Kunst der Philosophie, *»die sie interpretiert, um zu sagen, was sie nicht sagen kann.«* Daß eine solche Auffassung dem Boden der modernen Kunst entsprossen ist, geht aus der enthüllenden Behauptung hervor: *»Genuine ästhetische Erfahrung muß Philosophie werden oder sie ist überhaupt nicht.«* Für den Philosophen, muß man hinzufügen.

Aber das menschliche Erkennen der Wirklichkeit hat zwei Grundformen, die der Organisation unseres Erkenntisorgans entsprechen. Keine ist entbehrlich, keine eindeutig überlegen. Was die Erfassung der Wirklichkeit allein vertiefen kann, ist eine Steigerung der Interaktion zwischen dem digital-logischen, sprachorientierten, und dem synthetisch-analogischen, bildorientierten Denken unserer beiden Gehirnhälften. Jede »einseitige« Dominanz unterfordert die eigentlich menschliche Begabung.

Kunstwissenschaft und Gehirnforschung

Wenn auch die Kunst eine Form der Erkenntnis ist, kann sich Kunstwissenschaft der Beschäftigung mit der Erkenntnistheorie nicht entziehen. Da Erkenntnistheorie heute aber nicht mehr nur spekulativ betrieben werden kann, weil alle Formen der Erkenntnis – in Wissenschaft, Religion oder Kunst – als Hirnleistungen anerkannt werden, ist eine fundierte Kunsttheorie nicht mehr ohne die Einbeziehung der neurobiologischen Forschungserträge zu leisten.

Die Rückseite des Spiegels

Mit Verwunderung ist zu vermerken, daß der Vater der evolutionären Erkenntnistheorie in seinem »Versuch einer Naturgeschichte menschlichen Erkennens« auf die Funktion des Kunstwerks nur mit einer Fußnote eingeht. Konrad Lorenz, der das Leben selbst als einen Erkenntnisvorgang definiert, läßt *»das reine Kunstwerk, das der Mensch unabhängig von Erwägungen arterhaltender Zweckmäßigkeit erschafft«* als eine Materialisation apriorischer Werte gelten. In ihm verkörpere sich also beispielhaft das Prinzip des »höheren Wertes« einer differenzierten Ordnung. Kein Gedanke an eine mögliche erkenntnisgewährende Funktion! Daß die höchste kulturelle Leistung aber nichts anderes als einen Akt tiefster Erkenntnis darstellt, gerade das hätte eine unübertreffliche Bestätigung seiner Erkenntnistheorie abgeben können.

Die Kunst und die Künste

Den Begriff der »Kunst« gibt es erst seit etwa zweihundert Jahren. Seitdem faßt dieser vage Allerweltsbegriff das zusammen, was man zuvor »die schönen Künste« nannte, wohl wissend, daß man Tanz und Literatur, Bildkunst und Musik nicht über einen Leisten schlagen könne. Das, was diese Künste gemein haben, haben sie auf eine so entfernte Weise gemein, daß schon dieser »Kunst«-Begriff – ganz abgesehen von den unglücklichen Begriffserweiterungen à la Beuys – zu einer Fülle von Mißverständnissen geführt hat. Da alle Künste die Teilnahme jeweils verschiedenartiger Sinne verlangen, sind ihnen fundamentale Unterschiede in die Wiege gelegt, die nicht ungestraft mißachtet werden können. Regeln der auf das Gehör gerichteten Musik zum Beispiel können nicht auf die das Auge beanspruchende Bildkunst übertragen werden: es sei denn, man nimmt – wie das bei Kandinsky oder Klee der Fall war – ein »musikalisches Bild« in Kauf, das für unser Ohr ebenso unergiebig bleibt wie für unser Auge.

Wahrnehmung und Erkenntnis

Die gegenwärtige Diskussion zur Kunsttheorie hat Andreas Kuhlmann in einer Rezension mit folgenden Sätzen umrissen: *»Die kunsttheoretische Debatte hat in den letzten Jahren eine kantianische Wende vollzogen. Nicht mehr der geschichtsphilosophisch interpretierbare Gehalt oder die soziale Funktion von Kunstwerken steht im Mittelpunkt des Interesses. Dieses gilt vielmehr der Struktur und dem Status ästhetischer Erfahrung. Was, so wird gefragt, geschieht, wenn wir ein Kunstwerk wahrnehmen, und wie verhält sich diese Wahrnehmung zu nichtästhetischer Erkenntnis und Erfahrung?«*

Man ist also offensichtlich wieder bereit, den Begriff der Ästhetik auf seine Herkunft, eine Lehre von der Wahrnehmung, zurückzuführen und die ästhetische Theorie als einen Teil der Erkenntnistheorie zu verstehen. Umso erstaunlicher, daß man innerhalb der Disziplin kaum Versuche bemerken kann, die Evolutionäre Erkenntnistheorie (Lorenz, Riedl, Oeser u.a.) für eine Erneuerung unseres Verständnisses des Kunstwerks nutzbar zu machen. Das auf Kant basierende, aber über seinen Ansatz längst hinausgehende Konzept hat inzwischen zu fundamentalen Einsichten in die Bedingungen und Grenzen des menschlichen Wahrnehmens der Wirklichkeit geführt.

Kunstbegriff und Neurologie

Von der Kunst erfahren wir, was der Mensch ist. Hermeneutischer Zirkel: Aber was Kunst ist, können wir nur erfahren, wenn wir wissen, was der Mensch ist.

Denn Kunst ist ein Erzeugnis des Menschen, sie hat deshalb teil an dessen Doppelnatur: seiner natürlichen, geschöpflichen Bindung an das Leben und seiner aus der Natur heraustretenden, schöpferischen Teilhabe am Geistigen. Nur der mit Bewußtsein begabte Mensch schafft Kunst, weshalb nur jenes Organ bei der Erklärung von Kunst hilfreich sein kann, das seine »Freilassung aus der Natur« bewirkte, das Gehirn mit seinen geistigen und seelischen Leistungen.

Logos und Mythos

Hans-Georg Gadamer hat in einem Frankfurter Symposion das komplizierte Verhältnis von Text und Musik in der Oper angesprochen und dabei auch die Feststellung vom »Logozentrismus« der europäischen Kunst getroffen. Mit mehr Berechtigung könnte man die abendländische Kultur insgesamt als »logozentrisch« bezeichnen; denn gerade die Kunst bildet in ihr das – neben der in ihrer Wirksamkeit nachlassenden Religion – einzige lebendige Organ »mythozentrischen« Erlebens.

Nur vordergründig sind Wort und Bild die beiden antagonistischen Kräfte der menschlichen Kulturgeschichte; sie müßten umfassender im Begriffspaar Logos und Mythos gefaßt werden und sind Entsprechungen unserer geistigen Struktur: der sich einander sowohl widersprechenden als auch ergänzenden Auffassungsweisen der linken und rechten Hemisphäre des Menschenhirns.

»Wir sind alle Flüchtlinge«

Die Kunst findet sich mit der Wirklichkeit nicht ab. Sie existiert – wie Nietzsche vermerkte – »*aus dem Gegensatz zum Leben*«. Nur sehr beschönigend kann man sie – wie John Berger es tut – als »*die Vermittlerin zwischen dem Gegebenen und dem Ersehnten*« bezeichnen, sie bleibt im Grunde, für was sie Herbert Marcuse hielt, die »*Große Weigerung*« gegenüber der Welt. Max Raphael erkennt es als ihr Ziel, »*die Wirklichkeit ungeschehen zu machen und eine Welt von Werten zu errichten*«.

Und es ist das Zeugnis eines Künstlers, des Malers George Rouault, der sein Schaffen mit dem Satz charakterisiert: »*Wir sind alle Flüchtlinge in diesem Leben. Wir fliehen vor der Krankheit, vor der Langeweile, vor der erbärmlichen Armut, vor der Freudlosigkeit, vor dem Skandalgeflüster, aber vor allem vor dem Tode.*«

Ein Denkmal aus weißem Marmor

Das greise Ehepaar Calfapeitra aus Kalabrien, so berichtet die Frankfurter Allgemeine Zeitung am 14. September 1976, beauftragte den Bildhauer Alberto Sparapani, von ihm ein Denkmal aus weißem Marmor errichten zu lassen. »*Wir sind beide alt*«, begründeten sie ihren Entschluß, »*nicht berühmt und leben wie Millionen andere. Damit aber irgend etwas von uns erhalten bleibt, lassen wir uns verewigen.*« Die Calfapeitra haben begriffen, wozu wir die Kunst haben. Und trotzdem dürfen wir hoffen, daß sie nicht allzuviele Nachahmer finden.

Wahrgenommene Welt

Ästhetik als Lehre der menschlichen Wahrnehmung hat von der unauflösbaren Einheit von Ich und Welt im Akte des Wahrnehmens auszugehen. Das eigentlich Künstlerische innerhalb dieses an sich schon schöpferischen Wahrnehmungsaktes besteht in der Herstellung jener besonderen Identität von objektiv Gegebenem und subjektivem Erfassen, bei dem die Welt ihre Gleichgültigkeit dem Menschen gegenüber verliert. Die wahrgenommene Welt wird auf diese Weise auch erkannt, und das heißt, für den Menschen als sinnvoll verstanden.

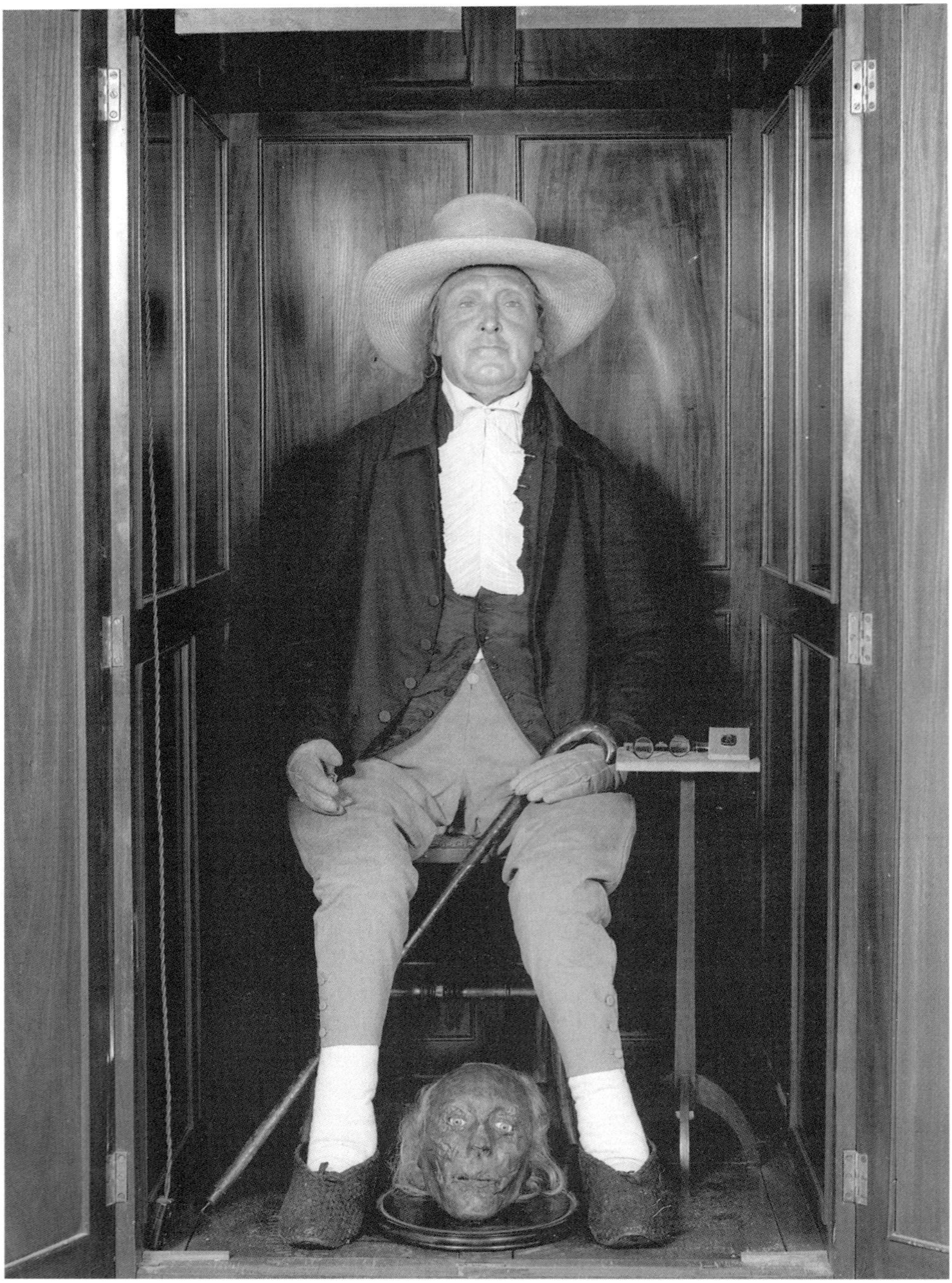

Mumie oder Bildnisplastik? Der britische Philosoph Jeremy Bentham versuchte sich der Vergänglichkeit zu entziehen und ließ sich konservieren. Als bekleidete Wachsfigur über seinem Skelett, den einbamlsamierten Kopf zwischen den Füßen wurde er 1832 in eine Vitrine gesetzt, die sich im University College von Oxford befindet.

Dichter und Maler

»Der Mensch ist Mensch nur durch das Mittel der Sprache«, hat Herder gesagt. Er ist also seiner Natur nach Dichter. Es ist kein Widerspruch, wenn Hans Jonas den Menschen *»homo pictor«* nennt und auf die Frage, woran wir auf einem fremden Planeten die uns Menschen verwandten Wesen am ehesten erkennen können, antwortet: *»Daran, daß sie malen können!«* Es ist die Fähigkeit, die Dinge der Welt als Symbole zu sehen, die beiden zugrundeliegt, den sprachlichen Begriffen wie den Bildern. Ohne die Wirklichkeit zu sein, deutet das Symbol auf sie hin, indem es das physisch Abwesende im vergänglichen Wort oder im bleibenden Bild für unsere Sinne gegenwärtig macht. Die umfassendere Charakterisierung ist schon von anderen geliefert worden: *»ars definitio hominis«*.

Die Kunst als Menschenwerk

Ungeachtet der Würdigung, die angesehene Kunstwissenschaftler in unserer Zeit – wenn auch unfreiwillig, weil in eine Falle gelockt – der Affenkunst haben zuteil werden lassen (und in Klammern sei eingestanden, daß die Spontaneität der Farbkleckserei sie in bedenkliche Nachbarschaft zu sogenannten Kunstwerken der modernen Menschheit rückt), wagen wir die Behauptung, daß es sich bei der Bildkunst um eine originär menschliche Leistung handelt. Deshalb kommt eine Erklärung ihrer Funktion nicht vorbei an der Lehre von der Evolution des Menschen, der evolutionären Erkenntnistheorie, der Psychologie und besonders an den Ergebnissen der Hirnforschung. Nur auf diese Weise läßt sich ein zeitgerechtes Verständnis der kulturellen Leistungen und eine genauere Kenntnis von Eigenart und Wirkungsweise der Bildkunst gewinnen.

Das Bild, aus dem sich die Bildkunst und insbesondere die Malerei, der unser Augenmerk vor allem gilt, entwickelte – diese Einsicht festigt sich immer mehr –, das Bild steht in einer unausweichlichen Rivalität und steten Auseinandersetzung mit dem in seinem Ursprung verwandten Wort, so daß die menschliche Kulturgeschichte sich geradezu als ein dauernder Kampf zwischen den sich im Bild und den sich im Wort verkörpernden geistigen Kräften deuten läßt. Es ist die Spannung von Mythos und Logos, die in der Struktur des menschlichen Geistes, ja in der Konstitution unseres Gehirns angelegt ist. Die Thesen dieses Buches beruhen – was das Literaturverzeichnis erkennen läßt – auf der konsequenten Verbindung von kulturwissenschaftlichen mit naturwissenschaftlichen Ergebnissen der Forschung. Es wäre kein geringer Gewinn, wenn dadurch der Bildkunst – und schließlich der Malerei – eine festere anthropologische Fundierung verschafft werden könnte.

Aphorismen zum verborgenen System

»Die Quecksilbrigkeit der Kunst ist eine Provokation für jede allgemeine Theorie«, meinte der Kritiker Georg Stanitzek im Hinblick auf Niklas Luhmann. Demnach ließe sich eine Theorie der Kunst besser nicht als System, sondern als eine Folge von Apho-

rismen entwerfen, die durch ihre abwechselnden Blickrichtungen überraschen und sich mit ihren unvermeidlichen Wiederholungen gegenseitig stützen. So können sie der lebendigen Wahrheit ihre Vieldimensionalität belassen.

Der Irrtum des Ryoei Saito

Haben Kunstwerke Anspruch auf Ewigkeit? Als der alte Ryoei Saito, steinreicher Besitzer der Papierfabrik Daischowa in Tokyo, verlauten ließ, daß er bei seinem Tode zwei von ihm für 160 Millionen Mark erworbene Gemälde, Renoirs »Au moulin de La Galette« und van Goghs »Porträt des Doktor Gachet«, zusammen mit seinem Leichnam einäschern lasse und sie auf diese Weise mit in sein Grab zu nehmen gedenke, brach mit Recht ein Sturm der Entrüstung aus. Die Absicht war in Japan so ungewöhnlich nicht, denn seit vielen Jahrhunderten werden dort irdische Güter, die einem lieb und teuer sind, mit ins Grab genommen. Zwar hatte die weltweite Empörung Saito veranlaßt, seine Ankündigung zu widerrufen, aber erst nach seinem Tode am 31. März 1996 hatte man Gewißheit, daß die beiden Gemälde nicht ins Jenseits mitgenommen worden waren.

War es aber nicht auch im Westen über Jahrtausende Brauch gewesen, Kunstwerke dem Toten mit auf die Reise zu geben? Die Frage führt uns unversehens an die Definition dessen heran, was Kunst eigentlich sei; denn das meiste, was wir heute so bezeichnen, galt ehedem als Gebrauchsgegenstand oder Amulett, und auch seine kunstvolle handwerkliche Ausführung gab ihm im Bewußtsein der Menschen nicht jenen Rang, den wir heute einem Werk der Bildkunst zusprechen. Denn während die Dinge und Figuren, die man dem Toten mitgab, in der Ewigkeit ihre ganz banale Wirkung ausüben sollten, waren die ersten wirklichen Kunstwerke gerade in der Absicht geschaffen worden, ein Stück Ewigkeit in die irdische Welt des Vergänglichen zu setzen. Van Gogh hat »Doktor Gachet« nicht gemalt, damit das Bild in die Erde verschwindet wie sein Modell, sondern gerade deshalb, daß es dessen Dasein hinwegrettet über den Tod hinaus. Ryoei Saito hat seinen Irrtum noch rechtzeitig eingesehen.

Skandal der Wiederauferstehung

»Eine ästhetische Theorie«, behauptet George Steiner, *»ist immer ein Versuch, den fröhlichen, freizügigen Skandal der Wiederauferstehung unter den Begriff historischer und rationaler Form zu zwängen.«* In der Tat kommt auch die Überlistung des Todes durch die Kunst nicht ganz ohne diesen Zwang aus.

Aufhebung der Vergänglichkeit

Auf ihrer höchsten Stufe vermag die künstlerische Anstrengung eine Aufhebung des Todes zu leisten und alle Hoffnungen zu rechtfertigen, die schon bei ihrer Geburt im Spiele waren. Die Kunst Cézannes habe, so versichert uns Kurt Badt, *»die Menschen wie die Dinge in den Geheimniszustand eines Lebens in und aus dem Zusammenhang des ganzen Seins hinausgehoben, in dem sie ohne Vergänglichkeit zu bestehen scheinen.«*

Die List des Prometheus

—

Der Sterblichen blinde Hoffnung

Der Sterblichen blinde Hoffnung

Seit der Antike wird die Entstehung der menschlichen Kultur mit keiner anderen Gestalt in so enge Verbindung gebracht wie mit der des Prometheus. Als die revolutionäre Tat, mit der sich der Titanensohn gegen Zeus versündigte, wird stets der Raub des Feuers genannt, indem er es – wie wir von Hesiod wissen – in einem Stengel der Narthexstaude vom Himmel holte. Er selber schildert die Tat bei Aischylos:

> *»Im hohlen Stengel trug ich fort des Feuers Quell,*
> *Hatt' ihn entwendet, der den Menschen jeder Kunst*
> *Lehrmeister ist erschienen, Wender aller Not.«* (Vers 109–111)

In diesem Mythos, den Aischylos in seinem Drama »Der gefesselte Prometheus« in der ersten Hälfte des 5. Jahrhunderts vor Christus gestaltet hat, bewahrt sich das ferne Erinnern an die umwälzende Veränderung menschlichen Daseins durch die Beherrschung des Feuers. Denn dieses Ereignis schafft die Voraussetzung für alle Techniken und Künste, alle höhere Kultur. Eingehend schildert Prometheus dem Chor die Errungenschaften, die die Sterblichen mit seiner Hilfe erworben haben, sie, die

> *»nichts wußten von ziegelgefügten Häusern noch vom Zimmerwerk,*
> *sondern vergraben hausten wie die wimmelnden*
> *Ameisen, im Geklüft von Höhlen, sonnenlos.*
> *Und wußten nichts: kein Zeichen für den Wintersturm,*
> *Noch blütenreichen Frühlings noch fruchtbringenden*
> *Sommers, kein sichres. Ohne Einsicht trieben sie*
> *Alles, bis ich denn ihnen Auf- und Niedergang*
> *Der schwer zu unterscheidenden Gestirne wies.*
> *Fürwahr die Zahl auch, ein vorzüglich sinnreich Ding,*
> *Erfand ich ihnen und die Fügungen der Schrift,*
> *Ein Denkmal aller Dinge, Musenmutterwerk.«* (Vers 450–461)

Nach Meteorologie, Astronomie, Mathematik also und Schrift zählt Prometheus dann noch ausdrücklich die Zähmung der Wildtiere, die Erfindung der Pferdewagen und der Segelschiffe als von ihm bewirkte Errungenschaften auf. Mit dem Vermögen ausgerüstet, Ziegeln und Tonwaren zu brennen, Werkzeuge, Waffen und Schmuck zu schmieden, Zaumzeug und Wagenräder aus Bronze und später aus Eisen zu gießen, konnten sich die gefährdeten Menschen gegenüber den Naturmächten, den Göttern, behaupten. Indem er ihnen die mächtige Waffe des Feuers in die Hand gab, vereitelte Prometheus letzten Endes die Absicht des Zeus, die *»mühsel'gen Sterblichen zu vertilgen, zu erzeugen sich ein neu Geschlecht.«* (Vers 231 f.) So durfte Prometheus mit Recht von sich sagen: *»Ich aber wagt' es, rettete die Sterblichen.«* (Vers 235)

Wie kam es aber zu dieser *»Menschenfreundlichkeit«* des Prometheus, die ihm gleich zu Beginn des Dramas Kratos und Hephaistos vorwerfen? (Vers 11, 28) Prometheus bekennt sich ausdrücklich zu ihr. Er weiß, wovon die Feindschaft mit Zeus herrührt (*»Weil ich Freund den Sterblichen war zu sehr«*; Vers 123), ist sich bewußt, durch seine Tat die Menschheit gerettet zu haben, aber er verrät an keiner Stelle, warum er sich ihrer erbarmte. Das erscheint umso erstaunlicher, als er, der den Namen »Vorbedacht« trägt, gerade jene Fähigkeit verkörpert, die ihn die künftigen Schrecken mußte voraussehen lassen, den Zorn des Zeus und die qualvolle Fesselung an den Felsen. Worin also gründete seine Menschenfreundlichkeit? Was bewegte ihn, die Rolle eines Märtyrers auf sich zu nehmen?

Der dramatische Mythos des Aischylos enthält offenkundig als Kern noch eine tiefere Erfahrung, die der Dichter aus älteren Berichten übernommen haben mag. Als die Chorführerin nämlich vom gefesselten Prometheus wissen will, warum ihm Zeus diese Pein zufügt, nennt er überraschenderweise nicht den Raub des Feuers, sondern eine völlig andere Tat als ersten Grund: *»Den Sterblichen nahm ich vorzuwissen ihren Tod.«* (Vers 248)

Ein aufregender Ausspruch und ein seltsamer Widerspruch! Wird nicht Prometheus der »Vorausschauende«, der »Vorsorger«, der »Vorbedacht« genannt, ist er nicht jene mythische Gestalt also, der den Übergang in die »mentale« Periode der Menschheit verkörpert? War er es nicht, der – bevor er ihnen mit dem Feuer die vielen Kunstfertigkeiten ermöglichte – das Bewußtsein der Menschen erweckt, sie aus den Träumen gerissen und zur Vernunft gebracht hatte? Er erinnert den Chor daran,

> *»wie die vorher Törichten*
> *Gedankenvoll ich machte, mächtig der Vernunft.*
> *Sie, die zu Anfang Augen hatten, doch nicht sahn,*
> *Und Ohren und nicht hörten, sondern wie Gebild*
> *Von Träumen ihre lange Lebenszeit hindurch*
> *Blind all in eines wirrten.«* (Vers 443 f.)

Prometheus ist es also, der im Gedächtnis der Griechen als Erwecker jener – allen anderen Geschöpfen und auch den bisherigen Menschen fehlenden –»Voraussicht« lebt, einer Geisteskraft, die sich erst in der jüngsten Phase der menschlichen Evolution mit der Entwicklung der Stirnlappen unseres Großhirns herausgebildet hat. »Vorbedacht« ist es also, der die eigentliche »Krankheit« der Menschen, den Tod »vorzuwissen«, als einziger der Himmlischen zu verstehen in der Lage ist. Kein anderer konnte wie er ermessen, welche Bürde den Sterblichen damit auferlegt war. Nur so ist zu erklären, daß er sich berufen, ja wohl verpflichtet fühlte, ihnen zu helfen, sich von diesem schrecklichen Vorwissen zu befreien. Als die Chorführerin ihn fragt, womit er diese »Todvergessenheit« bewirkt habe: *»Für solches Leiden welch Heilmittel fandest du?«*, gibt ihr Prometheus die geheimnisvolle Antwort: *»Ich siedelte in ihnen blinde Hoffnung an.«* Welche Hoffnung war es, die den Menschen das Vorwissen des Todes nehmen konnte? Keine andere Hoffnung als die auf Unsterblichkeit kann die Todesfurcht löschen, wenn auch gerade sie den Unwillen des Zeus und seine harte Reaktion herausfordern mußte. Denn nicht anders als der Gott des Alten Testaments, ist auch der griechische Götterherrscher eifersüchtig darauf bedacht, daß die Menschen nicht »werden wie unsereiner«.

Aber zugleich weiß der als Titanensproß unsterbliche Prometheus um die »Blindheit«, den trügerischen Charakter dieser menschlichen Hoffnung. Freilich ist sie *»Gar große Wohltat für das sterbliche Geschlecht«*, wie die Chorführerin bemerkt. Worauf dann erst, als wolle er die Tat mehr als einen Vorwand für seine Bestrafung kennzeichnen, Prometheus das Bekenntnis anhängt: *»Dazu noch freilich gab ich Feuer in ihre Hand.«* Und er war sich – wie wir bereits gesehen haben – der Folgen dieser Handlung voll bewußt. *»Und manche Künste werden lernen sie davon.«* (Vers 248–254).

Es erscheint ebenso verblüffend wie aufschlußreich, daß die Befähigung des Menschen zur Philosophie, Wissenschaft und Kunst hier in einen unmittelbaren Zusammenhang gebracht wird mit Todesgewißheit und Unsterblichkeitsglauben. Der Raub des Feuers, durch das die menschliche Kultur ermöglicht wird, schließt sich im Mythos an die primäre Tat des Prometheus an, mehr noch, die Erschaffung der Kultur erweist sich als das »Heilmittel«, um den Menschen über das Vorwissen des Todes hinwegzuhelfen. Zwar können die Schöpfungen der Kultur den Tod der Sterblichen nicht verhindern, aber nur sie können eine »blinde Hoffnung« wecken, eine Hoffnung, die den Tod nicht sieht. Die durch sie erschaffenen Werke der Kultur verhelfen ihnen dazu, der Vergänglichkeit auszuweichen auf eine listige Weise. Denn Prometheus weiß (was er unmittelbar vor dem zitierten Bekenntnis ausspricht),

> *»Daß nicht mit Stärke, nicht nach Maßen der Gewalt,*
> *Mit List vielmehr der Überlegne siegen muß.«* (Vers 212 f.)

Im Prometheus-Mythos des Aischylos spiegelt sich jener entscheidende Übergang des Menschen in die Freiheit des Geistes und in die schöpferische Gestaltung der Kultur, jene anthropologische Schwelle, die zu überschreiten ihn das Bewußtsein des Todes getrieben hat, was ihn in eine gefährliche Rivalität zu den Göttern bringen mußte.

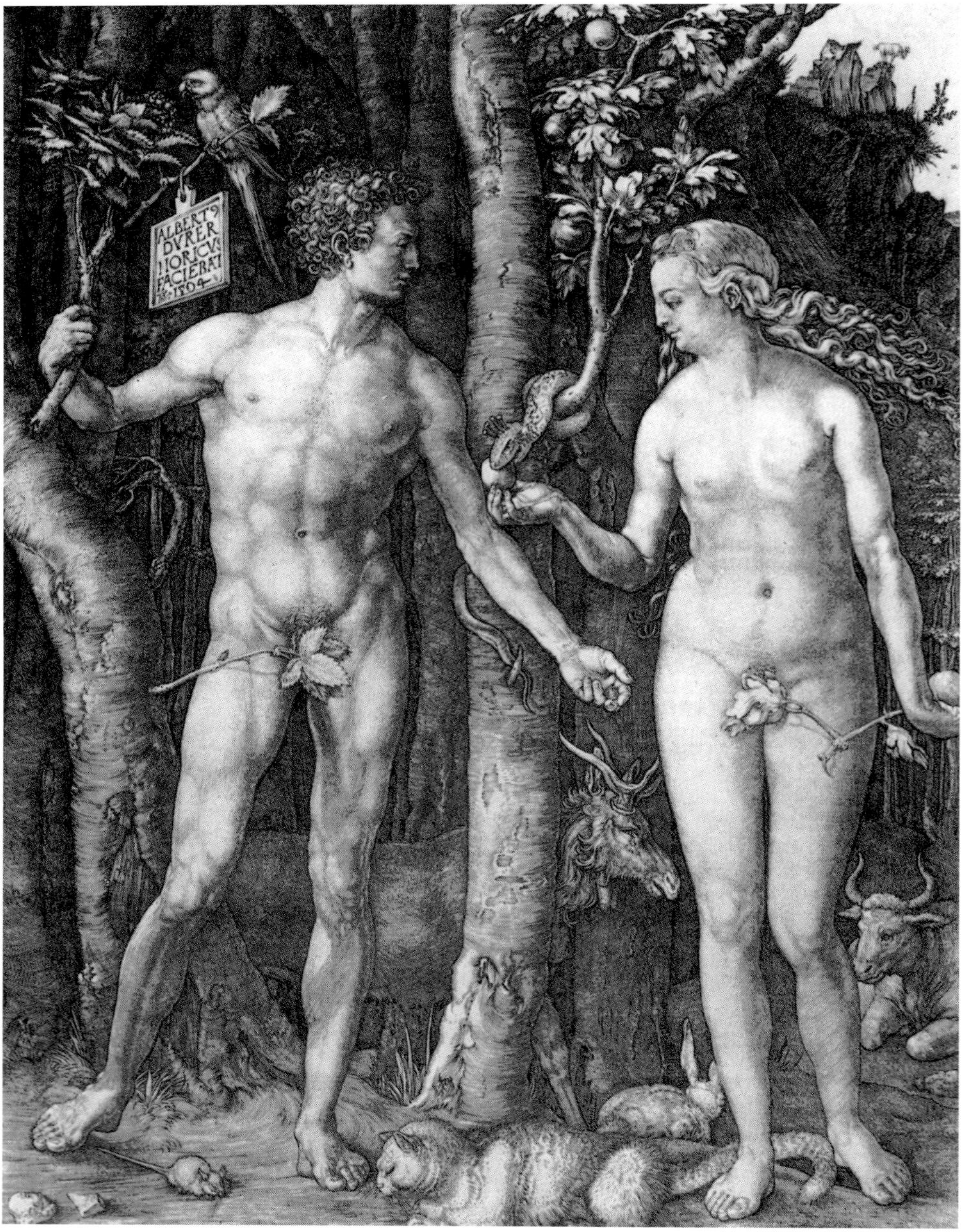

Die Verheißung der Schlange am Baum der Erkenntnis: Albrecht Dürer, Adam und Eva, 1504, Kupferstich

Die Verheissung der Schlange

—

Anthropologische Begründungen

Bewußtsein und Geschichte

Die vielfältigen, sich ergänzenden und sich widersprechenden Erscheinungen der Kultur des Homo sapiens seit den ersten Zeugnissen seiner Existenz sind eine in ihren Bezügen von uns noch nicht zu überschauende, aber notwendig zusammenhängende Manifestation der Entwicklung des menschlichen Bewußtseins. In ihm äußert sich das spezifisch Menschliche, aus ihm erst erwächst Geschichte. Die Ereignisse und Dokumente der Geschichte, wunderbare wie grauenhafte, sind die abgeworfenen Häutungen eines inneren Geschehens; sie sind immer Folgen und Ursachen zugleich, auf eine vom menschlichen Verstande schwer unterscheidbare Weise.

Werkzeug und Voraussicht

Herstellung und Gebrauch von Werkzeug verlangt Voraussicht, kann sich also nur im engen Zusammenhang mit der Entwicklung des Neokortex vollziehen. Ursache und Wirkung sind, da es sich um einen langen Prozeß mit steter Rückkopplung handelt, dabei freilich nicht zu unterscheiden. Der Gebrauch und besonders die Herstellung von Werkzeugen setzen bestimmte nervliche Fähigkeiten erinnernder und prognostischer Art voraus, der unentwegte Gebrauch und das Ersinnen neuer Werkzeuge regt zugleich die Fortentwicklung des Organs an, das dafür gebraucht wird. Mit Intelligenz schuf der Mensch Werkzeuge, aber sein wirksamstes Werkzeug wurde schließlich die dabei immer höher entwickelte Intelligenz.

Die beiden Epochen

In seinem 1932 konzipierten und 1949 erstmals erschienenem Werk »Ursprung und Gegenwart« unterscheidet Jean Gebser fünf Strukturstufen der menschlichen Bewußtseinsentwicklung: archaisch, magisch, mythisch, mental und integral. Für die Erscheinung der Kunst genügte wohl eine Unterscheidung in »aspektivisch«, um den Ausdruck von Brunner-Traut aufzugreifen, und perspektivisch, die dem mythischen und dem mentalen Bewußtseinsstand entsprechen. Die archaische Stufe kennt keine Kunst; die magische Stufe entwickelt kultische Beschwörungsformen, in denen sich Keime der Kunst regen; erst das schrittweise Erwachen des Ich ermöglicht jene Wiedervereinigung von Ich und Welt, die wir Kunst nennen: Zunächst in der aspektivischen, seltsam raumlosen Darstellung von Sumer über Ägypten bis Kreta, dann erst – mit den Griechen beginnend – in der perspektivischen Form, die den Raum und die Seele erlebbar macht. – Die integrale Struktur ist ein prophetisches Konstrukt Gebsers.

Distanz zum universalen Schrecken

Als erster hat Giambattista Vico die Religion anthropologisch gedeutet – und die Mythen als eine Reaktion menschlicher Angst vor den übermächtigen Naturkräften verstanden. In der Folgezeit sind dann verwandte Erklärungsversuche unternommen worden. Christoph Jamme zitiert aus unserem Jahrhundert die Warburg-Schule mit E. H. Gombrich, der die Entstehung von Mythos (Ritus und Bildkunst) mit dem Bemühen des urtümlichen Menschen begründet, Distanz zu gewinnen zum »universalen Schrecken seines Daseins«.

Hans Blumenberg unternimmt eine parallele Deutung, indem er – für ungleich frühere Zeit – nämlich im Übergang vom homo habilis zum homo erectus (also vor etwa 1,5 Millionen Jahren) beim Heraustreten aus dem Urwald in die offene Savanne das Aufkommen jener Urangst vermutet, die der Mensch durch Schaffung von Mythen, magischen Praktiken und Kunst zu bewältigen suchte.

Rot – Schlange – Drachen

Mythen beruhen oft auf genauen Beobachtungen der natürlichen Welt. Daß Rot die Farbe des Lebens ist, ließ sich am Blut erkennen, das – wenn es verströmte – ein totes Tier oder den Leichnam eines Menschen zurückließ. So legte man schon in der Steinzeit die Toten in eine Schicht roter Ockererde, um ihnen die Lebenskraft des »Roten« als Unterpfand der Wiedergeburt mitzugeben. Daß es sich dabei um einen der frühesten universalen Glaubensinhalte handelte, wurde deutlich, als man 1930 auch in China drei vollständige Schädel und mehrere Knochen des Peking-Menschen, der vor 18 000 Jahren dort lebte, in rotes Mineralpulver gebettet fand; ein Brauch, den man während der Shang- und Zhou-Zeit fortsetzte, indem man das Innere der Särge mit Zinnober ausstreute. Und noch Jahrhunderte später spielte Zinnober eine wichtige Rolle in der chinesischen Alchimistenkunst zur Herstellung der Droge der Unsterblichkeit.

Weltweit gilt die Schlange als Sinnbild der Unsterblichkeit. Man sah sie aus der alten Haut schlüpfen, um neugeboren weiterzuleben; wurde sie nicht gewaltsam umgebracht, konnte man sie nie sterben sehen, weil sich die alten Tiere unter Steine verkrochen. So hält die barbusige minoische Göttin Schlangen als Zeichen des ewigen Lebens in den Händen, in ägyptischen Gräbern begegnet uns die Kobra-Schlange als »netjer-anch«, als »Lebens-Gott«; und noch in der Bibel ist es die Schlange, die Adam und Eva verheißt, sie könnten unsterblich sein »wie Gott«.

Da die Dinosaurier vor rund 70 Millionen Jahren ausgestorben sind, kann man keine mündliche Überlieferungen für die Gegenwart des Drachens in der chinesischen Mythologie voraussetzen. Aber es liegt nahe, daß immer wieder freigelegte Fossilien der riesigen Fabelwesen die Phantasie schon der neolithischen Menschen entzündet haben. Vielleicht fand man die gewaltigen Knochen der Urtiere meist an den weggeschwemmten Löshängen der Flüsse, so daß man ihnen die Bändigung der Wassermassen zuschrieb und dann auch dem heiligen Herrscher Wu, dem Gründer der sagenhaften Xia-Dynastie und Bändiger des »Gelben Flus-

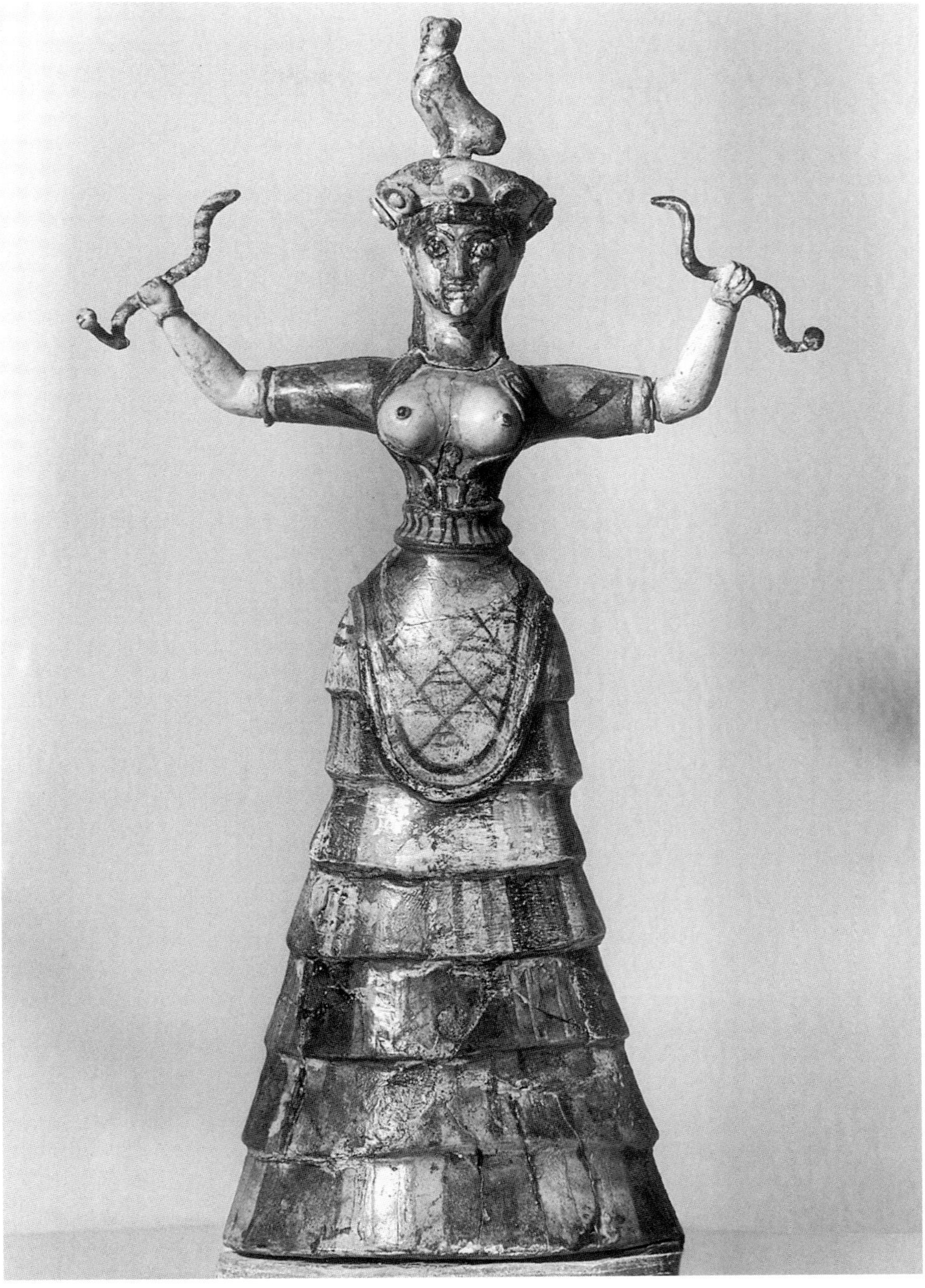

Die minoische Schlangenpriesterin verkörpert – mit den lebendigen Insignien der Todlosigkeit in den Händen – die »Große Göttin«, Herrin der Fruchtbarkeit und der Unterwelt. Fayencefigur aus dem Palastheiligtum von Knossos, um 1500 v. Chr.

ses«, immer mit dem Drachen verband, der von da an den chinesischen Kaisern treu blieb durch die Jahrtausende. Und der Unsterblichkeitsglaube legte es nahe, dem mit kosmischer Kraft ausgestatteten, geflügelten Drachen auch zuzutrauen, daß er imstande wäre, die Menschen ins Jenseits zu tragen.

Vom Alter der Sprache

Der amerikanische Anthropologe R. L. Holloway, der aus Schädelabdrücken Rückschlüsse auf die Gestalt des Gehirns ableitet, behauptet, schon beim homo habilis den Nachweis für das sogenannte Broca-Zentrum erbringen zu können. Damit müßte bereits in der Zeit vor zwei Millionen Jahren – gleichlaufend zur Herstellung der frühesten Werkzeuge – die menschliche Sprache entstanden sein.

Dialog der Informationen

Zu wenig wird immer noch der dialogische Charakter unserer Gehirntätigkeit erkannt. Die »spezifizierte Symmetrie« des Zentralnervensystems schafft gleichsam zwei verwandte, aber verschieden begabte »Personen«, die gegeneinander und miteinander argumentieren. Erst dieser Kunstgriff der Natur ermöglicht jenen inneren Dialog der Informationen, der die Erkenntnisse und mit ihnen das Bewußtsein zustandebringt.

Sprache als Antwort

Sprechen heißt immer: Fragen stellen und beantworten. Jeder Name ist die Antwort auf die Frage: Wer ist das? Dieses der Sprache zugrundeliegende ständige Gespräch, ihre dialektische Funktion, ist die Voraussetzung aller Bewußtseinsbildung.

Bewußtsein und Sprache

Das menschliche Bewußtsein setzt Sprache voraus, darüber hat uns Julian Jaynes belehrt, es muß also später als die Sprache entstanden sein. Denn Bewußtsein ist mit seinen Worten *»nichts anderes als eine Analogwelt auf sprachlicher Basis, eine Parallele zur Verhaltenswelt in exakt dem gleichen Sinn, wie man die Mathematik als Parallele zum quantitativen Aspekt der Dingwelt betrachten kann«*.

Sprache und Zeitbewußtsein

Die Sprache selbst ist es, die das Denken des Menschen in einem langen, schmerzlichen Prozeß aus der mythischen »Traumzeit« hinausgedrängt hat. Erst mit ihrer Hilfe gewinnt unser Bewußtsein die Dimension der Zeit. *»Das Benennen der Dinge«*, meint der Gehirnforscher Gerald Edelman, *»führt dazu, die Welt nach zeitlichen Mustern zu ordnen und sein Handeln an der Zukunft auszurichten. Es entsteht Bewußtsein höherer Ordnung.«* Die Veranschaulichung der Sprache in der Schrift führt deshalb zu einem weiteren bedeutenden Schritt in der Entmythisierung, der Verzeitlichung des menschlichen Denkens und seiner Orientierung auf die Zukunft hin.

Wo allerdings die Schrift vom Bild bestimmt bleibt – wie bei den Chinesen – scheint die Orientierung des geschichtlichen Denkens bis in unser Jahrhundert hinein auf die Vergangenheit ausgerichtet zu bleiben.

Die vergessene Ursprache

Die erstaunliche Sprachbegabung des menschlichen Kindes ist nicht auf eine bestimmte Sprache, also z. B. seine Muttersprache, gerichtet. Ist diese Begabung die Ursache oder die Folge der Ähnlichkeit der Grammatiken aller menschlichen Sprachen? Gibt es so etwas wie eine »Ursprache«, aus der sich alle heutigen Sprechweisen entfaltet haben? Sprache und Denken hängen so eng mit der physiologischen Beschaffenheit des Gehirns zusammen und haben ihrerseits die Entwicklung dieses komplizierten Organs mitgeformt, daß wir uns nicht zu wundern brauchen, wenn sich in der grammatischen Logik und der Bildhaftigkeit der Wörter ein universal gültiges Zusammenspiel von rational-digitaler und anschaulich-analoger Wirklichkeitserfassung spiegelt.

Zusammenwirken der Gehirnhälften

Sprachliche Leistungen sind, wie Oeser/Seitelberger es ausdrücken, von Natur aus mit dem Bewußtsein verbunden, *»was jedoch nicht bedeutet, daß es ohne Sprache kein Bewußtsein gibt.«* Und die Autoren setzen an die Stelle der klassischen neurologischen Doktrin von der einseitigen Dominanz der linken Hemisphäre die Vorstellung einer beidseitigen komplementären Spezialisierung. Sie nennen es *»eine Degradierung der rechten Gehirnhälfte, wenn die ihr von Sperry zugeschriebenen und von Eccles übernommenen und ergänzten Leistungen wie Musikalität, Mustererfassung, zeitliche Integration, ganzheitliches Bild-Denken, geometrische und räumliche Fähigkeiten als ›bewußtlose‹ Aktivitäten bezeichnet werden, die nur sekundär durch die andere Gehirnhälfte gesteuert werden.«* Sie vertreten die Überzeugung, daß überhaupt erst das aktive Zusammenwirken der beiden Hälften das menschliche Bewußtsein hervorbringt.

Die Leiche im Keller

Erkennen heißt, mindestens zwei Wahrnehmungen in einen Zusammenhang bringen. Erkenntnisse sind also immer Integrationsleistungen. *»Man kann postulieren«*, schreibt Eccles, *»daß das Auftreten von bewußten mentalen Erfahrungen in der Evolution zusammenfiel mit der Entwicklung des visuellen Verarbeitungsmechanismus und daß es für die Verhaltenssteuerung des Tieres notwendig war.«* Das leuchtet ein, weil sich ja das visuelle (im wesentlichen synthetisierende) und das sprachliche (analysierende) Zentrum gleichzeitig herausbildeten.

Die Fülle der nun gleichzeitig möglichen Wahrnehmungen verlangte eine neue Qualität von Integration – als welche wir das Bewußtsein bezeichnen können. Welch unglaublicher Schritt damit in der Entwicklungsgeschichte getan wurde, deutet K. R. Popper mit den Sätzen an: *»Die Emergenz von Bewußtsein im Tierreich ist vielleicht ein ebenso großes Mysterium wie die Entstehung des Lebens selbst. Man muß aber* *trotz der unüberwindlichen Schwierigkeiten annehmen, daß sie ein Produkt der Evolution, der natürlichen Selektion ist.«* Dem fügt sein Freund J. C. Eccles (1989) den ziemlich schadenfrohen Nachsatz an: *»Ich denke, daß die Emergenz von Bewußtsein für den orthodoxen Evolutionisten so etwas ist wie eine Leiche im Keller.«*

Symmetrie des Lebens

Das höher organisierte Leben hat das Bauprinzip der bipolaren Symmetrie so durchgehend festgehalten, daß man darin geradezu ein fundamentales Element seines Funktionierens sehen kann. Letzthin darf man die Existenz zweier sich gegenseitig ergänzender und kontrollierender Instanzen, wie sie sich in den Hemisphären des Gehirns darstellen, als die Voraussetzung für jede dialektische Wahrnehmung der Wirklichkeit und insofern der Herausbildung eines Bewußtseins vermuten.

Höhlenzeichnung und Bild

Jahrzehntausende lang hatte der Mensch kein anderes Werkzeug, sein Fortleben vor und nach dem Tode zu sichern, als die Magie. Wo er sich anschaulicher Beschwörungen bediente – wie bei den Tierdarstellungen der eiszeitlichen Höhlenzeichnungen –, geschah dies nur hilfsweise und im Dienste des Kultes, mit dem die Fruchtbarkeit der weiblichen Wesen und die Wiedergeburt der getöteten Tiere und gestorbenen Menschen herbeigeführt wurde. Der kultische Akt, nicht die Veranschaulichung als solche, überwand den Tod. Diese war nie das Ziel, sondern ein Mittel des kultischen Aktes. Nachdem dieser vollzogen war, behielt das zeichnerische Relikt weder Bedeutung noch Wert.

Erst als im Neolithikum die Kraft der Magie nachzulassen begann, als Zweifel an der Überlebensgarantie durch die Zauberer sich verbreiteten, wächst der Darstellung als »Bild« eine ganz neue Funktion zu: Das Leben aufzunehmen wie eine Nuß in seiner Schale; durch Dauer dem bedrohlichen Ansturm der Vergänglichkeit zu trotzen.

Erfindung des Bildes

Vielleicht hat die Erfindung des Bildes den Fortgang der menschlichen Kultur am entschiedensten und nachhaltigsten geprägt. Man vermag etwas von der Ungeheuerlichkeit dieser Schöpfung eines Doppelgängers der Wirklichkeit zu ahnen, wenn man erfährt, daß der Mensch an die zwanzig Jahrtausende gebraucht hat, bis er von den ersten schüchternen Beschwörungen am Beginn des Paläolithikums über fetischhafte Annäherungen an die Gestalten der Welt schließlich zu jenem wahren Bilderrausch vorstößt, mit dem er nach 3000 v. Chr. in der Jungsteinzeit sich die Kräfte der Natur in der abbildenden Figuralkunst gegenüberstellt. Die Erschaffung des Bildes durch den Menschen dokumentiert das Erwachen des Ichbewußtseins, das Heraustreten aus der ununterscheidbaren Einheit von Ich und Welt, das frühe, tastende Gewahren der Dinge.

Keime der Kunst

Schon bei der Fixierung des ersten Bildes auf einem Stein, einem Rentiergeweih, einem Stück Holz (das uns nicht erhalten blieb), kam es nicht auf den Gegenstand als solchen an, sondern auf die Beziehung des darstellenden Menschenmagiers zu diesem Gegenstand, vielleicht richtiger gesagt, auf die geglaubte Beziehung dieses Gegenstandes zum Menschen. Schon die erste »gegenständliche Kunst« erweist sich als abstrakt – sowohl was ihre darstellenden Mittel als auch was ihre Intention anbelangt. Nicht Abbildung des Gegenstandes war ihr Ziel, sondern Beschwörung eines Sinnbildes. Das Bild hatte einen Vorgang in die Wirklichkeit zu rufen, einen heiligen Vorgang in einer Welt, in der alle Formen der Wirklichkeit die Kategorie des Heiligen besaßen. Insofern trägt das bescheidenste Bild vor Vorzeit bereits den Keim künftiger Kunst in sich.

Heilpflanzen für den Toten

In einer Höhle bei dem irakischen Shanidar hat man ein vorgeschichtliches Grab gefunden, das Überreste einer Blumenbeigabe enthielt. Wir müssen uns hüten, darin die Liebesbezeugung von Überlebenden zu sehen. Die Archäologen ließen die Pflanzen bestimmern – es waren Blumen, die auch nach heutigem Wissen als Heilpflanzen gelten. Man gab den Toten für ihren weiteren Weg die unentbehrliche Medizin mit. So sind diese Pflanzen frühe Zeugnisse für die Mißachtung des Todes.

Den Tod erlebt man nicht

An die Verbindlichkeit der Logik zu glauben, ist eine allzu junge Errungenschaft. Jahrhunderttausende wurde das menschliche Denken von der Analogik bestimmt. Und diese öffnete dem Bewußtsein Tür und Tor zu einer größeren Freiheit. Wenn der Bär nach seinem winterlichen Todesschlaf in der Höhle im Frühling zu neuem Leben erwachte, würde der tote Vater nicht ebenso auferstehen aus der Höhle seines Grabes? Wenn die niedrige Schlange nur die Haut ihrer Vergänglichkeit abzustreifen brauchte, um ewig zu leben, sollte es dem Menschen verwehrt sein, zu überdauern? Es gibt für das Bewußtsein keine Gewißheit des Todes. Denn: *»Der Tod ist kein Ereignis des Lebens«*, stellt Ludwig Wittgenstein fest, *»Den Tod erlebt man nicht«*.

Die Verteilung der Schuld

Nichts kettet so fest aneinander wie ein gemeinsames Verbrechen. Im Opferritual verkörpert sich die Geburt der menschlichen Gemeinschaft aus dem Geist des Tötens. Die tief empfundene Schuld ist es, die noch die alten Griechen auf eine dreifache Weise nach Entsühnung suchen ließ: Zunächst führten sie das scheinbare Einverständnis des Opfertiers zu seinem Tode herbei, indem sie den Kopf des Bockes vor dessen Schlachtung mit Wasser besprengten, so daß er nickte; dann versicherten sie sich der Teilnahme der Götter, indem sie ihnen Knochen, Fett und Eingeweide des Opfers im Brande zukommen ließen; schließlich verzehrten sie das Fleisch des getöteten Tieres im gemeinsamen Festmahl.

Höhlenbär mit Januskopf

Die Janusköpfigkeit des Daseins: Seit wir Menschen zu Bewußtsein gelangten, kennen wir das Leben nicht anders als eine dauernde Bedrohung durch den Tod. Von den kleinsten Erscheinungen bis zu den letzten Unbegreiflichkeiten zeigt sich die Welt dem Menschen in der Signatur des Widerspruchs. Das unvereinbare Doppelmysterium des gütigen, lebenschenkenden Gottes, der zugleich ein zürnender, vernichtender Tyrann sein kann, war die höchste Verkörperung dieser Erfahrung. Haben unsere Vorfahren vor etwa zweitausend Generationen, ehe sie eine Religion entwerfen konnten, nicht schon mit dem Höhlenbären die Einheit des Unvereinbaren erleben müssen? *»Von ihm«* so berichtet der Verhaltensforscher Rupert Riedl (1988), *»kam alles Heil der Existenz: Nahrung, Kleidung, Werkzeug und Unterschlupf. Aber gerade so alles Unheil: Gefahr, Verwüstung, Menschenraub und Tod. Kein Wunder, daß man ihm schon damals Schädelschreine baute und Völker der Arktis ihn heute noch als Mittler zwischen den Göttern und Menschen verehren.«*

Das wilde Denken

Der Zusammenhang zwischen dem »wilden Denken« der »primitiven Völker« und dem geistigen Verhalten der Kinder ist seit langem beschrieben worden. Jamme weist auf den Einfluß von Lévy-Bruhls Theorie von der »prälogischen« Mentalität der Primitiven auf Piagets genetische Psychologie hin. In ihr wird das Wachstum des kindlichen Geistes in vier Abschnitte gegliedert, in deren beiden ersten das Kind sich in einem vorlogischen Zustand des »Egozentrismus« befindet. Darunter versteht er eine *»unvollkommene Differenzierung des eigenen Ichs von den Dingen«*. Zwischen Subjekt und Objekt bestehe eine Beziehung der »Partizipation«.

In ähnlicher Weise – so hat es Lévi-Strauss beschrieben – mache das *»wilde Denken«* keinen Unterschied zwischen sinnlich erfahrener und begrifflich erfaßter Wirklichkeit. *»Es setzt konkretistisch an den sinnlich wahrnehmbaren Phänomenen an, ortet sie durch Kontrast- und Analogiebildungen und erzeugt so ein umfassendes Netz von anschaulichen Korrespondenzen«*.

Wohnsitz der Menschen, Götter und Toten

Es klingt paradox: Der erste Schritt zur Säkularisation war die Errichtung von Tempeln, Kirchen und Grabanlagen. Damit wurden die Götter und die Ahnen aus den Menschenhäusern ausgewiesen. Im steinzeitlichen Çatalhöyük findet man keine gesonderten Heiligtümer wie später in größeren, den Residenzen der Gottkönige angemessenen Gebäuden und keine getrennten Gräber. Alle Häuser waren Tempel und Grabstätten. Die Wohnung der Menschen war auch der

Wohnsitz der Götter – und der Toten. Im einheitlich fünf mal acht Meter großen Lehmziegelhaus verehrte man auf der Altarbank mit dem Stierkopf die allgegenwärtige Zeugungskraft des heilig gehaltenen Lebens. Unter dem Lehmpodest, auf dem die Lebenden schliefen, ruhten die Gebeine der Toten.

Domus aeterna

Unsere Steinhäuser sind nur die erweiterten Nachbildungen der frühesten Behausungen, die man den Toten als »domus aeterna« schon gebaut hat, als die Lebenden in Holzhütten und Fellzelten wohnten. Das flüchtige Leben begnügte sich mit vergänglichen Stoffen, für das ewige Leben der Menschen und als Haus Gottes schuf man eine Wohnung aus dem dauerhaftesten Material. In manchen Häusern weht einen noch heute der Grabescharakter steinerner Architektur an.

Die ersten Gräber

Sobald der Mensch den Tod gewahrte, begann er, ihn zu verleugnen. Die früheste Totenbestattung der Angehörigen weist darauf hin, daß die Ausbildung des Subjekts soweit gediehen war, daß die Sterblichkeit an das Tor des Bewußtseins pochte. Aber die ersten Gräber der Neandertaler sind Zeugnisse des Unsterblichkeitsglaubens. Eben weil er sich den dunklen Ahnungen des Todes verweigerte, stattete der Mensch der Altsteinzeit die Verstorbenen für ein weiteres Leben aus. Oft entdecken wir Spuren des roten Ockers, mit denen man den Leichen die Farbe des Lebens zurückgab. Die Totenblässe zu vertreiben, bedeutete für die mit dem Analogiezauber vertrauten Menschen, den Tod zu vertreiben. Und vielleicht sollte die rituelle Bemalung – was uns der heute noch bei primitiven Stämmen übliche Gebrauch verrät – dazu fühen, Lebenskraft, Schutz oder Unverletzlichkeit zu beschwören für die weitere Existenz.

Die Bestattung der Toten

Bis in die Mitte der Altsteinzeit nimmt der Mensch den Tod nicht wahr. Er hat das ewige Leben des Paradieses. Weil er im Durchschnitt wohl nicht älter als 30 Jahre wird, begegnet er dem natürlichen Altern und Sterben kaum. Die neben ihm verunglücken, von Tieren zerrissen oder von Krankheiten dahingerafft werden, bedürfen keiner Betreuung, erhalten keine Gräber. Die ersten Gräber zeigen uns eine Bewußtseinsstufe an, in der die Todesblindheit verlassen und durch den Versuch ersetzt wird, den nun bemerkten Tod zu einer Weise der Unsterblichkeit umzuformen. Franz Borkenau bezeichnet deshalb die vorgeschichtliche Bestattung als *»den ersten Versuch, die Todesantinomie dadurch zu bewältigen, daß man der Unsterblichkeit zum Siege über den Tod verhalf.«* Der Tote lebt nun im Grabe. Das Grab hat einen Ausgang zur Ewigkeit.

Eigenname und Bestattung

Die entscheidende Bedeutung der sprachlichen Entwicklung für das Bewußtsein und das kulturelle Verhalten geht auch aus der Beobachtung hervor, daß die Bestattung von Toten als allgemeiner Brauch wohl erst einsetzte, als man die Stammesangehörigen mit Eigennamen unterschied. Nur der Benannte besaß jenes unverwechselbare Eigensein, das sich auch bei seiner Abwesenheit sprachlich vergegenwärtigen ließ und das deshalb auch nach seinem Abscheiden einen Ort des Gedenkens erforderte. Julian Jaynes datiert diesen Übergang in der Menschheitsgeschichte auf die Zeit zwischen 10 000 und 8 000 v. Chr.

Leben und Tod

Wir reden von Gott, weil wir keinen Begriff haben, der Leben und Tod umfaßt. Da wir das Leben als Gegenteil des Todes und diesen als Widersacher des Lebens verstehen, haben wir beide nur als »Symbole«, Bruchstücke, die aufeinander verweisen, weil sie zusammengehören.

Der unvorstellbare Tod

Magisches Denken ist animistisches Denken. Die Belebtheit alles Seienden, die Verwandtschaft aller Lebenden, ist eine tiefe und ursprüngliche Gewißheit. Und sie hat sich bis in jüngste philosophische Weltdeutungen erhalten. Die Vorstellung, daß Lebendes aufhören könne zu leben, war den urtümlichen Menschen so absurd, daß sie das offensichtliche »Ableben« der Väter, Brüder, Nachbarn nicht zur Vorstellung von deren endgültiger Vernichtung, geschweige denn des eigenen Todes hat bewegen können. Solange sich ein ausgeprägtes Ichbewußtsein noch nicht herausgebildet hatte, konnte der Gedanke vom Ende des Ichs nicht hervortreten. Bis zu diesem Zeitpunkt war die unbegrenzte Existenz des Lebens eine Selbstverständlichkeit, der Tod lag außerhalb aller Vorstellung.

Tod in zweierlei Gestalt

In zweierlei Gestalt bedrängte der Tod die frühe Menschheit und bewegte sie, sich mit der Kraft der Magie gegen ihn aufzulehnen: Zunächst im Rückgang der eiszeitlichen Tierwelt, der Lebensbasis der altsteinzeitlichen Jägervölker: Sie beschwören die Totemtiere so wirklichkeitsnahe wie es geht an die dunklen Wände der Kulthöhlen. Und später im Schwinden der Ergiebigkeit des Bodens bei den jungsteinzeitlichen Ackerbauern: Sie beschwören Sonne, Regen und die verborgenen Kräfte der Fruchtbarkeit mit ihren abstrakten Zeichen und Skulpturen.

Gleichgültigkeit des Seins

Die Gleichgültigkeit von Tod und Leben in der magischen und mythischen Menschheitsepoche bleibt für uns Heutige ein geheimnisvolles Faktum. Jean Gebser hat es umrissen: *»Leben und Tod sind ursprünglich eine Ganzheit; in der frühe-*

sten magischen Zeit sind sie ohne Zweifel ununterschieden eine Einheit gewesen, mythisch betrachtet sind sie sich ergänzende und stetig ineinander übergehende Pole. Nur für die mentale Vorstellung sind Leben und Tod Gegensätze.« Wer sich die frühe Einstellung vergegenwärtigt, kann die Erschütterung ermessen, die Gilgamesch ergreift, als Enkidu aus dem Schlaf des Todes nicht mehr erwachen will.

Homo sapiens

Als sich in der Hominiden-Entwicklung der »homo sapiens« einstellte, hatte sein zentrales Nervensystem eine Differenzierung erreicht, die ihn von allen Tieren auf eine radikale Weise abhob. Er allein war »sapiens«, nein, er war weder klug noch weise, aber er war das »wissende Geschöpf« geworden, das einzige Wesen, das seine eigene Sterblichkeit zu erkennen vermochte. »Homo sapiens« das heißt: der in die Gegenwart des Todes einziehende Mensch.

Der unbekannte Vater

Fruchtbarkeitszauber und Wiedergeburtsmagie äußern sich als »vorreligiöser« Glaube im Ahnenkult des steinzeitlichen Menschen. Die ersten Verkörperungen begegnen uns in Form weiblicher Figuren, der »Venus von Lespugue« aus der Höhle »Les Redeaux« an der Garonne oder der »Venus von Willendorf« aus Niederösterreich zum Beispiel aus europäischem Boden, aus asiatischer Erde in Gestalt eines hockenden Weibes mit hervortretenden Brüsten und dem Bauch einer Schwangeren, wie es in sechs etwa 35 cm großen, rund 7000 Jahre alten Steinskulpturen der sogenannten »Gottheit« von Houtaizi in Luanping (China/Provinz Hebei) gefunden wurde. Diese »magna mater« ist vergöttlichte Ahnherrin, verehrt von Menschen, die nur ihre Mutter, nicht aber ihren Vater kannten. Von ihnen schreibt Chen Lie in einem Beitrag zum »Ahnenkult im alten China«: *»Sie glaubten, daß ihre Mutter sie mit einem Totem, einem Tier, einer Pflanze oder einer unbelebten Materie gezeugt hätten.«* Die unverzichtbare Rolle des Vaters sollte erst viel später ins Bewußtsein treten.

Unterbrechung des Lebens

Alle Zeugnisse, die uns aus den frühen Jägerkulturen überliefert sind, verraten den existenziellen Konflikt, in dem sich die führende Menschenschicht der Steinzeit befand: Einerseits das Bewußtsein der Einheit der Natur, der Nähe menschlicher und tierischer Lebensformen, andererseits der Zwang zum Töten des nahestehenden, oft verehrten Tieres. Aus diesem Dilemma konnte der Mensch nur herausfinden, wenn es keinen Tod gab. Weil es noch keinen Tod gab. Und er brauchte den Tod nicht »wegzudenken«, wie Andreas Lommel meint, weil er ihn noch gar nicht dachte. Leben und Unsterblichkeit war eines. Dasein und Nichtdasein waren wie Tag und Nacht, wie Sichtbarkeit und Unsichtbarkeit die vertrauten Erscheinungsformen der Welt. Die Unterbrechung des Lebens der getöteten Tiere konnte ausgeglichen werden durch magische Praktiken zu ihrer Wiederauferstehung.

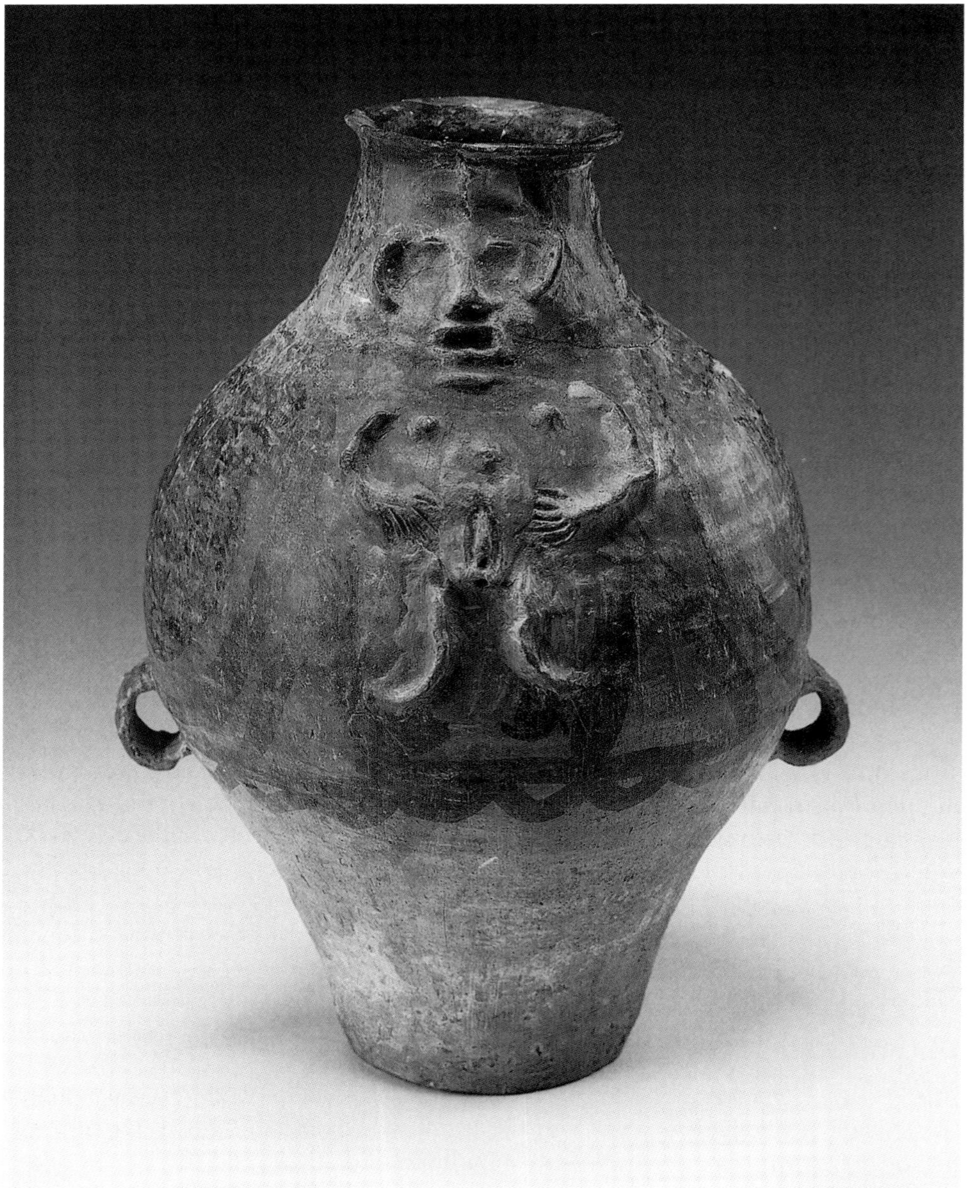

Ein Tongefäß mit dem Reliefdekor einer weiblichen Gestalt, die auch als Fruchtbarkeits-Symbol und Bürgin der Wiedergeburt gedeutet wird. Aus einem chinesischen Grab vom Ende des 3. Jahrtausends v. Chr., ausgegraben 1974 in Liuwan, Provinz Qinghai. Peking, Historisches Museum

Oh, komm zurück!

Im Buch Li Yün, das sich mit der Entwicklung der Sitte befaßt, schildert Konfuzius die altchinesische Beerdigung: *»Trat ein Todesfall ein, so stieg man auf das Dach und rief: ›Oh, N.N., komm zurück!‹ und darauf gab man dem Toten Reis in den Mund und legte ein Bündel Fleisch an seine Seite. So blickte man zum Himmel empor und bettete ihn in die Erde; denn Körper und Körperseele sinken nach abwärts, das Bewußtsein aber und die Atemseele steigen nach oben. Darum richtete man des Toten Haupt nach Norden, während der Lebende nach Süden blickt. In beidem blieb es, wie es zu Anfang war.«* (Richard Wilhelm, Li Gi)

Vorreligiöser Ahnenkult

In der ganzen »vorreligiösen« Zeit bildet die Verehrung des Übermächtigen eine Einheit mit dem Ahnenkult. Da Ich und Welt noch ungetrennt waren, gibt es auch nur eine gewisse Entfernung, aber keine Scheidung zwischen dem Überirdischen und dem Irdischen. Die hingeschiedenen Ahnen sind die Bevollmächtigten für Wohltaten und Strafen, für das, was später Gnade und Schuld im Angesicht der Götter sein werden.

Aufklärung und Stadt

Die Säkularisierung hat ihren Ursprung in den Städten. Noch heute hält sich religiöses Leben und Brauchtum vorwiegend auf dem Lande. Animistisches, mythisches und religiöses Erleben setzen den Umgang mit der Natur, die Begegnung mit den Naturkräften, das Zusammenleben mit Tier und Pflanze voraus. Die neolithische Umwälzung im 8. Jahrtausend mit dem Entstehen der frühesten städtischen Siedlungen leitet mit ersten massiven technischen Fortschritten (Ackerbau, Töpferscheibe, Wagen) den Übergang ein von einer »pansakralen«, durchwegs »heiligen Welt« zu einer sich im Mythos verkörpernden frühen »Aufklärung«.

Die zweite, wirkliche Aufklärungswelle in der sogenannten »Achsenzeit« zwischen 800 und 200 v. Chr. ist geradezu ein Geschöpf der Polis. In seinem Überblick über die Mythos-Theorien sieht Christoph Jamme einen der Gründe für den damaligen Abschied vom Mythos gerade darin, *»daß der Mensch in dem Maße, in dem er Stadtbewohner wird, sich zunehmend dem mythischen Welterleben entfremdet«*. Kultur ist also ursächlich urban, wiewohl die Bezeichnung vom Ackerbau herkommt; aber mit ihm gerade erwächst ja die städtische Siedlung.

Gefäße aus künstlichem Stein

Am Beginn des Jungsteinzeit gelingt eine der fundamentalen Erfindungen in der Geschichte der menschlichen Zivilisation: Daß sich die weiche, bildbare Tonerde durch Brennen zum Stein verfestigen läßt. Vielleicht überschätzen die Archäologen ein wenig die Kultur der Tongefäße, weil wir die vorherigen und gleichzeitigen Geräte aus Holz, Leder, Pflanzenteilen und anderen vergänglichen Stoffen nicht mehr finden und werten können. Aber sicherlich gewann das Leben der Menschen mit dem dauerhaften Material selbst an Bodenhaftung, Dauer und Tradition: Die mit Menschenwitz gefertigten kunststeinernen Gefäße und Werkzeuge hoben die Existenz auf eine neue Kulturstufe, sie wurden überliefert und schufen Überlieferung bis ins Jenseits hinein: Als kostbares, zugleich nützliches und standesgemäßes »Eigentum« wurden sie dem Toten – gefüllt mit Speise und Trank – für die weitere Existenz mitgegeben. Und man entdeckte ganz schnell die hervorragende Eignung der steinernen Gefäße zur Aufnahme des menschlichen Leichnams. Chinesische Wissenschaftler haben diese Gefäßsärge, die schon aus der Zeit um 3000 v. Chr. bekannt sind, als »wengguan« bezeichnet, was soviel wie Sarg in Form eines Vorratstopfes heißt. Wahrscheinlich hat nur die technische Schwierigkeit der Herstellung größerer Töpfe dazu geführt, daß man diese Särge allein zur Bestattung von Kindern und Säuglingen benutzte. Und man versäumte nicht, in die Wandung das runde »Seelenloch« einzulassen, wo das »hsing-po« des Toten aus- und eingehen konnte.

Sterben, ohne zu vergehen

Die Überzeugung, die dem Grabkult und dem Mumienwesen der alten Kulturen zugrundeliegt, findet sich am Ende des 33. Kapitels von Lao-tses »Tao-Te-King«, dem Klassiker vom »Weg und von der Tugend« ausgesprochen. *»Si er bu wang zhe shou« – Wer stirbt, ohne zu vergehen, lebt immerdar.*

Die für das Leben getöteten Sklaven

Die Aufmerksamkeit der todgeweihten Lebenden auf das Leben nach dem Tode hat auch im alten China dazu geführt, daß man das Leben vor dem Tode wenig achtete. Zu beiden Seiten des Flusses Huanshui in der Provinz Henan liegen im Süden die Palast- und Tempelstadt, im Norden die königliche Totenstadt der frühen Shang-Dynastie (18. bis 12. Jahrhundert v. Chr.). Grabungen haben ostwärts davon in besonderen Opferstätten nicht weniger als 1178 Sklaven entdeckt, die in 191 Gruben lebendigen Leibes begraben worden sind.

Die Bestattungsriten, Zeugnisse für das Erwachen des Ichbewußtseins und der versuchten Todesüberwindung, zeigen damals bereits eine verschwenderische Prachtentfaltung. Und die Handwerker beginnen schon, ihre Meisterstücke mit einem plastischen Zeichen oder einem Emblem zu signieren.

Nur ein Übergang

Wo immer die Spaten der Archäologen frühe Gräber von Fürsten und Königen freilegen, treffen wir oft nicht nur auf die Gebeine des Herrschers, sondern vieler Menschen seines Hofstaates, die mit ihm beerdigt wurden. Da kein Zweifel daran möglich ist, daß sie gleichzeitig mit dem Mächtigen bestattet wurden, nahm man grausame Tötungsbräuche an. Dem heutigen Menschen ist offensichtlich unvorstellbar, was uns die Entdeckung der ältesten Herrschergräber von Ur im Süden

Mesopotamiens zu glauben nahelegt: Daß die Menschen vermutlich mit froher Zustimmung ihren Hofdienst für den zwar gestorbenen aber unsterblichen König im Jenseits fortzusetzen gedachten und stolz und voll Dankbarkeit waren, daß sie den Toten begleiten durften, *»weil der gemeinsame Tod mit dem König«*, wie Max Raphael begründet, *»eine Erhöhung im zweiten Leben sicherte, das man allein nicht hätte erreichen können.«*

Anders lassen sich die Befunde im Schachtgrab des A-bar-gi aus der Zeit nach der Mitte des 3. Jahrtausends v. Chr. nicht deuten. Insgesamt 65 Gefolgsleute, Männer und Frauen seines Hofstaates, lagerten in festlich farbigen Kleidern, reich geschmückt und mit kostbaren Bechern in der Hand, in den Grabkammern rings um seine Bahre. Zwei kunstvoll verzierte Harfen lassen uns vermuten, daß die Becher mit Rauschgift unter den Klängen festlicher Musik geleert worden sind. Nichts deutet auf gewaltsame Tötung hin. Die Soldaten, Beamten und Hofdamen waren in voller Rüstung und mit allem Schmuck in feierlichem Zuge dem König in den Tod gefolgt, *»der«*, wie der Entdecker dieses Schachtgrabes, der Archäologe C. L. Woolley schreibt, *»nach ihrem Glauben nur ein Übergang von einer Welt zu einer anderen bedeutete, vom Dienst an einem Gott auf Erden zum Dienst an demselben Gott in einer anderen Welt«*.

Begleitopfer in China

Daß Herrscher ihnen wichtige Personen mit in den Tod nahmen, scheint über den ganzen Erdkreis als ritueller Brauch verbeitet gewesen zu sein. Die ostasiatischen Gräber beantworten aber die Frage nach der Freiwilligkeit oder dem erzwungenen Opfer solcher Mitbestattungen nicht so tröstlich wie die Schachtgräber von Ur. Als der Fürst Wu von Qin, dessen Regentschaft Konfuzius als vorbildlich ansah, im Jahre 678 v. Chr. starb, folgten ihm 66 Personen als Opfer ins Grab. Mit dem Fürsten Mu sind im Jahre 621 v. Chr. nicht weniger als 177 Personen beerdigt worden. Und noch in der Nach-Konfuzius-Zeit, um das Jahr 433 v. Chr. wurden mit dem Marquis Yi von Zeng in Chu noch 21 Mädchen und junge Frauen als Begleitopfer in Särgen begraben. Erst in der früheren Westlichen Han-Zeit scheint die Zahl der Begleitopfer auf sieben beschränkt worden zu sein, ehe sie dann durch Grabfiguren aus Keramik ersetzt wurden. Diese haben den unschätzbaren Vorteil, daß man die von ihnen gewünschten Tätigkeiten durch Abbildung unveränderlich vorschreiben konnte.

Das göttliche Leben des Königs

Es gibt eine erstaunliche Übereinstimmung in den alten Kulturen, was den Übergang des verstorbenen Königs in den lebendigen Gott betrifft. Wie in Ur, in Ägypten oder in China war es noch bei den Inkas Brauch, daß der Hofstaat sich, wenn der Herrscher starb, zu einem Zech- und Tanzgelage versammelte, auf dessen Höhepunkt sie sich töteten oder getötet wurden, um ihren Herrn auch auf der weiteren Reise zu begleiten. Dessen Leiche wurde einbalsamiert und die Mumie

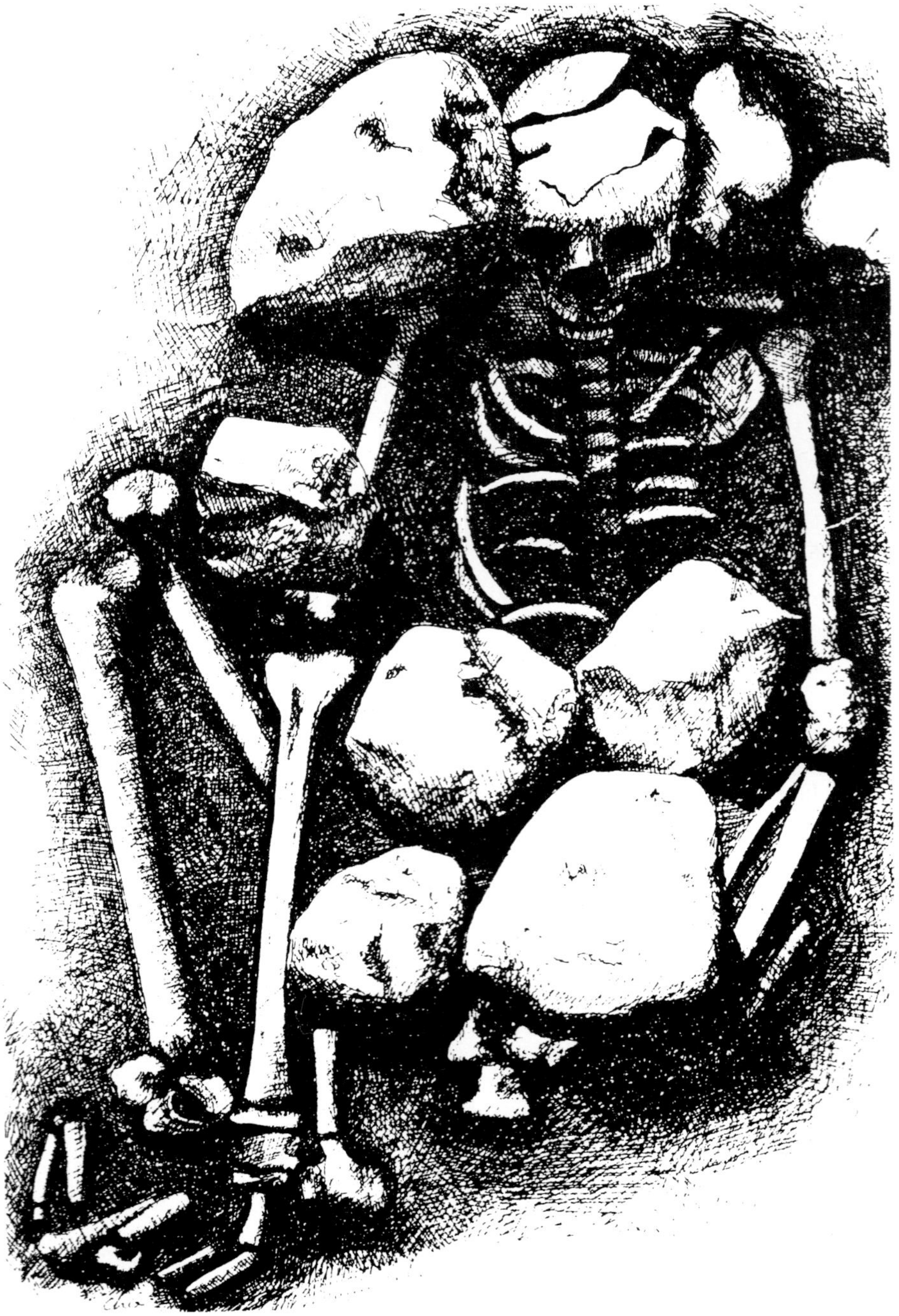

Blick in eine frühe Grabstätte: Das Mausoleum des Königs wurde zum ersten Tempel eines Gottes. Julian Jaynes erklärt, wie um 9000 v. Chr. im palästinensischen Ain Mallaha die halluzinierte Stimme des toten Herrschers als Gebot eines lebenden Gottes gehört wurde.

in der Residenz, die jetzt zum Tempel wurde, verwahrt. Als lebensgroßes Standbild aus Gold saß er fortan auf seinen Thron wie zu Lebzeiten. Und wie in den Reichen des Vorderen Orients, so wurden auch in Mittelamerika dem in seinem Abbilde gegenwärtigen Herrscher täglich frische Speisen gebracht.

König und Gott

Die Befehle und Anweisungen des Königs waren für die Menschen mit der bikameralen Psyche seit dem 9. Jahrtausend v. Chr. der stets gegenwärtige Beweis von dessen »überirdischer« Beschaffenheit. Und diese lebensprägende und lebendige Funktion behielt er unbeschadet seines Todes. Er überlebte seinen Tod:. Der tote König war lebendiger Gott. Von seinem Sitz im Grabe aus ergingen nun die immer noch hörbaren Gebote; man forderte sie heraus und antwortete ihnen im Gebet. So entsteht über dem Grab – gleichsam in der Nachfolge der einzigen bisher entdeckten Anlage aus der frühesten Zeit um 9000 v. Chr. in Áin Mallaha in Palästina – das Grabhaus des Königs als Tempel des Gottes.

Die unsterblichen Götter

Was immer den Göttern an unterschiedlichen Fähigkeiten zugedacht wurde, daß sie unsterblich seien, ist ihr gemeinsamer kleinster Nenner: Denn sie entstanden im selben Bewußtseinswandel, im Verlaufe dessen sich dem Menschen sein Verfallensein an den Tod zu offenbaren begann. Das Erscheinen der Götter beendet das Zeitalter der Magie. So erkennt auch Georg Picht: *»Das Hervortreten der Göttergestalten vollzieht sich gleichzeitig mit der Befreiung des Menschen aus seinem Ausgeliefertsein an die Natur und die mit ihr flutenden magischen Gewalten.«* In der mythologischen Ära wurde die Welt durchschaubar.

Lebende Inkarnation des Toten

Über Jahrtausende hinweg war der Tod außerhalb jeder Vorstellung. Seit der Steinzeit ließ man in China bis in die Periode des Chin (etwa 200 v. Chr.) den Toten in einer lebenden Inkarnation an seinem eigenen Begräbnis teilnehmen. Wohl mit einer Maske versehen und in der Kleidung des Verstorbenen, verkörperte ein Familienangehöriger, meist ein Enkel, manchmal ein Sohn, die Körperseele des Verstorbenen, sein »hsing-po«, und nahm als der sichtbar anwesende Tote die ihm dargebrachten Opfer und Ehren entgegen.

In den schamanistischen Bräuchen der vom asiatischen Festland über Neuguinea hinaus in den Pazifik gewanderten Polynesier haben sich ähnliche Repräsentationen des Totengeistes durch maskierte Familienangehörige bis in die Neuzeit erhalten. J. Huppertz nennt Beispiele von Neuguinea, Tahiti und West-Sumatra, ja sie deutet überzeugend die bis zur Osterinsel nachweisbaren, bei Aufbahrungsfeierlichkeiten verwendeten hölzernen Hände als Requisiten solcher Totenverkörperungstänze.

Die Entdeckung des Skandals

Das Erwachen des Ichbewußtseins mag sich in einzelnen Individuen blitzartig wie eine Erleuchtung ereignet haben, insgesamt – in der Entwicklung der Menschheit – ist dieser Vorgang wohl wie eine langsame Morgendämmerung mit Ahnungen, geringen Erhellungen, Beunruhigungen und Verwunderungen eingetreten, eine Morgenröte, die sich über Jahrtausende erstreckte und im kulturellen Bewußtsein mit einigen bemerkenswerten Schwellen – etwa um 8000, dann um 3000 und später um 600 v. Chr. – markiert worden ist. George Steiner beschreibt diesen Prozeß mit folgenden Sätzen: *»Die Anfänge menschlichen Bewußtseins, die Entstehung von bewußter Wahrnehmung müssen eine längere Periode der ›Kondensierung‹ umfaßt haben, in der sich um unergründliche Knoten Wunder und Schrecken abgelagert haben bei der Unterscheidung zwischen dem Selbst und dem anderen, zwischen Sein und Nichtsein (die Entdeckung des Skandals, den der Tod darstellt)«.*

Brüder der Schlafenden

An Innenwänden von Lehmziegelhäusern des 7. vorchristlichen Jahrtausends im Çatalhöyük hat man kürzlich Wandmalereien freigelegt, die große rote Raubvögel über kleinen Menschengestalten zeigen. Vermutlich stehen sie mit den Bestattungsbräuchen im steinzeitlichen Anatolien in Verbindung. Wie wir es auch von anderen Kulturen kennen, haben die Bewohner der Siedlung ihre Verstorbenen so lange im Freien aufgebahrt, bis die Geier alles vergängliche Fleisch von den Knochen gefressen hatten. Dann beerdigten sie das dauerhafte Gebein der Verstorbenen in ihrem Wohnhaus unter Lehmpodesten, auf denen sie schliefen. Der kurze Tod der Schlafenden fand nahe des langen Schlafes der Toten statt, bis auch sie wieder erwachen sollten. Die Schlafenden fühlten sich als der Toten Brüder.

Tod und Unsterblichkeit

Todesangst und Unsterblichkeitsglaube sind siamesische Zwillinge. Ihre Geburt vollzieht sich mit dem Entstehen des Ichbewußtseins, das auch als ein Erwachen der Seele verstanden werden kann. Daß er sterben muß, erfuhr der frühe Mensch von außen; er sah, daß seinesgleichen starb. Seinen eigenen Tod sich vorzustellen, überstieg aber seine Vorstellungskraft. Daß er unsterblich sei, war seine mit ihm geborene, Jahrmillionen unangetastete Überzeugung. Das erklärt die unglaubliche Resistenz des Unsterblichkeitsglaubens gegenüber der Todesgewißheit in der ganzen Kulturgeschichte des Menschen.

Bewußtsein und Tod

In seinem Buch »The Biology of Ultimate Concern« äußert sich T. Dobzhansky zum Zusammenhang von Bewußtsein und Tod: *»Selbst-Bewußtsein ist demnach eines der grundlegenden, vielleicht das grundlegendste Merkmal der menschlichen Spezies. Dieses Merkmal ist eine evolutionäre Neuerung; die biologische Spezies, von der die Menschheit* *abstammt, hatte nur Rudimente von Selbst-Bewußtsein oder möglicherweise gar keines. Das Selbst-Bewußtsein hat jedoch in seinem Gefolge düstere Gefährten mitgebracht: Furcht, Angst und das Bewußtsein der Sterblichkeit. Das Bewußtsein der Sterblichkeit ist die Bürde des Menschen. Aus Vorfahren, die dies nicht wußten, entsprang ein Wesen, das weiß, daß es sterben wird.«*

Trotz einer gewaltigen Schwankungsbreite der Definitionen darf man das Bewußtwerden als einen langen evolutionären Vorgang betrachten und das Bewußtsein als eine seelische Verfassung verstehen, die ansatzweise schon im höheren Tierreich auftritt. Ein fundamentaler Schritt wird mit dem Erwachen des Ichbewußtseins (engl. *self-consciousness*, deshalb wohl oben mit »Selbst-Bewußtsein« übersetzt) getan, der Erfahrung von der Isolierung des Subjekts in einer Welt voller Objekte. Mythisch wird dieser »Sündenfall« mit der Vertreibung aus dem Paradies gefaßt, die einer Auslieferung an den Tod gleichkommt. Dieser psychische Umbruch geht allen Universalreligionen voraus, erst in ihnen ist das Ich und nicht mehr der Stamm oder das Volk Träger der Religion.

Mythos als anschaulicher Instinkt

Die von uns wahrgenommenen Teilaspekte der Wirklichkeit ordnen wir zu einem »Weltbild«, das ebensoviel der Welt verdankt wie unserem bildschaffenden Vermögen. Der Philosoph Hans Blumenberg drückt das so aus, daß jeder Wahrnehmung von Wirklichkeit eine Metapher zugrundeliegt, weshalb er auch von der »Konfiguration« als der Form der Wahrnehmung spricht. So ist »Welt« für uns zunächst ein »ästhetisches« Phänomen – denn wir nehmen Welt nur wahr in Gestalten.

Der frühe Mensch ordnete die wahrgenommene Wirklichkeit in den mythischen Gestalten (als welche auch die Handlungsabläufe der Mythen gelten können), längst ehe er ursächlich-rationale Zusammenhänge zu konstruieren unternahm. Diese Form der Wirklichkeitserfassung bewährte sich zur Lebensbewältigung ebenso wie der »blinde« Instinkt der Tiere; so könnte man den Mythos geradezu als einen anschaulichen Instinktersatz für den sonst orientierungslosen Menschen bezeichnen. Die hauptsächlich von der rechten Hirnhälfte gesteuerte mythologische Wirklichkeitsdeutung hat sich über Jahrhunderttausende hinweg als ein funktionstüchtiges Instrument der Daseinsbehauptung in einer Zeit härtester Überlebensbedingungen bewährt. Seitdem ist das mythische Vermögen ein unveräußerliches Erbe der geistigen Konstitution des Menschen.

Ich und Welt

Erst sehr spät in seiner biologischen Entwicklung vermochte der Mensch aus der »Vitaleinheit« von Geschöpf und Schöpfung herauszutreten – als ein Ich, das der Welt gegenübersteht. Der Mensch wurde sozusagen sein eigener »Gegenstand«, er vermochte sich als Subjekt wahrzunehmen – in einer sich objektivierenden Welt.

Das rezente Ichbewußtsein

Die Neuroanatomen bestätigen, was sowieso niemand bestritten hat: Daß sich das Ichbewußtsein im Zusammenhang mit dem jüngsten Teil des Großhirns entwickelt hat. Bei einem chirurgischen Eingriff in die Lappen des Neocortex tritt der Verlust des »ständigen Ichbewußtseins« ein.

Die Einheit von Ich und Welt

In jeder Bewußtheit steckt ein Keim von Ichbewußtsein. Das gilt für den Einzelnen wie für die geschichtliche Gemeinschaft. Ein undeutliches Selbstgefühl können wir schon bei höheren Tieren beobachten; es entwickelt sich – sehr spät in der Evolution – zum Selbstbewußtsein des Menschen. Zehn Jahre benötigt das Menschenkind ehe es die Stufe der Ich-Behauptung erreicht. Dann erst erlebt es sich selbst und die Welt als Gegensätze. *»Die einheitstiftende Funktion des Bewußtseins begründet damit in objektiver Hinsicht die Konstitution der Gegenstandswelt wie in subjektiver Hinsicht die des Ichs«* (Julian Jaynes). Was damit entsteht, ist die *»integrierte Dualität von Subjekt und Objekt der Erfahrung«*, jene spannungsvolle Einheit, deren Herstellung die Funktion des Geistes ist. Zerbricht diese Einheit, ereignet sich der Rückfall in die »bikamerale Psyche« – mit den Symptomen der Schizophrenie.

Die Scheidung von Ich und Welt

Wie in seiner körperlichen Entwicklung, so hat das Menschenkind auch in seiner geistigen Ontogenese die Jahrhunderttausende der Evolution der Menschheit im Zeitraffer zu durchlaufen. Die Psychologie des Kindes versetzt uns in den Stand, die Herausbildung des menschlichen Geistes im Dunkel der vorgeschichtlichen Zeit zu rekonstruieren. Dabei belehrt uns die Beobachtung des Säuglings und seiner *»wahrhaft kopernikanischen Wende«* (Jean Piaget) zwischen dem 12. und 18. Lebensmonat, daß sich der radikalste Umbruch, ja die Geburtsstunde des »Geistes« dann vollzieht, wenn das menschliche Wesen aus der Einheit von Ich und Welt heraustritt und ihm die Vorstellung verlorengeht, *»der ruhende Mittelpunkt des Universums«* zu sein. Vielleicht hat sich dieses schmerzhafte und epochale Erlebnis in den Mythos von der Vertreibung aus dem Paradies verdichtet.

Die Erfahrungen seiner »sensomotorischen Phase« haben – nach Piaget – im Menschen eine Strukturierung des Denkens bewirkt, mit der er in der Lage ist, mithilfe von »permanenten Objekten« den Raum zu organisieren und mit ihm Zeit und Kausalität. Indem sich der Mensch dann auch als Objekt innerhalb der anderen Objekte der Welt denken kann, besitzt er die Grundlage für Objektivität und Bewußtsein.

Leben mit den Göttern

»Bis zum sechsten Lebensjahr lebt das Kind noch mit den Göttern«, sagen die Japaner und meinen damit jenes individuelle Verweilen im Mythos, das einen frühen Zustand der Menschheit ontogenetisch wiederholt.

Ich- und Todesbewußtsein

Die psychologischen Untersuchungen zum »Todeskonzept« von Kindern können uns – in Verbindung mit Jean Piagets Theorie der kognitiven Entwicklung – einen aufschlußreichen Einblick in die Bewußtseinsveränderungen des frühen Menschen geben. In der bislang ergiebigsten Studie (von M. Nagy, 1948) werden die unterschiedlichen Einstellungen zum Tod in drei Altersgruppen geordnet, die in die Phasen von Piagets Entwicklungsstufen eingefügt werden können.

Im Alter von 3 bis 5 Jahren begreift das Kind den Tod als ein reduziertes Leben, als eine Fortsetzung des Lebens auf einem niedrigeren Niveau. Auch kann der Tod nicht als endgültig verstanden werden, den Toten wird eine Rückkehr zugetraut. Diese Einstellung ist letzten Endes ein Beweis für die Unvorstellbarkeit des Todes auf einer Lebensstufe, die mit ihrem »präoperativen, anschaulichen Denken« und der noch nicht erfolgten Unterscheidung von Subjekt und objektiver Welt der magisch-mythischen Geistesverfassung der Menschheit entspricht. Es überrascht nicht, daß sich bei diesen Kindern, deren Denken ja noch in hohem Maße magisch geprägt ist, beim Tod von nahestehenden Personen oder Tieren Schuldgefühle einstellen, wie wir sie auch vielen archaischen Opferritualen zugrundelegen müssen.

In der Zeit zwischen dem 5. und 9. Lebensjahr – Piaget begrenzt seine Phase des *»konkret-operationalen Denkens«* mit Klassenbildung, Zahlenbegriff, Raum- und Zeitverständnis vom 6. bis 12. Jahr – tritt ein schrittweises Begreifen des Todes ein, zunächst als eines personifizierten Feindes, dem man durch Geschick entweichen kann (Überlistung). Erst im Alter von 9 bis 10 Jahren – also am Ende von Piagets konkret-operationaler Phase – bildet sich im Jugendlichen ein Verständnis dafür aus, *»daß der Tod universell, unvermeidlich und endgültig ist«*, daß er selbst also auch vom Tode betroffen ist. Beim Einzelnen wie bei der Entwicklung des Menschengeschlechts fällt also das Erwachen des Subjekts und das Erkennen des Todes zusammen. In dem Augenblick, in dem der Mensch erkennt, daß er ist, muß er erkennen, daß er stirbt.

Bewußtsein und Mythos

Den Übergang vom einfachen Bewußtsein zu jenem höheren Bewußtsein, das den Kultur-Menschen ausmacht, hat L. Kolakowski mit dem Umstand begründet, *»daß er zu seinem eigenen Objekt werden kann, d. h. zur Teilung seines Bewußtseins fähig ist, das zum Beobachter seiner selbst werden kann: daß er sich nicht nur verstehend zur Welt verhält, sondern auch verstehend zu diesem Verständnis; daß er nicht nur weiß, daß er auf der Welt ist, sondern derjenige ist, der weiß, daß er dies weiß.«* Kolakowski bleibt nicht verborgen, daß das Lebewesen Mensch damit aus dem Kreis der anderen Lebewesen, daß er aus dem Bereich des Natürlichen überhaupt heraustritt: *»Die Verdoppelung des Bewußtseins im Vorgang der Selbstobjektivierung – ein unausweichliches Korrelat der Kultur – schafft eine radikale Selbstgewißheit der eigenen Verschiedenheit von der Natur, der eigenen Nichtzugehörigkeit zu ihrer Ordnung [...]«* Die Unmöglichkeit, diesen Zustand in uns zu ändern, veranlaßt unser *»unauslöschliches Bedürfnis nach*

Verwurzelung im Sein« nun zum eigentlichen »Kunstgriff« der Kultur: Wir sind gezwungen, *»die Integration in entgegengesetzter Richtung zu suchen; nachdem wir der Wurzel des eigenen Bewußtseins in der Natur verlustig gingen, bemühen wir uns, für die Natur Wurzeln ausfindig zu machen, die es gestatten würden, diese dem Bewußtsein anzugleichen, d.h. die Natur mit einer mythischen Ordnung zu versehen.«*

Ichbewußtsein beendet Matriarchat

Es ist bedenkenswert, daß die Herausbildung des Ichbewußtseins einherzugehen scheint mit der Ablösung des Matriarchats. Der biblische Mythos stützt die Vermutung: Noch in den letzten Stunden, die das Menschenpaar im Paradies verbrachte, hatte Eva das Sagen. Sie ist es, die das Gespräch mit der Schlange führt, sie nimmt von der verbotenen Frucht des *»Baumes mitten im Garten«* und sie reicht sie dem Manne weiter. Erst nach dem Sündenfall wendet sich Gott an Adam, und sagt zum Weibe dann: *»[...] er soll dein Herr sein«*. Die Schlange hatte den Sündenfall schmackhaft gemacht mit dem Versprechen *»...so werden eure Augen aufgetan, und werdet sein wie Gott und wissen, was gut und böse ist.«* Dieser Akt der »Erkenntnis« löst das Menschenpaar nun aus der paradiesischen Einheit der Geschöpfe heraus, entläßt es aus dem Fatum der Verbundenheit mit allem Geschehenden. Und das beginnende Ichbewußtsein bringt das Gefühl der Selbstverantwortung hervor. Nun braucht der Mensch Richtlinien für sein Verhalten, die Zeit der Gesetzgeber bricht an – und das sind dann alles Männer: Neben Moses ist es der legendäre Manu in Indien, Minos auf Kreta und Menes, der erste König in Ägypten. Ihre Namen gleichen einander merkwürdig: Allesamt gehen sie auf die Wurzel »man« zurück, die in »Mensch« und »Mann« den Wägenden, Messenden bezeichnet.

Den Riß durch die Schöpfung heilen

Da das Bewußtsein eine Anstrengung ist, Welt und Ich in eins zu setzen, kann es sich erst in jenem Zeitpunkt einstellen, ja wird es erst in jener Entwicklungsphase notwendig, da sich das Ich aus der Welt herauslöst. Das Bewußtsein ist der schmerzhafte Versuch unseres Geistes, den Riß, der mit der Menschwerdung durch die Schöpfung geht, zu heilen.

Tier, Gott, Mensch

Für den *»Fremdling zwischen Tier und Gott«* (Kurt Lange) gab es lange Zeit keine undurchdringliche Trennungslinie zu diesen beiden anderen »Lebewesen« und keinesfalls die Vorstellung von einem »untermenschlichen« und einem »übermenschlichen« Bereich. Tiere hatten göttliche Macht, Götter erschienen als Tiere oder als Wesen halb Mensch, halb Tier. Menschen waren mit den Tieren verwandt und konnten sich als Helden zu göttlichen Gestalten erheben. Der sumerische Mythos beschreibt noch Gilgamesch, den Fürsten von Uruk im 3. Jahrtausend, als *»zwei Drittel Gott, ein Drittel Mensch«*. Und Jesus, der als Menschensohn am Kreuze starb, erfährt am dritten Tage seine Wiederauferstehung als Sohn Gottes.

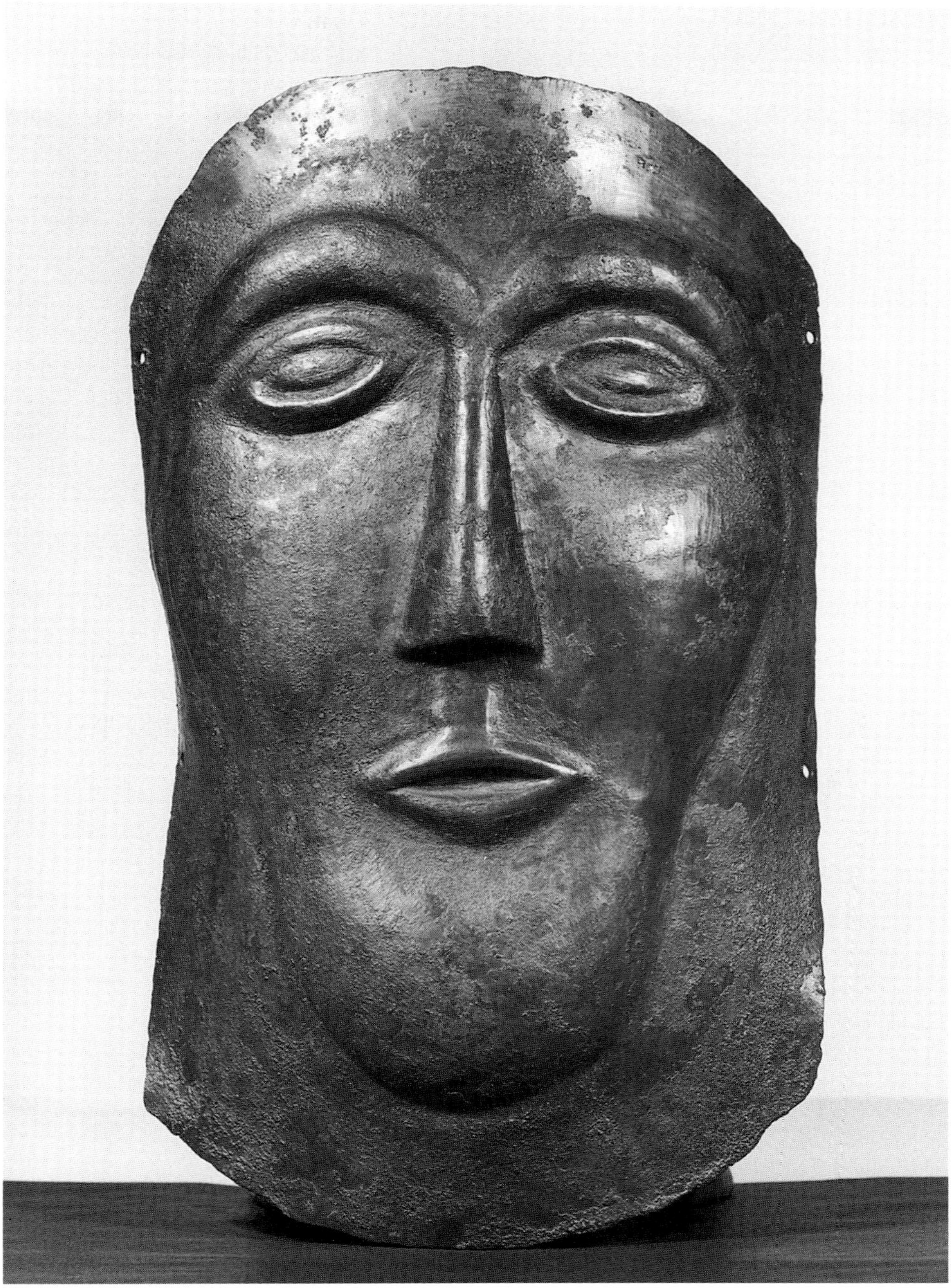

Etruskische Totenmaske als unverwesliches Antlitz des Verstorbenen. Bronzeblech, stark stilisiert, Höhe 29 cm, aus der Umgebung von Chiusi/Italien

Auflehnung gegen die Vergänglichkeit

Die von Mircea Eliade in »Kosmos und Geschichte« konstatierte »*Auflehnung gegen die konkrete, historische Zeit*« in der archaischen Ontologie ist wohl nichts anderes, als eine Auflehnung gegen die Vergänglichkeit. Der frühe Mensch ist Teil der sich zyklisch erneuernden Natur, er stirbt in jedem Winter und aufersteht mit jedem Frühling. Erst mit der schmerzhaften Loslösung seines Ichs von den Dingen der Welt, erst mit dem Erwachen zum Tode gerät er in die Spannung zwischen Sein und Vergehen und versucht sie zu überwinden, indem er sein Dasein in den Mythos einbaut, das heißt, seine Existenz in die Zeitlosigkeit, in das die Zeiten überstehende Bild hineinhebt.

Die mythische Struktur des Ichs

Mit dem intellektuellen Konstrukt einer »res cogitans« (denkenden Substanz) und einer »res extensa« (ausgedehnten, körperlichen Substanz) hat Descartes jene fiktive Trennungslinie zwischen Subjekt und Objekt gezogen, die Kurt Hübner einen »*rationalistischen Traum*« nennt. Das Wesen alles Lebendigen besteht in der untrennbaren Einheit von Geistigem und Körperlichen. So können Lebendiges und alle Lebenszusammenhänge am besten von einer Ontologie erfaßt werden, die – wie die mythische – von der Einheit des Ideellen und Materiellen ausgeht.

Im Bewußtsein unseres »Ich« sind voneinander unlösbar materielle und ideelle Anteile enthalten. Es besitzt also eine mythische Struktur. Dies trifft auch auf seine zeitliche Existenz zu, in der sich das Erinnern an Vergangenes mit der Wahrnehmung der Gegenwart und dem Vorausdenken an Künftiges verbindet.

Tod – Angst – Mythos

Es waren eben nicht nur die Schrecken der äußeren Natur, die die Angst im Menschen weckten, sondern der in seinem Inneren vergegenwärtigte schreckliche Tod. So hatte die mythogene Vernunft vom Beginn des Ichbewußtseins an sowohl die Aufgabe, die äußere Wirklichkeit zu bewältigen als auch zu helfen, mit der Realität des Todes zu leben. Der Mythos ließ leben in einer Welt, die dem Tod einen Ort zuwies.

Der wahre Feind

Es bedurfte eines höchst entwickelten Abstraktionsvermögens, um den Begriff des Todes zu schaffen. Dem Menschen der Vorzeit begegnete die Vernichtung in tausend unterschiedlichen Gestalten: im Ausbleiben der Wildtiere, im Versiegen des Wassers, in der gnadenlosen Kälte, in der Überwätigung durch den mächtigen Bär oder die hinterhältige Schlange. Jahrzehntausende vergingen, ehe dem sich herausbildenden Individuum die Gestalt des Todes gegenübertrat als die radikale Infragestellung der gewonnenen Subjektivität, als der wahre Feind.

Weltordnung durch Gottesopfer

Seine Studien in Äthiopien haben dem Ethnolgen A. E. Jensen zu einer erstaunlichen Überzeugung verholfen: Alle solche Praktiken wie Menschen- und Tieropfer, meint er, müßten abgeleitet werden *»aus einer zentralen Idee über eine getötete Gottheit, die durch ihren Tod die heutige Seinsordnung in die Welt setzte«*. Vermutlich hat sich die Erfahrung der eigenen Sterblichkeit in diesem Mythos verkörpert, ja der Mythos überhaupt ist erst durch die Erschütterung der bislang »paradiesischen«, also todesfreien Weltordnung entstanden. Dies käme der Ansicht F. Borkenaus von einem gewaltsamen Traditionsbruch als Mythos auslösendem Ereignis nahe.

Tod und Schrift

Die Wahrnehmung des Todes als eines verhängten Schicksals fällt kulturhistorisch zusammen mit dem Eintritt des Menschen in die Geschichtlichkeit. Er verläßt die mythische »Traumzeit« und wird sich der Vergänglichkeit alles Geschehens erst ahnend, später mit wachsender Sicherheit bewußt. Diese Geistesentwicklung ist eng verbunden mit der Erfindung und dem Gebrauch der Schrift, was wir im Zweistromland, im Nil-Reich und im Indus-Becken beobachten können.

Der Schock des Gilgamesch

—

Die Erfindung des Bildes

Ur-Zuversicht

Noch in der Mitte des 3. Jahrtausends v. Chr. wird in der sumerischen Hochkultur der Tod nur als eine andere Form des Lebens gesehen. Eine unerschütterliche Ewigkeitsgewißheit läßt ihn als eine Veränderung erscheinen – wie das herbstliche Vergehen der Natur, die einem neuen Frühling entgegenstirbt. Aus dem Erdschoß der Allmutter Inanna wird ihr Geliebter Dumuzi als ihr Sohn im kommenden Frühling auferstehen: Dieser Mythos aus Ur verkündet noch die herrschende Zuversicht.

Die Pole des menschlichen Wesens

Den unentrinnbaren Widerspruch der menschlichen Existenz zwischen Erhaltung und Fortpflanzung auf der einen, Sterblichkeit und Leiden auf der anderen Seite kennzeichnet schon Konfuzius in dem Buch Li Yün: *»Trank und Speise und der Liebesgenuß, darin bestehen die wichtigsten Triebe der Menschen: Tod und Krankheit, Armut und Bitternis, dagegen richtet sich die hauptsächliche Abneigung der Menschen. Diese Triebe und diese Abneigungen, das sind die beiden Pole des menschlichen Wesens.«* Sie bestimmen die menschlichen Handlungen auch dort, wo nicht davon gesprochen wird. Konfuzius fügt hinzu: *»Die Menschen verbergen aber ihre Gesinnung, so daß man sie nicht erraten kann.«*

Heilige Hochzeit

Aus frühesten Bildzeichen wissen wir, daß der Schoß des Weibes als das »Tor des Lebens« erkannt wurde, ehe die konkrete Rolle des Mannes bei der Zeugung erfaßt war. Das gläubige Bewußtsein vom tiefen Zusammenhang alles Seienden macht die Muttergöttin zur Spenderin aller Fruchtbarkeit. Und in der »Heiligen Hochzeit« im prachtvoll geschmückten Tempel der Liebesgöttin Inanna zu Uruk vollzog der König von Sumer, Inkarnation des zum Gott erhobenen Hirten Dumuzi, die Vereinigung mit der Göttin in Gestalt der obersten Priesterin als den wichtigsten aller kultischen Akte: Zeugung als rituelle Auflehnung gegen den Tod, als die Beschwörung der Auferstehung des Lebens, als das Eindringen in das Reich der Götter. Im Geschlechtsakt ereignet sich die Göttlichkeit des Königs. Und die – die Göttin verkörpernde – Priesterin läßt den vergöttlichten Herrscher dabei zugleich sein weltliches Amt als »Auftrag des Himmels« erkennen. Aus der spätsumerischen Zeit ist ein Keilschrifttext überliefert, in dem uns Schulgi, der zweite Herrscher der dritten Dynastie, die Heilige Hochzeit schildert (zitiert nach Helmut

Uhlig) und dabei die Begrüßungsworte der Oberpriesterin als eines der frühesten Liebesgedichte der Weltliteratur aufsagt:

»Für den König, den Gott:
Wenn ich mich gereinigt habe,
Wenn ich mich gereinigt habe für den Hirten, den treuen Sohn,
Wenn mein Körper reizend gekleidet ist,
Wenn mein Antlitz erglüht wie Bernstein,
Wenn die Wimperntusche auf meine Augen gelegt ist,
Wenn der Herr, der mit der reinen Inanna schläft,
Der Hirt Dumuzi, gesagt haben wird:
›Ich will deinen Schoß öffnen‹
Wenn er mich auf der Bettstatt in Liebe umfangen haben wird,
Dann werde auch ich dem Herrn meine Liebe beweisen;
Ich werde ihm ein gutes Schicksal bestimmen,
Ich werde ihm als Schicksal bestimmen:
Hirte zu sein für sein Land und sein Volk.«

Konfuzius und der Tod

Konfuzius, der mitten im Umbruch des Denkens und der Lebensformen auf Menschlichkeit abzielende Aufklärer, entzaubert die magischen Bräuche der Totenbestattung, indem er ihnen einen moralischen Sinn unterlegt – als Riten der Ahnenverehrung. Menschliche Figuren als Grabbeigaben lehnt er mit der Begründung ab, dieser Brauch könne zur Opferung von Menschen verleiten. Wußte er nicht, daß gerade diese Beigaben die humaneren symbolischen Nachfolger früherer Menschenopfer waren? Befürchtete er Rückfälle, solange dieser Brauch beibehalten wurde? Doch der Brauch erwies sich als unüberwindlich. Noch drei Jahrhunderte nach Kung-tse stationierte Kaiser Quin Shi Huangdi eine ganze unterirdische Armee lebensgroßer Tonsoldaten vor seinem geplanten Grabhügel in der Nähe von Xian.

Als ein Schüler von Konfuzius wissen wollte, was denn der Tod sei, antwortete er mit der pragmatisch abwehrenden Frage: *»Wer noch nicht das Leben kennt, wie will der wohl den Tod begreifen?«* So erscheint es nur folgerichtig, daß der Philosoph wie alle anderen Menschen seiner Zeit den Geistern seine Opfer darbrachte, an deren Gegenwart ihm kein Zweifel angebracht schien.

Kein Kraut gegen den Tod

Chinas erster Kaiser, Qin Shi Huangdi, rücksichtloser Eroberer und Vereinheitlicher seines Landes, der gewohnt war, über die Leichen seiner Feinde wie seiner Freunde hinwegzugehen, scheint von einer Todesfurcht getrieben worden zu sein, die panische Formen annahm. Als er 246 v. Chr. im Alter von 13 Jahren an die Macht kam, ließ er sogleich die Arbeiten an seinem Grabmal beginnen, das mit 47 Metern Höhe noch dem heutigen Besucher als ein imposanter Hügel vor Augen liegt. Obwohl zeitweise 700 000 Menschen an seiner Errichtung beteiligt gewesen sein sollen, war es am Tage seines Todes, 36 Jahre später, noch nicht fertig; zwei Jahre brauchte sein Sohn Hu Huai noch, um es zu vollenden.

Shi Huangdis eigentliche Grablege harrt noch der Öffnung. Aber die »unterirdische Armee«, die er nur anderthalb Kilometer davon entfernt zum Schutze seines Grabes stationiert hat, ist zum großen Teil freigelegt. Allein in der »Grube 1« hat man über 6000 lebensgroße Terrakotta-Figuren gefunden, die in perfekter Schlachtordnung aufgestellt sind. Die Gesamtanlage war so gigantisch dimensioniert, daß sie selbst beim Zusammenbruch des Qin-Reiches noch nicht fertiggestellt war, wie die Entdeckung einer vierten Grube vermuten läßt.

Wohl einer uralten Verheißung folgend, ließ Shi Huangdi Expeditionen bis ans Ende der damaligen Welt vordringen, um für ihn die Pflanze der Unsterblichkeit zu suchen. Er mochte nicht glauben, daß gegen den Tod kein Kraut gewachsen ist.

Die Wende im 3. Jahrtausend

In der zweiten Hälfte des dritten vorchristlichen Jahrtausends muß sich jener tiefgreifende Umbruch vollzogen haben von der Unsterblichkeitsgewißheit der Männer und Frauen des Hofstaates von Ur, die dem gestorbenen König in festlichen Kleidern unter Harfenklängen ins Grab gefolgt sind, zum Todesschrecken des Gilgamesch an der Leiche seines Freundes Enkidu, als er ausruft: *»Was ist das für ein Schlaf, der dich gepackt hat? Du wurdest umdüstert und hörst mich nicht mehr!«* Und er rauft sich das Haar und zerreißt seine Kleider.

Der sumerische König A-bar-gi dürfte schon zu Beginn des 3. Jahrtausends (wohl 2800 v. Chr.) in das Schachtgrab gelegt worden sein, in das ihn die Seinen freudig begleiteten; das Epos des Gilgamesch, der in Uruk-Warka um 2600 regierte, hat sich wohl im Ausgang jenes Jahrtausends ausgeformt und mag erst unter Hammurabi um 1700 v. Chr. seine überlieferte Gestalt gefunden haben. In ihm spricht sich also das Denken und Fühlen jener Generationen aus, die in und nach der geistigen Wende gelebt haben.

Fähigkeit zur eigenen Antwort

Julian Jaynes' Theorie vom »Ursprung des Bewußtseins« geht davon aus, daß im 3. Jahrtausend v. Chr. das »schizophrene« Gespräch des inneren Menschen mit den Göttern zu verstummen begann – weil der Mensch fähig wurde, auf seine Fragen eigene Antworten zu geben, sich selbst zu »verantworten«. Das Bewußtsein wird »Ich-Bewußtsein«. Es sind die sprachlichen Prozesse, die nach Jaynes ein inneres, metaphorisches Ich aufbauen

Die früheste Todes-Vision

Als der Gefährte des Gilgamesch, der todgeweihte Enkidu, dieser naturnahe Mensch der Frühzeit, sein nahes Ende ahnt, sieht er im Traum jene früheste Todes-Vision des Menschen, Mischung aus menschlichen und tierischen Erscheinungen: *»Mein Freund, ich sah einen Traum heute nacht: Der Himmel schrie, die Erde gab keine Antwort. Zwischen ihnen stand ich. Da erschien ein Mann mit düsterem Antlitz, Dem Anzu-Vogel glich sein Antlitz, Eine Löwentatze war seine Tatze, Adlerklauen waren seine Klauen. Er packte mich an meinem Schopf und überwältigte mich. Wie ein Wildstier trampelte er mich nieder, er umklammerte meinen ganzen Leib.«* Als Raubvogel, der eine Taube schlägt, sieht Enkidu den Tod, dem er *»ganz und gar in eine Taube verwandelt, daß mir die Arme – wie Vögeln – befiedert sind«* folgen muß in die Unterwelt: *»zum Hause der Finsternis, der Wohnung Irkallas, Zum Hause, das nicht verläßt, der's betreten, Zur Straße hin, deren Bahn nicht umkehrt, Zum Haus, darin wohnend man des Lichts entraten muß, Wo Erdenstaub die Nahrung ist, Lehm die Speise. Man Flügelgewänder trägt wie Vögel, Und Licht nicht sieht, im Dunkeln sitzt. Auf Tür und Riegel liegt der Staub.«*

Der Überlebende

Durch die göttliche Zorneswoge der Sintflut haben alle Menschen den Tod gefunden. Nur einer rettet – in der akkadischen Überlieferung des Gilgamesch-Epos – sein Leben und das seiner Familie: er, der sich Utnapischtim nennt, das heißt: »Der Überlebende« *(»Ich habe das Leben gefunden«)*. Dem allgemeinen Tode entgangen, stirbt er nicht mehr. Also muß er das Geheimnis des ewigen Lebens kennen, das Gilgamesch nach dem Tode seines Freundes Enkidu brennend begehrt. So sucht dieser ihn auf seiner fernen Insel auf, aber er kann die Heilpflanze nicht gewinnen, dieselbe Pflanze übrigens, der einige tausend Jahre danach und einige tausend Kilometer entfernt ein Chin Shi Huangdi mit verwandter Raserei immer noch vergeblich nachspürt. Vor der Flut waren sie wohl alle unsterblich, heute müssen wir sterben. Der Mythos vereint das Unvereinbare: Wir wissen den Tod, aber wir glauben an die Unsterblichkeit.

Der Schock des Gilgamesch

Das erste uns überlieferte Epos der Menschheit ist zugleich die früheste schriftliche Fassung der Todeserfahrung. Der Kern des Gilgamesch-Epos, jener nur bruchstückhaft überlieferten Kompilation älterer Mythen und Dichtungen aus dem Orient, ist das Erschrecken des Menschen vor seiner Sterblichkeit.

Großartig zu Dichtung geworden ist dieser »Schock des Todes« in der Schilderung von Gilgameschs Verhalten nach dem Tod seines Knechtes und Freundes Enkidu.

»Enkidu, mein Freund«, so klagt er vor dem Toten, mit dem gemeinsam er seine großen Taten vollbracht hat, *»Was ist das nun für ein Schlaf, der dich gepackt hat?«*

Da er die Augen nicht mehr aufschlägt, sein Herz nicht mehr schlägt, bricht Gilgamesch in eine wahre Raserei aus und da *»Springt er über ihn umher wie ein Adler, wie eine Löwin, die ihrer Jungen beraubt ist.«* Er rauft sich das Haar und reißt sich seine Kleider vom Leibe während der ganzen Nacht. Und sein erster Gedanke beim Erwachen des Tages ist auf die »Wiederherstellung« des Freundes gerichtet. *»Kaum, daß ein Schimmer des Morgens graute, Ließ Gilgamesch über das Land den Ruf*

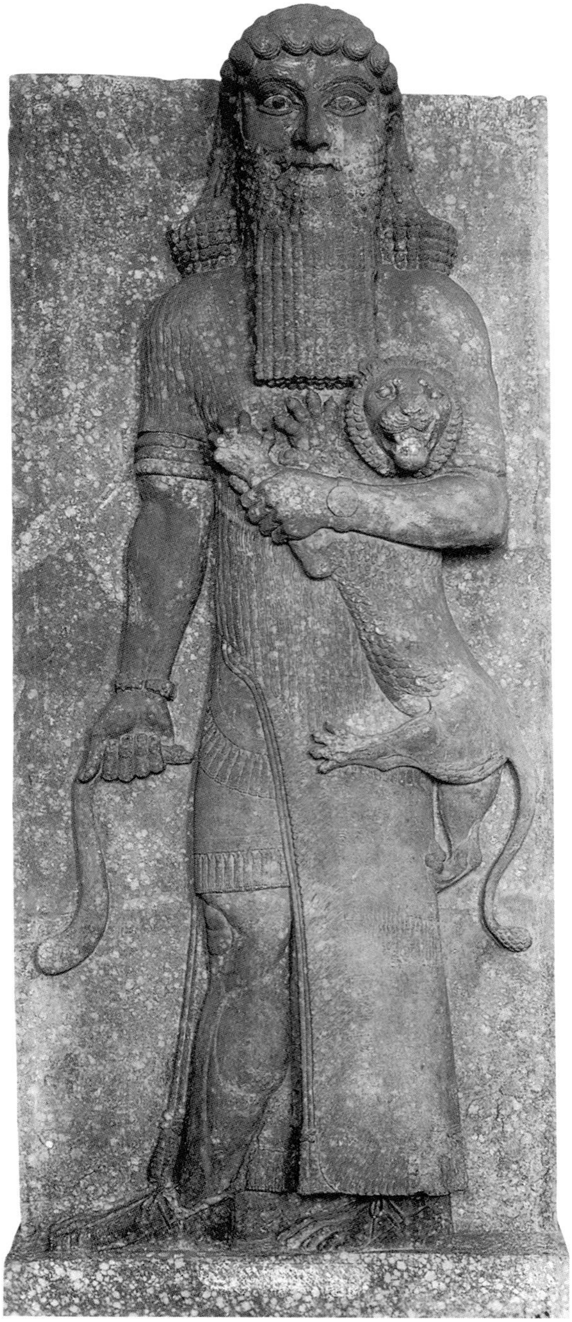

Der die Unsterblichkeit suchende Gilgamesch wurde mit dem Auferstehungsgott Tammuz zur Heldengestalt des Löwenbezwingers vereint: Relief aus dem Palast des assyrischen Königs Sargon II. (721–705 v. Chr.) in Dur-Scharruk. Paris, Louvre

ausgehn: ›Du Schmied, Edelsteinschleifer, Kupferformer, Goldschmied, Ziseleur, Bilde meinen Freund, schaffe sein Bildnis!‹«

Die erste, aus dem Taumel der Verzweiflung auftauchende Antwort auf den Tod des geliebten Freundes ist der Ruf nach seiner Verewigung in einem Werke der Bildkunst. Die älteste uns in einer Dichtung überlieferte Menschenstimme antwortet auf die Herausforderung des Todes mit einem Ruf nach der Kunst.

Erwachen zum Tode

Als der Glaube an die unsterblichen Götter nachließ, schwand den Menschen auch die Zuversicht an die eigene Unsterblicheit. Das Gilgamesch-Epos beleuchtet für den Raum des vorderen Orients jenes einzigartige Erwachen zum Tode. Das Heraustreten des Menschen aus der innigen Gemeinschaft mit dem Schöpfer und allen Geschöpfen verweist das vereinsamte männliche Subjekt ganz auf sich selbst. Zur seiner Begleiterin, die er jetzt erst als Weib »erkennt«, tritt als sein neuer Gefährte der Tod. Die beiden sollen ihn fortan anstelle der Götter beherrschen.

Grundhandlungen des Subjekts

Der »Zusammenbruch der bikameralen Psyche« läßt mit der Herausbildung eines höheren Bewußtseins die »Person« entstehen: jenes seiner selbst bewußte Wesen, das nun durch die Maske des Menschenantlitzes hindurchtönt, das sprechen muß, weil die Götter schweigen. Jetzt erst vermag der Mensch im Handeln ein ordnendes Eingreifen in die Wirklichkeit zu vollziehen! Er schafft Wahrheit, indem er der Welt eine sinnvolle Ordnung aufzwingt. Es ist die tragische Situation des Menschen, daß er dazu in dem Augenblick berufen wird, in dem er zugleich die eigene Sterblichkeit erfährt und damit die Aussichtslosigkeit seines Versuches, die Welt jemals in Ordnung zu bringen.

Die Entstehung des Subjekts in der erwachenden Person ist wohl eng mit der Lateralisierung des menschlichen Gehirns verbunden und schafft die Voraussetzung, die Welt als Objekt zu erleben und nun in einem ganz neuem Sinne prägend, das heißt schöpferisch, in sie einzugreifen. Und dieses Person gewordene Subjekt ist erst jetzt in der Lage, mit zwei völlig neuen Formen menschlicher Tätigkeit sich aufzulehnen gegen dir Herausforderung des Todes: die Welt mit dem Verstand zu begreifen (Philosophie), also Wahrheit als einen rational begründeten Sinn zu schaffen, oder im Medium des Sinnlichen (Kunst) die Welt als »Schönheit« erscheinen zu lassen. Mit beiden Tätigkeiten wird der Versuch unternommen, die Welt aus ihrem »Waltenden«, aus dem Verhängnis ihrer Zeitlichkeit herauszuheben.

Entwicklung der Persönlichkeit

Die menschliche Person und ihre drei Grundtätigkeiten bedingen einander. Erkennen, Bildschaffen und ordnendes Verändern der Welt setzen eine mit Verstandes-, Phantasie- und Willenskräften begabte Person voraus. Und umgekehrt entwickelt sich die Person erst im tätigen Erkennen, Abbilden und Eingreifen in die Welt zu dem, was wir dann Persönlichkeit nennen.

Die dreidimensionale Person

Die seelische, die soziale und die natürliche Dimension des Menschen vereinen sich in seiner Personalität. *»In der Person werden das Ich, die Gemeinschaft und die Welt als innere Einheit konstituiert.«* (Oeser / Seitelberger)

Die Keime der Kunst

—

Frühe Abwehrstrategien

Bildkunst und Hochreligion

Bildkunst und Hochreligion entstehen zur gleichen Zeit. Sie sind Ausdruck einunddesselben Wandels des menschlichen Bewußtseins. Erst als sich die Waagschale religiösen Glaubens gegenüber der bisher ausschließlich herrschenden Magie senkte, wurde das Bild erschaffen als eine Waffe zur Entmachtung des Todes: Der Vergänglichkeit des Menschen trotzte das Bild durch seine Dauer.

Dem Tod zu widerstehen

Die Häuser für die Toten sind älter als die für die Lebenden. Feste Bauten haben die Nomaden nur für ihre Verstorbenen. In der frühen Kultur läßt sich vielleicht eine Lebens- und eine Toten-Kultur unterscheiden, Werkzeuge, Waffen, Hausbauten auf der einen, Begräbnissitten und Grabmäler auf der anderen Seite. Aber die menschliche Kunst zielt von allem Anfang an ziemlich ausschließlich gegen den Tod. Mit dem Bild, diesem Doppelgänger der Wirklichkeit, besaß der in magischen Vorstellungen lebende und handelnde Mensch ein Medium, das ihn in die Lage versetzte, dem Tod zu widerstehen.

Grundformen geistiger Selbstbehauptung

In allen frühen anschaulichen Darstellungen, die der Mensch seit mehr als 30 000 Jahren schuf, stecken Keime von Kunst, wie in den magischen Kulten Keime der Religion, in der sprachlicher Entwicklung Keime des späteren Philosophierens. Aber erst der »Zusammenbruch der bikameralen Psyche« und die Entstehung des menschlichen Ichbewußtseins mit der Zuspitzung der Todesantinomie haben die drei Grundformen geistiger Selbstbehauptung existenziell notwendig gemacht: die Philosophie, die Kunst und die Religion als Versuche die Grundlagen, die Erscheinung und den Sinn des Seins zu begreifen.

Erweckung zum Leben

Das Geistige in der Kunst äußert sich seit den frühesten Zeugnissen am deutlichsten im Realismus der Darstellung. Kunst war Eingriff in die Natur, Erweckung zum Leben. Alles sprach dafür, daß dieser geistige Akt umso wirkungsvoller gelingt, je überzeugender schon die Beschwörungsformel das Geheimnis der Gestalt enthält.

Chinesische Himmelfahrt

Das älteste Stück chinesischer Seidenmalerei hat man in einem Chu-Grab in Changsha gefunden. Es stammt aus der »Zeit der streitenden Reiche« vom 5. bis zum 3. vorchristlichen Jahrhundert. Es zeigt wohl die früheste »Himmelfahrts«-Darstellung: Auf einem Drachen reitend, erhebt sich der Verstorbene in das ewige Leben.

Auch noch während der Han-Zeit im 2. Jahrhundert v. Chr. haben sich in Hunan die alten Traditionen beharrlich erhalten. In den Begräbnisstätten von Mawangdui im Gebiet von Changsha hat man große Mengen von »fliegenden Umhängen« gefunden, Seidenfahnen, die man über die Särge ausbreitete, damit sich der Verstorbene in sie hülle, wenn er seinen Ritt in den Himmel antritt. Die aufgemalten kosmologischen und mythologischen Szenen beschwören die Reise ins Paradies: Zuunterst die irdischen Kräfte, in der Mitte paarweise Drachen, die Reittiere auf dem Weg zum Himmel, der oben von einem Ring aus Jade symbolisiert wird.

Kunst mit Naturprothesen

Wo die Natur dauert, bedarf es keiner Kunst. Die steinzeitliche Tierplastik begnügt sich mit dem Lehmkörper des Bären und stülpt ihm Fell und Kopf über, die unvergänglich erscheinen. In Fruchtbarkeitheiligtümern des anatolischen Çatalhöyük aus der Zeit um 6000 v. Chr. tragen die tönernen Stierköpfe echte Hörner. Viele mittelalterlichen Skulpturen des Gekreuzigten sind mit echtem Haar versehen.

Magische Einheit von Kunst und Realität

Derselbe Kaiser von China, der seine Armee mit modernsten Waffen ausrüstete, der in geschickten Feldzügen Provinz um Provinz seinem Reich einverleibte, Straßen und Kanäle und die strategisch bedeutende Große Mauer ausbauen ließ, der die Maße und Gewichte, ja, wenn wir zeitgenössischen Berichten Glauben schenken, sogar Sprachregelungen einheitlich festlegte, dieser nüchterne Gewaltmensch und pragmatische Herrscher, der die erste Bücherverbrennung der Weltgeschichte inszenierte, weil er die Macht des Geistigen in Form der konfuzianischen Literatur zu fürchten wußte, er, Qin Shi Huangdi, erteilte den größten Kunstauftrag, der auf dem Gebiet der Plastik je vergeben worden ist. Tausende von lebensgroßen Tonfiguren wurden in fabrikähnlichen Werkstätten hergestellt, um danach von vorzüglichen Handwerkern durch unterschiedliche Detaillierung des Kopfes, der Gewandfalten, der Haartracht und der Gesichtszüge eine möglichst realistische und individuelle Ausprägung zu erhalten. Wir heutigen Menschen können uns nicht mehr vorstellen, daß dieser Mann – wie wohl alle seine Zeitgenossen – nicht die geringsten Schwierigkeiten hatte, an die Wirkung, an die »Wirklichkeit« dieser tönernen Armee zu glauben. Er vertraute diesen Gestalten seinen Schutz in der Ewigkeit an. Die Identität von Bild und Abgebildetem, die

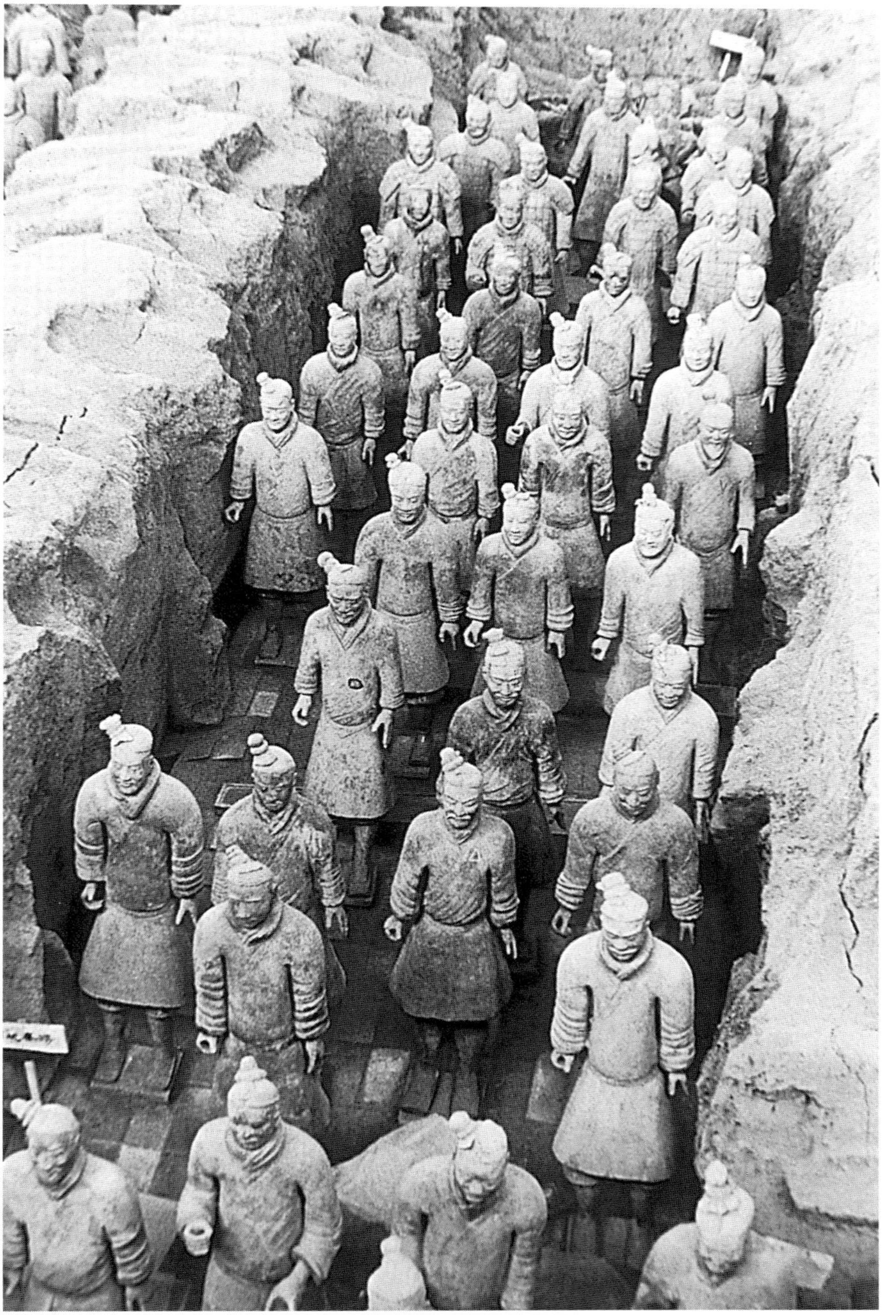

Nahe bei seiner Grabanlage ließ Chinas erster Kaiser Chin Shi huangdi (221–210 v. Chr.) eine ganze Armee von lebensgroßen Tonsoldaten stationieren. Seit der Mitte der 70er Jahre wurden Teile dieses unterirdischen Heeres von mehr als 7000 Figuren unweit der alten Hauptstadt Xian ausgegraben.

magische Einheit von Kunst und Realität, muß außer jedem Zweifel gestanden haben, wenn in einem Land und in einer Zeit, in der die Menschen kaum die einfachsten Bedarfsgüter des täglichen Lebens besaßen, jahrzehntelange Aufwendungen solchen Ausmaßes betrieben worden sind. Freilich, die Grabräuber, die schon sehr bald die Bronzewaffen dieser unterirdischen Armee geplündert haben, scheinen von solchem Respekt nicht erfüllt gewesen zu sein.

Der mitverewigte Handwerker

Daß bildliche Darstellung »Verewigung« nicht nur bedeutet, sondern ist, diese Gewißheit liegt den Werken schon der frühesten Kulturen zugrunde. Wie anders sollte man in einer Zeit noch völliger Unkenntnis dessen, was wir »Individualstil« nennen, die Versuche verstehen, mit denen die Handwerker der eigenen Sterblichkeit dadurch abzuhelfen versuchten, indem sie sich – wie in der Fabel der Spatz auf dem Rücken des Adlers – mithilfe ihres ritualen Bildwerkes in die Zeitlosigkeit erhoben. Schon in der klassischen Maya-Kunst gab es Gefäßmaler, Bildhauer und Schreiber, die ihre Arbeiten »signierten«.

Totenmasken

Den berühmten Totenmasken aus Gold und Bronze aus den metallzeitlichen Epochen des vorgeschichtlichen Europa, wie wir sie aus den Schachtgräbern von Mykene kennen, gehen ähnliche Verewigungen des Antlitzes der Verstorbenen sowohl im alten Ägypten wie im weiten asiatischen Raum voraus, wo sie den »Altai-Skythen« zugeschrieben werden. Es sind aus Gips oder Kaolinerde geformte Nachbildungen, die dem verweslichen Gesicht aufgelegt werden. In ihrer Dauerhaftigkeit verkörpern sie den Unsterblichkeitswillen des Menschen.

Der Keim von Kunst

Trotz ausgebildeter handwerklicher Kunstfertigkeit besaßen die Völker der frühen Kulturen keinen Begriff von dem, was wir Kunst nennen. Ja selbst für die auf künstlerisches Handeln abzielenden Tätigkeiten wie »Entwerfen« oder »Gestalten« gab es zum Beispiel bei den Maya noch in ihrer klassischen Periode (etwa 250–900 n. Chr.) keine Ausdrücke. Alle Formgebung und aller Schmuck entsprang nicht ästhetischem, sondern magischem Wollen. Es ging darum, den Steinen oder Keramiken sprituelle Macht auf eine mehr oder weniger unmittelbare Weise einzuflößen. Freilich gibt es auch in diesem vorkünstlerischen Bereich einen weiten, jahrhundertelangen Weg vom Fetisch, dem der »Geist« ausschließlich mithilfe des magischen Aktes eingehaucht wird, bis zu jenen wunderbaren Gebilden z. B. der ägyptischen oder der Maya-Kunst, bei denen die Verzauberung durch Ornamente oder ornamentalisierte Gegenständlichkeit vollzogen wird, in denen sich allenthalben der Keim von »Kunst« schon regt.

So hat zum Beispiel ein als »Meister des eleganten Knotens und Gewebemusters« für einen Zeitraum von 51 Jahren identifizierter Bildhauer der klassischen Maya-Zeit das Gewand einer Frau so wirkungsvoll um ihre Arme drapiert, daß der Eindruck von Dreidimensionalität erweckt wird. Mit der Beschwörung des Raumes aber dringt bildliche Vergegenwärtigung so unweigerlich in den Bereich von »Kunst« vor wie durch die nachweisbare Eigenart eines individuellen Schöpfers.

Die Abwehr des Todes

Die Psychoanalyse kennt den Begriff der »Abwehrstrategie«, mit der die Seele angesichts einer bedrohlichen, unverständlichen, als sinnlos empfundenen Wirklichkeit reagiert: durch Verdrängung, Negation, Rationalisierung. Als nach Erwachen des Ichbewußtseins die schreckliche Realität des Todes sich vor dem Menschen erhob, unternahm er den dreifachen Versuch, den Tod durch die Kunst zu überlisten (Verdrängung), ihn mithilfe der Religion zu entwerten (Negation) und ihn durch die Philosophie dem Verstande einzuverleiben (Rationalisierung).

Unsterblichkeit – gewisser als der Tod

Auf Sigmund Freuds Erkenntnis, daß das Unbewußte im Menschen zeitlos, also unsterblich ist, hat Franz Borkenau in zwei Essays aufmerksam gemacht und darauf hingewiesen, daß es sich dabei nicht um Inhalte des Unbewußten handelt, *»sondern um eine ihm vorgegebene phylogenetische Struktur«*. Er schreibt: *»So gewiß wir aus Erfahrung wissen, daß alle anderen sterben müssen, so gewiß können wir diese Einsicht auf uns selbst nur intellektuell anwenden, da der Mensch keine innere Vorstellung von einer Welt haben kann, deren zentraler Bezugspunkt er nicht wäre. Im Lichte dieses Umsturzes der allgemein üblichen Denkweise erscheint die Unsterblichkeit, psychologisch gesprochen, als gewisser denn der Tod. Die Vorstellung von ihr erscheint als etwas Primäres, aller Erfahrung und allem Denken Vorausgehendes.«* Und er kommt zu dem Schluß: *»Der Konflikt zwischen dem Erlebnis des Todes und der Gewißheit der Unsterblichkeit ist also nicht der Konflikt zwischen einer empirisch erfahrenen traurigen Wahrheit und einer trügerisch schönen Illusion des Unbewußten – es ist der Konflikt zwischen zwei Realitäten.«*

Geburt der Plastik

Aus der Schicht des 7. Jahrtausends v. Chr. kamen im Tempelfeld von Jericho die frühesten uns überlieferten plastischen Zeugnisse der Auflehnung gegen das Verhängnis des Todes zum Vorschein: Naturalistisch geformte lebensgroße Standbilder aus Lehm, denen man mit der roten Farbe Leben eingehaucht hatte. Die originalen Schädel der Toten hatte man in die Unsterblichkeit gehoben, indem man ihnen mit Gips die lebensnahen Züge ihres Antlitzes aufgelegt und ihren Augen den funkelnden Glanz des Blickes mit weißen Kaurimuscheln verliehen hatte.

Waffe gegen den Tod

Es war die Vermutung eines müßiggängerischen Zeitalters, daß die Kunst in einem Zeitpunkt erfunden worden sei, als man Muße dafür fand. Nie ging es der wahren Kunst um die gefällige Füllung von Mußestunden oder einen angenehmen Zeitvertreib. Sie wurde im härtesten Existenzkampf des Menschen erfunden als ein Überlebenswerkzeug, als eine Waffe gegen den Tod. Bei allem Wandel durch die Jahrtausende hat sie sich diese Funktion bewahrt.

Erschaffung der Mythologie

Herausgetreten aus dem mythischen Einklang mit der Natur, erscheint dem menschlichen Bewußtsein in der Antike erstmals der Tod in der Drohgestalt der »Gleichgültigkeit der Welt«. Diese wird durch die Erschaffung einer Mythologie aufgehoben. Der Mensch kehrt mithilfe der Kunst in den Weltzusammenhang zurück.

Die Gleichgültigkeit der Welt

Jedes wahrzunehmende Objekt hat für ein Lebewesen Bedeutung. Denn auch die Erkenntnis »Es geht mich nichts an« ist für sein weiteres Verhalten höchst bedeutungsvoll. Nichts darf dem Lebenden von vornherein gleichgültig sein. Unter Todestrafe steht die Gleichgültigkeit gegenüber auch dem geringsten Gegenstand dieser Welt. Die Verweigerung der Welt, für uns Bedeutung zu haben, würde uns auslöschen; ja es ist wohl die unbegreifliche Konsequenz des Todes, daß mit ihm die Welt ihre Bedeutung für uns verliert. Kolakowski spricht das gefürchtete Wort nicht aus, meint aber im Grunde nichts anderes, wenn er sagt: *»Das, wovor wir fliehen, ist die Erfahrung der Gleichgültigkeit der Welt und die Versuche, diese Gleichgültigkeit zu überwinden, bilden den zentralen Sinn des menschlichen Ringens mit dem Schicksal in seiner Alltäglichkeit und in seinen Extremen.«* Die mythosschaffenden Kräfte, mit denen wir in Religion, Philosophie und Kunst der Welt ihre Gleichgültigkeit nehmen, betreiben eine offenkundige Auflehnung gegen den Tod.

Trost des Weibes

Die Bibel, die sich so kräftig aus den Mythen des Zweistromlandes genährt hat, schildert uns den Verlust des ewigen Lebens als Folge des Genusses vom Baume der Erkenntnis. *»Eritis sicut deus«*, hatte die Schlange, das unsterbliche Tier, versprochen. Adam und Eva durften glauben, sie würden auch die Unsterblichkeit der Götter gewinnen. *»Scientes bonum et malum«*, das ist nichts anderes, als das allen übrigen Geschöpfen bisher ersparte Bewußtsein der ungeschützten Existenz, der alleinigen persönlichen Verantwortung. Nun mußte Gott das »klug« gewordene Menschenpaar aus dem Paradies vertreiben, daß es *»nicht ausstrecke seine Hand und breche auch von dem Baum des Lebens und esse und lebe ewiglich«*. Adam jedenfalls erfuhr es jetzt sehr deutlich aus dem Munde des Herrn, *»daß du wieder zu*

Erde werdest, davon du genommen bist.« Ihm blieb gegenüber dem Tod nur der Trost des Weibes, das als Gebärende dem Tod nie gänzlich ausgeliefert war.

Der ewige Besitz

Auch angesichts des Todes erhält sich noch das Verlangen, alles, was man im Leben erwirbt oder geschenkt bekommt, für immer behalten zu dürfen. Nicht anders sind die Grabbeigaben erklärlich, zu denen lebendes und totes Inventar der Herrscher gehörte, Gebrauchsgerät, Schmuck, Waffen, Pferde, Diener und Frauen. Im Grab des Grafen Yi vom Staate Zen (um das Jahr 433 v. Chr.) hat man in einer Ausgrabung 1978 mehr als 7000 Gegenstände gefunden, darunter die verschiedensten ritualen Musikinstrumente wie eine Reihe von 64 Bian-Zhong-Glocken oder riesige Fou-Gefäße aus Bronze, von denen ein jedes 300 Kilogramm wiegt.

Zeitalter der Metaphysik

Wie alle Tiere waren auch die Vorfahren des Menschen mit den Organen und Fähigkeiten ausgerüstet, dieses Leben zu bestehen. In der Einheit mit allem Lebendigen, in der Gemeinschaft mit Ahnen und Kindern, blieb das Sterben ein Ereignis ohne Bedeutung. Erst mit dem Erwachen des Ichbewußtseins, mit der Isolierung des Subjekts, begegnet der Mensch dem eigenen Tod – und er muß die Fähigkeit ausbilden, das Überleben nun aus eigener Kraft zu sichern: Die Entwicklung aller menschlichen Kunstfertigkeiten, bislang nur auf das Leben gerichtet, erhält nun die entscheidende Ausrichtung auf die Dimension der Ewigkeit. Zu dem hinzu, was man die praktischen Vorübungen der Wissenschaften nennen könnte, erfindet er nun die Hochreligion, die Philosphie und die Kunst. Das Zeitalter der Metaphysik hebt an.

Um den Tod zu bannen

Das früheste Motiv menschlicher Kunst, die Vulva, Ausgang des Lebens und Besiegerin des Todes, steht auch im Mittelpunkt von Picassos spätesten Bildern. In der Rezension einer Bielefelder Ausstellung preist Eduard Beaucamp *»die dramatische Gewalt und die Bedeutung der in Abwehr des Todes gemalten Bilder«*. Mehr als die Hälfte der Gemälde und graphischen Arbeiten kreisen um den Unterleib. *»Das weibliche Geschlecht«*, heißt es im Bericht, *»auch in Augen und Brustwarzen, ist allgegenwärtig. Es ist Ursprung und Ende des Lebens, Ziel aller Begierden. Es wird, wie das Medusenhaupt bei den Griechen, beschworen und zitiert, um den Tod zu bannen. Als im Bilderspiegel auch dies vitale Gegenbild schrumpft, als es alt und häßlich wird, ist der Tod nahe.«* Das proteushafte Genie der Moderne erinnert uns daran, daß die Urfunktion der Kunst über Jahrtausende ungebrochen blieb.

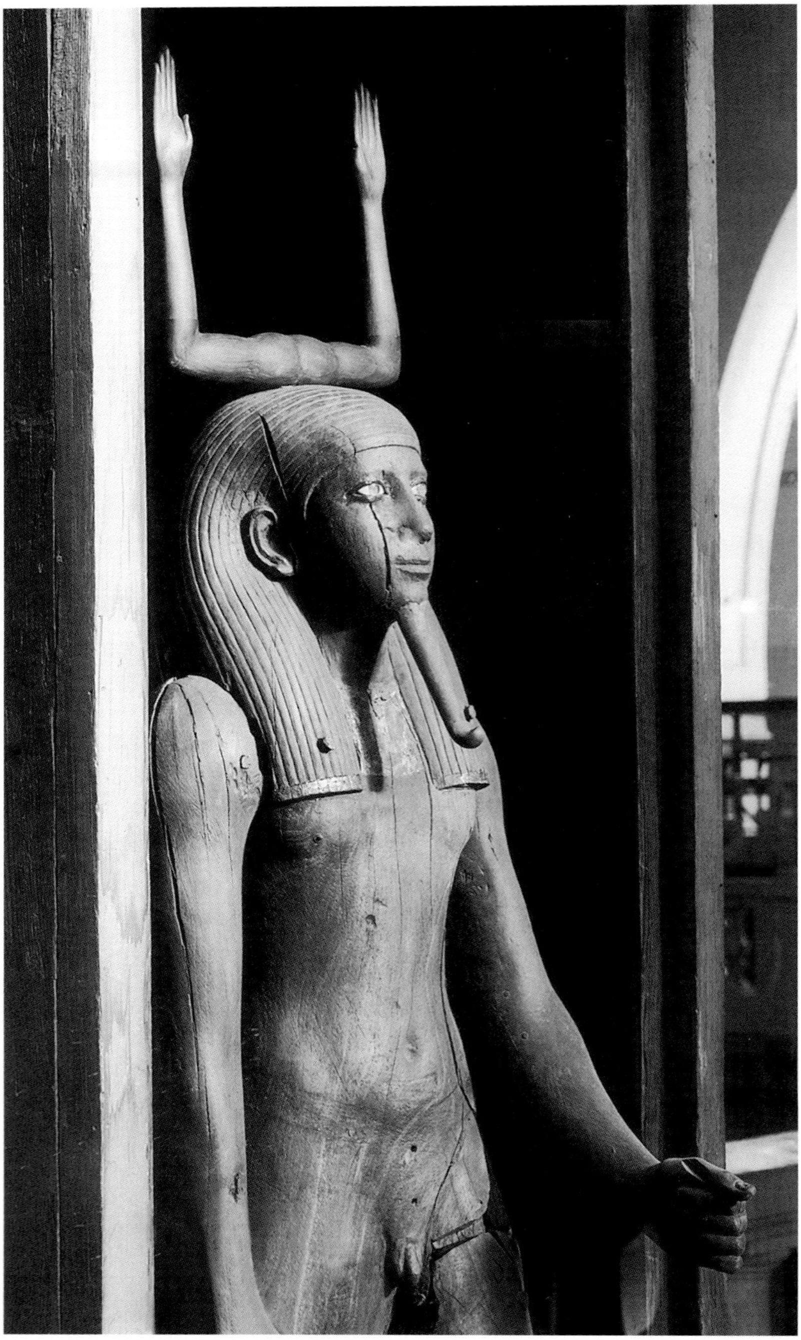

Der erhobene Doppelarm als Zeichen für die Überwindung des Todes. Die Ka-Statue des Königs Hor aus der Zeit um 1800 v. Chr., im Grab bei der südlichen Ziegelpyramide von Dahschur entdeckt. Kairo, Museum

An der Stätte der Wahrheit

—

Bilder des Jenseits im alten Ägypten

Mythos als zeitlose Geschichte

Der Mythos ist zeitlose Geschichte, immergegenwärtige Vergangenheit. Der Kampf, den der göttliche Horus – im Glauben der alten Ägypter – gegen Seth im Auftrage des Sonnengottes führte, wird von den irdischen Verkörperungen des Horus, den Königen der Ägypter weitergeführt – gestern, heute, morgen. So verstandene Gegenwart ist Antwort auf den Mythos, Veranwortung vor der Geschichte.

Einbrüche des Mythischen

Raum und Zeit sind Kategorien, die dem mythischen Bewußtsein fremd sind. Wenn uns heutigen Menschen gelegentlich das Raum- oder das Zeitgefühl im Stich läßt, verspüren wir das als einen Einbruch des Mythischen in unser Dasein.

Die »gerichtete« Zeit

Die mythische Zeit hat keine Richtung. Vergangenheit und Zukunft haben sich noch nicht aus der Gegenwart herausgelöst. Kronos frißt seine Kinder und speit sie wieder aus. Entstehung und Vernichtung, Geburt und Sterben sind zyklisch ineinander verschlungen. Als sich im mythologischen Zeitalter das Ich aus der Welt »befreit«, erfährt es die Perspektivität des Raumes und die Vergänglichkeit der Zeit. Jetzt blickt der Mensch dem Tod ins hohle Auge.

Überleben im Bild

Die Trennung von Vorbild und Ebenbild, von Wirklichkeit und Nachbildung, hat sich im menschlichen Bewußtsein erst in geschichtlicher Zeit ereignet. Der Ägyptologe Kurt Lange bezeichnet es als eine *»unbezweifelbare Tatsache, daß noch in dem Glauben der Ägypter geschichtlicher Zeit Ebenbild und persönliche, todüberdauernde Wesenskraft zusammenfielen. Der Dargestellte lebte im Bild«*. Im Bild besaß der Dargestellte Leben über den Tod hinaus.

Bild als Verewigung

Die Bildplastik ist Zeugnis der Verewigung. Auf den Rock der Weihestatuette des Königs Gudea I. von Lagasch hat der Bildhauer die Inschrift gemeißelt: *»Gudea, dem Erbauer des Tempels, ist Leben geschenkt.«* Geschenkt vom Stadtgott Ningirsu, in dessen Tempel die Diorit-Statue aufgestellt wurde, geschenkt aber nur mithilfe der unvergänglichen Gestalt des steinernen Bildwerkes. Der Tote lebt im Körper der Statue.

Der am Leben erhält

»Er, der am Leben erhält« lautet eine altägyptische Bezeichnung für den Bildhauer.

Tötung des lebenden Bildes

»Das Geheimnis von der lebendigen Macht des Bildes, die nicht nur Entzücken, sondern auch Furcht bedeutet« hat der Ägyptologe Kurt Lange erfahren, als er auf dem Totenfelde von Sakkara die Grabgemächer hoher königlicher Beamter der Spätzeit besuchte. Bei den Bildzeichen, die ja längst als Schrift gelesen wurden, fielen ihm regelmäßige Verstümmelungen auf. Der Hieroglyphe, die den Laut »f« verkörpert, eine dahinkriechende giftige Hornviper darstellend, war – wo immer sie erschien – mit einem Schräghieb der Hals durchschnitten. *»Sie war getötet worden, damit sie den beiden Bestatteten bei ihrem Weiterleben im Grabe nicht gefährlich werden konnte.«*

Die visuelle Logik

Analogie ist die visuelle Logik; ihr entspringt die magische Kraft des Bildes. Was aussieht wie ein Vogel, kann nur ein Vogel sein, es bedeutet immer Vogel, vergegenwärtigt uns das Vogelsein, das Fliegenkönnen im Raum, das Sichbewegen durch den Himmel: Auch die Sonne hat Flügel, manchmal kann man sie auch sehen – als Strahlenfittiche. Die alten Ägypter haben sie so dargestellt.

Kunst vor der Kunst

Auch in der archaischen Zeit sind die bildnerischen Zeugnisse Vorstufen einer Subjekt-Objekt-Identifikation, wie sie die spätere Kunst dann eigentlich verwirklicht. Die »erkannten« Gestalten verbinden Wirklichgesehenes mit Vorgestelltem, Geschehenes mit Gewünschtem, Beobachtetes mit Geträumten. Im schakalköpfigen Anubis, der das Zünglein an der realistisch wiedergegebenen Waage prüft, zeigt sich Welt und Seele zugleich.

Welt und Unterwelt

Von großartiger Folgerichtigkeit ist die altägyptische Verbindung von Welt und Unterwelt im Bauwerk des Grabes. Der Vorhof unter der Sonne gehört ganz dem Diesseits an. Der »Quersaal« ist Empfangsraum, den die Lebenden aufsuchen, um dort das Gedächtnismahl einzunehmen, eine antizipierte »Abendmahlshandlung«; er war mit Anrufen an die Lebenden ausgeschmückt. Erst die »Lange Halle« führte ins Jenseits mit dem entsprechenden Bildprogramm. Und den letzten Raum bildete die »Kapelle«, der kultische Raum, in dem sich der Tote auf-

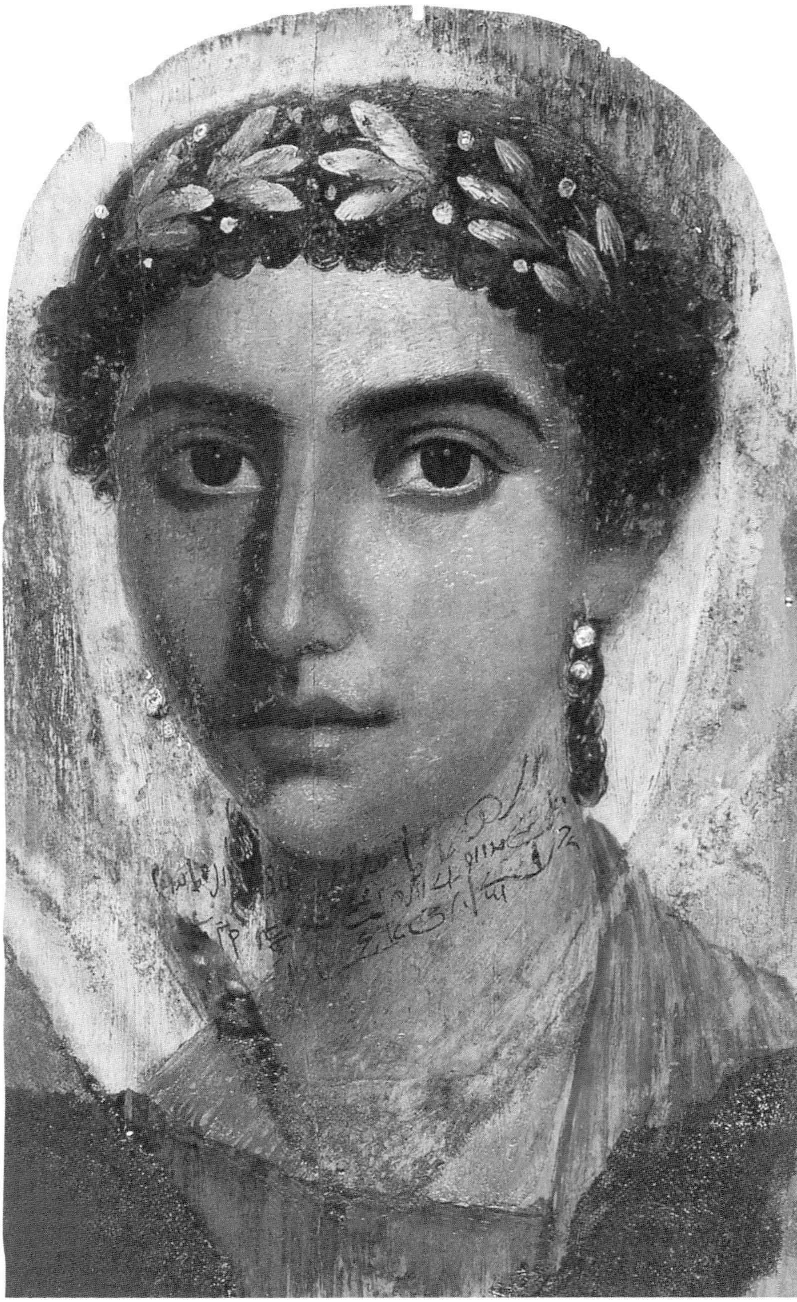

Mumienporträt mit der demotischen Inschrift: »Eirene, Tochter des Silvanos, ihre Mutter ist Senpnoutis. Möge ihre Seele leben in Osiris-Sokar, dem großen Gotte, dem Herrn von Abydios, ewiglich.« Ca. 37–50 n. Chr., Fundort unbekannt. Stuttgart, Württembergisches Landesmuseum

hielt – von seinen Bildwerken verkörpert. Hier wohnte der »Dahingegangene« in seinem »unterirdischen« Raum – hier erst hatte er seine eigentliche »Existenz«.

Auflehnung gegen die Vernichtung

Wie keine andere der frühen Hochkulturen öffnet uns die in ausreichender Fülle von Zeugnissen erhaltene ägyptische Kultur den Zugang zum ursprünglichen Gebrauch der »Bildkunst« als eines der Vergänglichkeit trotzenden Mediums: Es konnte das »Jenseits des Todes« vergegenwärtigen und zu sichtbarer Wirklichkeit werden lassen. Die Ausschließlichkeit, mit der das Leben der Ägypter auf den Tod ausgerichtet war, erscheint uns heutigen Menschen fast als eine Monstrosität. *»Man darf sagen«*, heißt es bei Sigrid Hodel-Hoenes, *»daß der Tod dem alten Ägypter sein ganzes irdisches Dasein hindurch vor Augen stand.«* – »Der Tag, an dem man landet«, an dem man mit der Barke »jenseits« des Nils an Land geht, war der Tag auf den man hinlebte.

Und sobald die Erde uns den Blick in andere alte Kulturen freigibt – zum Beispiel auf die »unterirdische Armee« des Chin Shi huangdi mit den tausenden von Kriegern, die für die Ewigkeit ausgerüstet waren, – müssen wir erkennen, daß diese mit verwandter Entschiedenheit sich auflehnten gegen das Fatum der Vernichtung.

König der Lebenden

Es ist keineswegs apotropäisch gemeint, wenn im Grab des Sennefer der Herrscher des Totenreichs – Osiris – als »König der Lebenden« angesprochen wird.

Verwalter der Wiederauferstehung

Auch die christlichen Bischöfe geben sich noch als Nachfahren des Osiris zu erkennen, der im Grab des Sennefer zum Beispiel im langen weißen Gewand, die Atefkrone auf dem Haupt und den Krummstab des Hirten in seiner Linken, auf prächtigen Sessel thront. So ist uns noch heute das Bild des Papstes vertraut. Wie Osiris verwalten denn auch die Stellvertreter Christi und ihre Boten die Wiederauferstehung aus dem Tode als ihre kostbarste Verheißung.

Werkmeister an der Stätte der Wahrheit

Gegenüber von Theben, auf der Westseite des Nils, lag die Nekropole der Stadt. Dort entstanden nicht nur die berühmten Königsgräber und die Beisetzungen der hohen Beamten, die ihre letzte Fahrt aus der Hauptstadt mit der Barke machten, um hier an der »Stätte des Westens« zu landen; hier wohnten auch im diesseitigen Leben, in einer Siedlung, »pa-demi« (heute Deir el Medina genannt), jene Handwerker, die den vielen Grabhäusern ihren reichen Bilderschmuck zu geben hatten. Es waren vermutlich die besten in Ägypten, auf manchem Gebiet wohl die einzigen Künstler ihres Fachs, denn das sorgfältige Herrichten der Wohnung für die Ewigkeit besaß im Leben des Ägypters höchsten Rang.

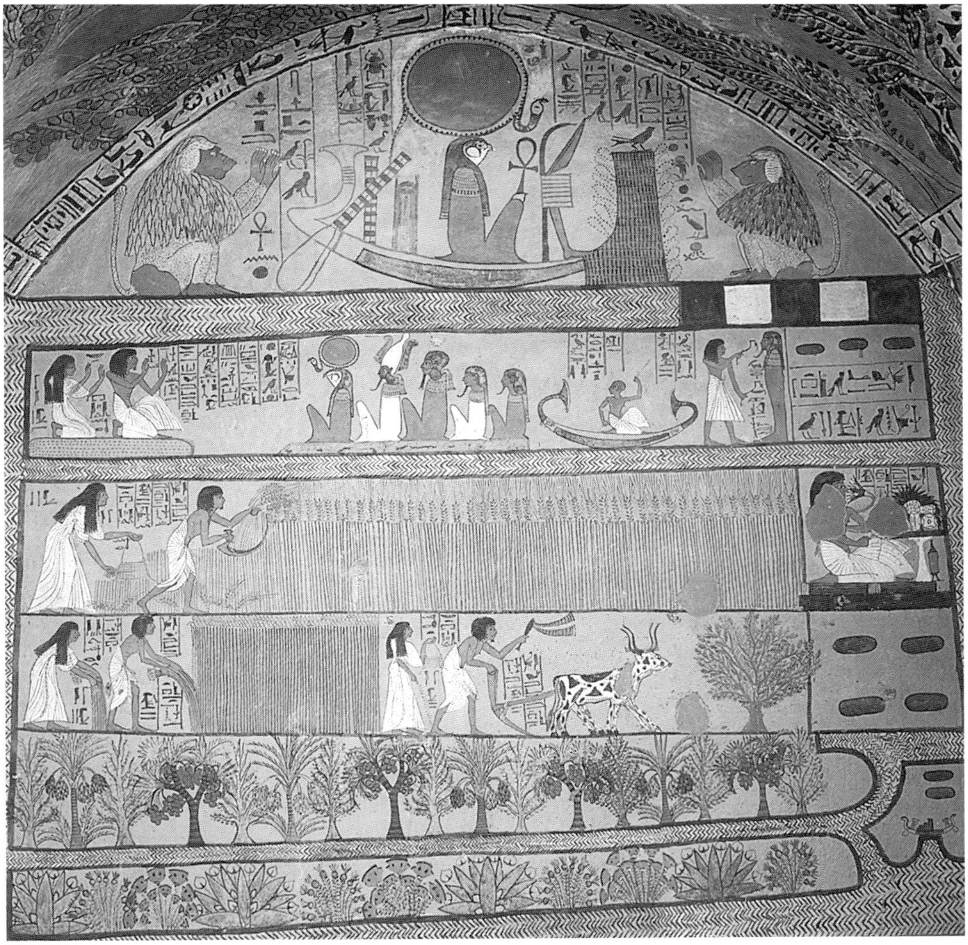

Der Maler Sennedjem und seine Frau Iineferti bei der Feldarbeit im Jenseits, zu sehen auf dem zweiten Bildstreifen von unten. Darstellung aus dem von ihm ausgemalten Grab in der Arbeiter- und »Künstler«-Siedlung Deir el Medineh, 19. Dynastie (um 1200 v. Chr.).

Den Luxus einer voll eingerichteten und mit dem ganzen Bildprogramm ausgeschmückten Grabstätte konnten sich freilich nur wenige leisten. Selbst die Bildhauer und Maler-Schreiber, deren Kunstfertigkeit man hoch schätzte, hätten solche Gräber nicht erwerben können, wenn sie sie hätten bezahlen müssen. Aber sie waren ja in der glücklichen Lage, mitten im Leben an der »Stätte des Westens« zu wohnen – und konnten nach Feierabend, an freien oder blau gefeierten Stunden oder Tagen an der Fassung ihrer eigenen Unsterblichkeit arbeiten. Und gelegentlich ließ sich wohl etwas Farbe und Material von den königlichen oder behördlichen Aufträgen abzweigen, an denen sie gerade arbeiteten; so scharf konnte selbst die penible altägyptische Bürokratie die Vorräte nicht zumessen.

Man könnte Deir el Medina als die »erste Künstlerkolonie« bezeichnen, allerdings als eine »nazarenische«, denn Frauen und Kinder gab es dort nicht. Die Maler und Bildhauer durften jeden zehnten Tag ins heimatliche Dorf gehen, um ihre Familien zu besuchen. Dazwischen hatten sie einen recht genau geregelten 8-Stunden-Tag. Sie selber nannten sich – wie wir z.B. aus den Gräbern des Sennedjem und des Onuris-cha erfahren – »Werkmeister an der Stätte der Wahrheit«. Einen schöneren Titel könnte man auch heute einem Künstler nicht geben.

Aber bei der Arbeit in der eigenen Grabkammer stießen die Künstler auf ein merkwürdiges Problem. War ihre Tätigkeit bei den königlichen und großbürgerlichen Grabkammern darauf ausgerichtet, das irdische Leben der Auftraggeber als eine Vorwegnahme des ewigen und zugleich das ewige Leben als eine Fortführung des irdischen erscheinen zu lassen – was diese Bilderwände zu unerschöpflichen Dokumenten des altägyptischen Alltags macht –, so lag auf der Hand, daß das eigene Tagwerk nicht geeignet war, in Ewigkeit fortgeführt zu werden. Denn jenseits der Gräber gibt es keine Gräber mehr, die Ewigkeit kennt keinen Totenkult, im Reich des Osiris braucht man keine Künstler.

Hier also schon entlarvt sich der Beruf des Künstlers als eine Aufgabe, die an jenen Übergang gebunden ist, der sich in den Bildern der Grabkammern, in der Kunst selbst vollzieht. Es ist die Erschaffung des Symbols, jenes aus zwei Scherben zusammengefügten Ganzen, als das sich auch die ägyptischen Bild-Text-Beschwörungen erkennen lassen.

Da sie in mythischer Zeit entstehen, genügen Handwerker, sie zu vollbringen. Es bedarf keiner Erwählung. Denn der einfache Ägypter erlebt, wenn er den Graureiher am Schilfrand des Nils erblickt, die Begegnung mit dem Benu-Vogel, der die Seele des Osiris ist, und er wird ihn – geschmückt mit der Atefkrone – dermaleinst, »drüben« – wie man seit den altägyptischen Tagen sagt –, als den vertrauten Reiher der Heimat am Nil wiedererkennen. Und jeder von ihnen kann den geheimnisvollen Duft der Lotosblüte, die sich Jahr für Jahr wieder in ihrer leuchtenden Reinheit über dem schlammigen Wasser eines Tümpels öffnet, nicht anders deuten, als eine ausdrückliche Verheißung der Wiedergeburt des Lebens aus dem Tode. Es genügt in gläubiger Zeit das schlichte Zeichen für Lotos, die unbeholfene Erinnerung an die Realität, um die ganze Fülle der Bedeutung zu übermitteln.

Den armen Künstlern in Deir el Medina blieb nichts anderes übrig, als sich des herkömmlichen bäuerlichen Tagwerks ihrer Eltern und Brüder zu erinnern, wenn sie sich ihren »ewigen Beruf« aussuchten. Man muß eben einen handfesten Beruf haben, um im Jenseits bestehen zu können. So sehen wir den Maler Sennedjem und sein Eheweib Iineferti auf der bekannten Schmalwand ihres Grabes, wie sie in weißen, plissierten Festtagsgewändern mit schwarzbunten Rindern die Ackerfurchen ziehen, wie sie säen und ernten und »alles tun, was auf Erden getan wird« – wie es im 110. Spruch des Totenbuches so schön heißt. Nur das Schmücken von Gräbern, das Erzeugen von Bildern, das, was wir heute »Kunst« nennen, ist es nicht mehr, was im Jenseits noch getan werden müßte.

Die Statue des Pheidias

—

Das Geheimnis der Gestalt

Erwachen des Subjekts

Das Erwachen des Subjekts, dieser sich über Jahrhunderte erstreckende Vorgang der Selbstfindung des menschlichen Ich, vollzog im 6. vorchristlichen Jahrhundert einen so dramatischen Schritt, daß man sagen könnte, das Individuum schlug damals seine Augen auf. Der Mythos verliert seine religiöse Verbindlichkeit und wird Literatur, die Hochreligionen verheißen Erlösung für den Einzelmenschen, erst jetzt entsteht, was wir im engeren Sinne als Kunst bezeichnen dürfen: Die archaische Plastik gewinnt das Leben der bewegten Form. Die Philosophie erhebt ihr Haupt mit Heraklits Bekenntnis: »Ich habe mich selbst gesucht«.

Späte Folgen der Schrift

Die Zeiträume, in denen sich die frühen Kulturstadien entwickelten, sind für uns heutige Menschen unvorstellbar. Trotz vielfältiger Kontakte zwischen den vorderorientalischen und den südosteuropäischen Völkern dauerte es mehr als zweitausend Jahre, bis die Erfindung der Schrift (vor 3000 v. Chr. bei den Sumerern) über die Phöniker im 9. Jahrhundert v. Chr. nach Griechenland kam, wo dann neue, einfachere Buchstaben für das Alphabet entstanden. Nun erst waren mit dem Lernen der Schrift, einer gewissen »Verschulung« der städtischen Bevölkerung und der damit verbundenen zunehmenden Dominanz der linken Gehirnhälfte, die Voraussetzungen geschaffen für den epochalen geistigen Umbruch, den wir mit Jaspers Wort als »Achsenzeit« (zwischen 700 und 500 v. Chr.) bezeichnen.

Die eulenäugige Athene

Der griechische Mythos von der Stadtgöttin Athene umfaßt mehrere Aspekte der geistesgeschichtlichen Wirklichkeit. Ihre Geburt aus dem Haupte des Zeus deutet das Erscheinen der Weisheit als ein Ereignis der nationalen Geschichte: Bei ihnen, den Griechen, hat der höchste Gott das bewußte Denken freigelassen. Und ihre Charakterisierung als »glaukópis«, die eulenäugige, weiß diese neue Geisteskraft wunderbar zu kennzeichnen als ein Vermögen, das *»auch die in der Nacht liegenden Wirklichkeiten zu sehen vermag«*, wie es Jean Gebser einmal formuliert hat.

Die drei Abwehrstrategien

Im Mythos sind die Kräfte des Glaubens, Denkens und Schauens noch vereint: Solange Ich und Welt noch nicht auseinandergetreten sind, gibt es keine Erfahrung der eigenen Sterblichkeit. Erst mit der Herausbildung des Ichbewußtseins begegnet der Mensch dem Tode. Da nun Glauben, Denken und Schauen auseinanderzutreten beginnen, nimmt er alle drei dieser Fähigkeiten in den Dienst der Abwehr gegen die Vernichtung: Religion, Philosophe und Kunst werden eingesetzt – zur Überwindung, zur Erklärung, zur Überlistung des Todes.

Die Thanatologen sehen das erst ansatzweise. Religiosität als ein psychisches Phänomen wird schon *»in enger Beziehung zum Erleben und Verhalten gegenüber Tod und Sterben«* betrachtet. *»Von jeher«*, schreibt J. Wittkowski, *»ist die Todesthematik ein wesentlicher Bestandteil der Religionen. Die Bedrohung durch die Gewißheit des eigenen Todes einerseits und Möglichkeiten der Überwindung dieser individuellen Todesbedrohung andererseits – dies sind existenzielle Fragen, auf die die meisten Religionen Antworten zu geben versuchen.«* Und was versucht die Philosophie? Was unternimmt die Kunst?

Religion, Philosophie und Kunst können als verschiedenartige Abwehrstrategien bei der Begegnung mit dem Tod oder beim Gedanken an das Sterben verstanden werden. Dabei braucht man den Begriff durchaus nicht so einschränkend zu verwenden, wie es in der Formulierung geschieht, *»daß die vornehmliche Aufgabe von Abwehrstrategien in der Angstreduktion und damit indirekt in der Aufrechterhaltung der Anpassungsfähigkeit des Individuums zu sehen ist.«*

Die feindlichen Brüder

Als dem menschlichen Geist die Realität des Todes faßbar wurde, reißt ihn diese bisher schrecklichste Herausforderung zu den höchsten Leistungen empor. Ein konzertiertes Zusammenspiel von religiösen Vorstellungen, kultischen Akten mit Werken der Kunst leistet den wirkungsvollsten Widerstand; die nachfolgenden philosophischen Anstrengungen und ersten wissenschaftlichen Versuche zielen auf nichts anderes ab als auf die Entmachtung des Todes, aber sie haben die unvermeidliche Folge, die Schlagkraft der religiösen Kräfte umso mehr auszuzehren, je erfolgreicher sie sich selbst entwickeln. So wurden religiöser Glaube und philosophischer Verstand feindliche Brüder. Zwischen ihnen, als ihrer beiden Schwester, steht die Kunst.

Die Gegengifte

Daß die höheren geistigen Tätigkeiten des Menschen als Anstrengungen erkannt werden, dem Verhängnis des Todes zu antworten, läßt sich schon bei den griechischen Philosophen nachlesen: Dem Sokrates wird einmal die Definition der Philosophie als »thanatou melete« in den Mund gelegt, als ein Sich-bekümmern um den Tod, ein An-denken gegen den Tod. Wo Schopenhauer in seinem Werk »Die Welt als Wille und Vorstellung« über den Tod und sein Verhältnis zur Unsterblichkeit nachdenkt, zitiert er diesen Ausdruck und nennt den Tod *»den eigentlich inspirierenden Genius und Musaget der Philosophie«*. Die Ernennung zum Führer der Musen könnte eine Deutung dieser Textstelle nahelegen, die über den Bereich des Philosophierens hinausreicht und alle musischen Kräfte einbezieht, also nicht nur Denken und Glauben, sondern auch das anschauliche Erkennen der Welt in den

Werken der bildenden Kunst. Diese allerdings scheint Schopenhauer dabei noch nicht im Sinn gehabt zu haben: *»Beim Menschen fand sich mit der Vernunft, notwendig die erschreckende Gewißheit des Todes ein. Wie aber durchgängig in der Natur jedem Übel ein Heilmittel, oder wenigstens ein Ersatz beigegeben ist; so verhilft dieselbe Reflexion, welche die Erkenntnis des Todes herbeiführte, auch zu metaphysischen Ansichten, die darüber trösten und deren das Tier weder bedürftig noch fähig ist. Hauptsächlich auf diesen Zweck sind alle Religionen und philosophischen Systeme gerichtet, sind also zunächst das von der reflektierenden Vernunft aus eigenen Mitteln hervorgebrachte Gegengift der Gewißheit des Todes.«* Aber auch alle Künste, mit Religion und Philosophie doch verschwistert, wirken seit Anbeginn als solche Gegengifte.

Überleben um jeden Preis

Der Stachel, den das Bewußtsein des Todes in das Leben treibt, ist bedingungslos. Der Wille zum Überleben um jeden Preis sei es, meint Elias Canetti, der dem Tod seine Macht verleiht. Aber gerade dieser Wille ist es, der zwar erfolglos gegen die Macht des Todes revoltiert und sie zu brechen nicht imstande ist, jedoch ihre Unerträglichkeit ertragen läßt, indem er diese Macht einschränkt. Geschichtliches Handeln, religiöser Glauben, philosophisches Verstehen, künstlerisches Schaffen, alle diese ungeheuren Anstrengungen, die dem der physischen Vernichtung ausgelieferten Subjekt zu indirektem Fortwirken verhelfen, erhalten ihre Authentizität letzten Endes nur von jenem *»Willen zum Überleben um jeden Preis«*.

Auflehnung gegen den Tod

Das schrittweise Entstehen der menschlichen Mentalität kann auch als das Erwachen des Bewußtseins beschrieben werden. Das, was Julian Jaynes den »Zusammenbruch der bikameralen Psyche« nennt, kennzeichnet den entscheidenden Übergang vom mythischen zum mythologischen Zeitalter; er wäre dem Eintritt in die »präoperative Phase« des kindlichen Bewußtseins zu vergleichen. Homers Epen entstehen in dieser Zeit: Sie spiegeln die vorausgegangene Epoche, weisen aber schon viele Merkmale einer neuen Zeit auf.

Erst in der »Achsenzeit«, ein Begriff, mit dem Karl Jaspers den fundamentalen Umbruch kennzeichnen wollte, werden die mythischen Bezüge gänzlich gelöst, die Mythologie wird in Frage gestellt. Das Individuum erlebt sich getrennt von der Welt, in der es lebt. In der »operativen Phase« des menschlichen Bewußtseins scheiden sich Subjekt und objektive Welt. Der Mensch wird plötzlich zu dem Wesen, dessen Gesicht einer Zukunft zugewandt ist, die Tod heißt. Was ihn in vorausgegangenen Bewußtwerdungsakten schon seit Jahrhunderten beunruhigte, verdichtet sich nun zu einem Schock, der seinen Geist auf das Höchste herausfordert: Die Auflehnung gegen den Tod ist es, die zur Ausbildung der Religion, der Philosophie und der Kunst führt.

Die Schule ist schuld

Der fundamentale Wandel der menschlichen Kulturen in der »Achsenzeit« wirft die Frage auf, welche Veränderungen der menschlichen Lebensweise damals die intensivere Nutzung der linken Gehirnhälfte und schließlich ihre Dominanz in der weiteren Entwicklung herbeigeführt haben. Noch in der heutigen Menschheit sind erkennbar unterschiedliche Nutzungen der in beiden Gehirnhälften bereitstehenden Anlagen nachgewiesen worden. *»Hopi-Indianer und Schwarze z. B. stützen sich beim Denken stärker auf die rechte als auf die linke Hirnhälfte – im Verhältnis zum ›Weißen‹.«* Einen interessanten Hinweis gibt E. Brunner-Traut in diesem Zusammenhang mit der Vermutung, daß die Athener Schule ein wesentlicher Faktor der sprunghaften Veränderung der griechischen Bewußtseinslage gewesen sein könnte – und daß mit dem Zusammenbruch der schulischen Erziehung am Ende der römischen Kaiserzeit der kulturelle »Rückfall« in »Aspektivnähe« erklärt werden kann.

Stufen der geistigen Entwicklung

Den radikalen Umbruch im Bewußtsein des Menschen der »Achsenzeit« (7. bis 5. Jahrhundert v. Chr.) könnten wir kaum begreifen, wenn uns die »genetische Erkenntnistheorie« Jean Piagets dabei nicht behilflich wäre. Nach ihr durchläuft das Kind auch der heutigen Industriegesellschaft bis zum 10. / 12. Lebensjahr drei signifikante Phasen:

1. Die »sensomotorische Phase«, in der sich die organische Koordination und die Außenorientierung der Sinne entwickelt. Es gibt keine Trennung von »Ich« und »Welt«, Subjekt und Objekt bilden eine unlösliche Einheit.
2. Die »präoperative Phase«, in der ein ausschließlich an der Anschauung orientiertes Denken starre Schemata liefert und noch keine Unterscheidung von subjektiv und objektiv möglich ist.
3. Die »operative Phase«, in der zunächst auf reale Objekte begrenzte Handlungen vorgenommen und erst später auf formale ausgedehnt werden. »Ich« und »Welt« werden als Gegensätze erlebt.

Nach Piaget wiederholt diese Individualentwicklung des Kindes die wichtigsten Schritte, die in der geistigen Entwicklung der Menschheit vollzogen worden sind.

Mythos, Tod, Geschichte

Eine kompliziertere Deutung von Wirklichkeit vollbringt der Mensch in jenem Organismus von Bildern, den wir Mythos nennen. In ihm tritt die Zeit als konstituierendes Element der Existenz auf und läßt sie Geschichte werden; freilich eine noch nicht auf die Zukunft gerichtete Geschichte im Sinne von Historie, weil sie auch keine Vergangenheit kennt. Erst mit dem Schock des Todes erwacht auch das »historische«, in die Zukunft gerichtete Zeitverständnis. Das Aufkommen des individuellen Schicksals, die Frage nach dem Ende des eigenen Daseins, macht das Bewußtsein frei – für den eigenen Gott und für die Geschichte als Heilsvorgang.

Blickwendung in die Zukunft

Kelly's Definition des Menschen als eines »*grundsätzlich auf die Zukunft ausgerichteten Wesens*« trifft freilich erst auf den Menschen nach der sogenannten »Achsenzeit« vom 7. bis zum 5. vorchristlichen Jahrhundert zu. Die altorientalischen Könige standen mit dem Rücken zur Zukunft – sie hatten ihren Blick auf den Ursprung gerichtet – wie übrigens auch die gesamte chinesische Kultur bis zur Revolution Maos in der Mitte unseres Jahrhunderts.

Im Orient scheint es Israel gewesen zu sein, das sich als erstes Volk auf die Zukunft hin orientiert hat. Jahwe wendet sein Antlitz nach vorn: Das Wirken Gottes in der Geschichte ist auf ein künftiges Heil ausgerichtet. Damit beginnt Geschichte als Heilsgeschichte. Und als Unheilsgeschichte.

Folgerichtig hat erst die griechische Geschichtsschreibung von Herodot bis Thukydides die Zeit als einen unumkehrbaren Verlauf des Geschehens verstanden und damit eine von der Gegenwart ausgehende »Perspektive« eingeführt: einen Zusammenhang der Ereignisse, der auf ein Ziel gerichtet ist. Seitdem lebt mythische Zeitentrücktheit nur noch in verdeckten Bereichen weiter.

Bild und Kunst

Die befremdliche Starre der archaischen Statuen beruht auf dem Fehlen eines dem Darstellungsobjekt gegenüberstehenden, selbständigen Bewußtseins. Das geschaffene Bildmonument ist eine Repräsentation des Objektes, ja es wird geradezu mit ihm als identisch befunden. Ein Höchstmaß an Naturtreue ist angestrebt. Was sich gelegentlich – zum Beispiel schon in den Skulpturen des Thutmose in der ägyptischen Amarna-Zeit – wie ein frühes Wetterleuchten künstlerischer Gestaltung ankündigt – und also das Mißverständnis genährt hat, es handele sich damals schon grundsätzlich um dasselbe wie die spätere Kunst –, ist die untilgbare Spur der menschlichen Hand, die absichtslos und unbemerkt seelische Qualitäten in ihr Werk überträgt.

Jene Bildkunst, die man als einen Akt der Erkenntnis, als schöpferische Verschmelzung eines Subjekts mit einem Objekt versteht, konnte erst entstehen, als das subjektive Bewußtsein des Menschen, die Herausbildung des Ich, sich vollzogen hatte. Danach erst prägen die Eigenheiten des Subjekts als normative Kräfte zunehmend das Bild der Wirklichkeit. Erst diese Prägung, durch die sich das Objekt in subjektbezogene Formen vorstellt, bedeutet die eigentliche Geburtsstunde der Kunst.

Die drei Errungenschaften

Mit dem Erwachen jenes höheren Bewußtseins, das die Bildung der Persönlichkeit bewirkt, entstehen in der Bildkunst jene Schöpfungen, die den Anforderungen des eigentlichen Kunst-Begriffs entsprechen. Die griechische Plastik liefert uns jene Reihe von Beispielen, aus denen wir den schrittweisen Vollzug dieser Entwicklung ablesen können. Leider haben sich die entsprechenden Zeugnisse der Malerei nicht erhalten, aber wir wissen aus literarischen Zeugnissen, wie dieser Schöpfungsvorgang sich als eine Vermählung des erwachten Subjekts mit der objektivierten Welt in drei fundamentalen Errungenschaften vollzogen hat: Gleichzeitig vermag jetzt das menschliche Gefühl in das dargestellte Objekt einzuziehen, Subjekt und Objekt sich in der Perspektive aufeinander hin zu ordnen und das Objekt in seiner plastischen Fülle den Bildraum als gemeinsames Element zu erschaffen.

Es ist kennzeichnend, daß diese Errungenschaften von den Griechen jeweils einer bestimmten Künstlerpersönlichkeit zugeschrieben werden. Die erste Darstellung seelischen Ausdrucks dankt man Polygnot von Thasos, dem Aristoteles deshalb den Beinamen »Agathós Ethográphos« gibt; die Einführung der perspektivischen »Verkürzung«, durch die der Flächenbann der orientalischen Silhouettenfigur gebrochen wird, schreibt Vitruv dem Agathárch von Samos zu; und die Entdeckung der Körpermodellierung und Raumbildung mit Hilfe des Schattens trägt dem Apollodor von Athen den Titel »Skiágraphos« ein.

Kunst und Polytheismus

Der Monotheismus verlangt – falls er überhaupt ein Bild erlaubt – die Ikone: das »wahre«, unveränderbare Bild. Aber die Kunst, im Zeitalter des Polytheismus entstanden, vermag diesen Ursprung bis heute nicht zu verleugnen, wie Odo Marquard einmal bemerkt, denn sie zeigt uns die Welt als eine jeweils andere. Sie spiegelt die Welt, wie sie jeweils gesehen wird. Sie entpflichtet uns demnach von jeder auferlegten »Weltanschauung« durch Relativierung. So muß sie sich immer all denen verdächtig machen, die einen Monomythos hüten.

Die Ohnmacht des Orpheus

Ehe die Sage den thrakischen Gott Orpheus zu einem Sänger ausbildete, dessen Lieder selbst Tiere, Bäume, ja Felsen zu rühren vermochten, stand er im Mittelpunkt eines Mysterienkultes, der die Entstehung der Götter und der Welt und das Leben des Menschen im Tode deutete. Man könnte die orphischen Hexameter auf den Goldplättchen aus Gräbern in der Umgebung Krotons als eine Entsprechung zum ägyptischen Totenbuch bezeichnen: Sie enthalten Anweisungen an den Toten, wie er im ewigen Leben Erlösung von widrigen Mächten des Hades finden kann.

In der griechischen Sage scheitert der sangesmächtige Orpheus beim Versuch, seine – durch einen Schlangenbiß getötete – junge Gattin Eurydike ins Leben zurückzuführen, – weil er das Verbot des Hades mißachtet, sich nach ihr umzusehen. Mit dieser seit derAntike so oft dargestellten Szene tritt die Unerbittlichkeit der Trennung von Lebensraum und Totenreich schmerzhaft ins menschliche Bewußtsein.

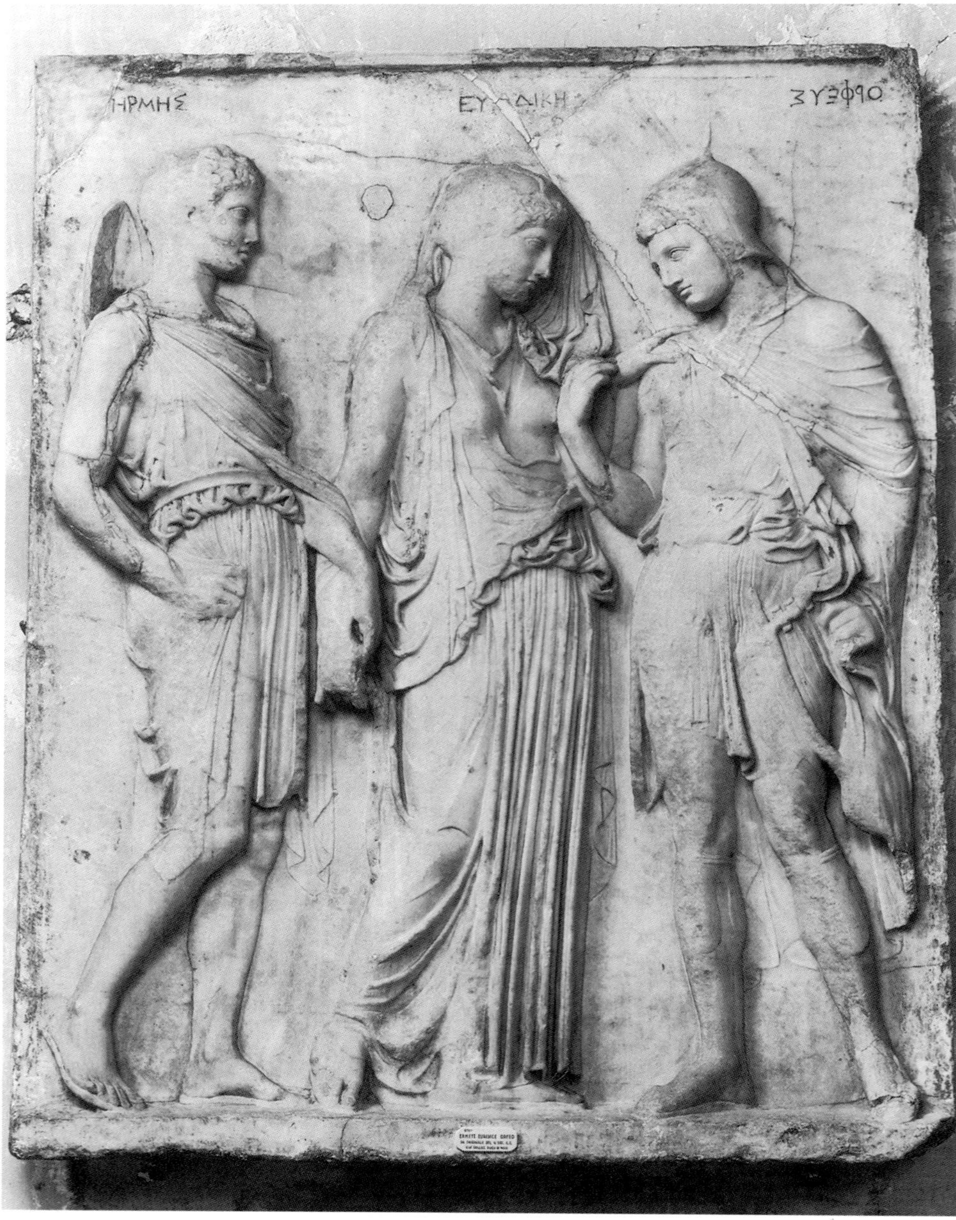

Orpheus, der mit dem Medium der Kunst Zugang ins Schattenreich fand, verliert Eurydike endgültig, als er sich – gegen das Verbot – umwendet und sie erblickt: Marmorrelief mit Hermes, Eurydike und Orpheus, 5. Jahrhundert v. Chr. (Kopie). Neapel, Nationalmuseum

Das Scheitern des Orpheus

Bemerkenswert muß erscheinen, daß in der griechischen Sage Orpheus sowohl als der Erfinder der Magie denn als mächtiger Sänger auftritt. Daran läßt sich die Überzeugung erkennen, daß die späte Kunst des Gesanges als eine Tochter der alten magischen Kraft verstanden wurde. Es gibt einen wunderbaren Augenblick, in dem die Kühnheit und das Scheitern des orphischen Vermögens in Erscheinung tritt. Er ist in einem antiken Marmorrelief aus dem 5. Jahrhundert v. Chr. festgehalten, dessen berühmteste Kopie sich im Museum von Neapel befindet. Der die Lyra als Instrument seiner Kunst haltende Orpheus hat mit ihr den Zugang zur Unterwelt geöffnet, um seine Gattin Eurydike aus dem Totenreich zurückzuholen. Indem er mit seiner Hand den Schleier von ihrem Gesicht wegzieht und – entgegen dem Verbot des Gottes Hades – sie mit seinen irdischen Augen erblickt, beschwört er schon die Handlung des Totenbegleiters Hermes herauf. Der ergreift den Arm Eurydikes, um sie ins Schattenreich zurückzuführen. Zwar hat die Kunst also das Tor des Todes öffnen können, den Leib der Toten vermochte sie jedoch nicht ans Licht zu holen. Hätte sich der Sänger – wie Platon das in seinem »Gastmahl« sah – mit dem plasma, dem Phantom der geliebten Frau begnügt und nicht auch die körperliche Wiederkehr herbeiführen wollen, hätte er durch die Beschwörung ihres »Andenkens« zur Überlistung des Todes gelangen können; den Tod im Akt ihres »Ansehens« wirklich zu überwinden, war auch ihm nicht vergönnt. Zuversicht und Resignation, die sich in diesem Bildwerk vereinen, sind seit der späteren klassischen Zeit des Griechentums für das Lebensverständnis der Menschheit bezeichnend: Der ursprüngliche Glaube an die allmächtige Magie hatte sich zur Hoffnung auf die bloß noch metaphorische Macht der Kunst gewandelt.

Verunsicherung des Daseins

Die Verunsicherung des Daseins durch die allgegenwärtige Todesdrohung äußert sich in der frühesten Poesie – wie bei Euripides – auf eine lapidare Weise: *»Aller Menschen harrt der Tod; und keinen gibt's auf Erden, der untrüglich weiß, ob ihn der nächste Morgen noch am Leben trifft.«*

Auferstehung des Fleisches

Die Vielfalt widersprüchlicher Vorstellungen vom Weiterleben nach dem Tode bestätigt die Unverwüstlichkeit des menschlichen Unsterblichkeitsglaubens. Die hellenische Idee vom Leib-Seele-Dualismus hatte keine Schwierigkeiten mit der Unsterblichkeit der Seele, der schon in frühchristlicher Zeit die »Heilsunfähigkeit des Fleisches« entsprach. Wo immer sich aber die Vermutung einer untrennbaren Einheit von Leib und Seele regte, gewann nicht der Gedanke Raum, daß die Seele mit dem sterblichen Körper vergehen könnte, sondern es radikalisierte sich der Unsterblichkeitsglaube in der Vorstellung einer ganzheitlichen Auferstehung der Person. So konnte sich im Christentum aus den Apokalypsen des jüdischen

Daniel- und Hennoch-Buches die dogmatisch garantierte Gewißheit von der »Auferstehung des Fleisches« entwickeln und zwar »in genau jenem Fleisch, in dem wir heute leben«.

Mit Perspektive beginnt die Kunst

Jahrtausende vor den Griechen haben Menschen versucht, mit dem Bilde die Wirklichkeit der Welt zu beschwören, vom Fetisch über den Jagdzauber der Höhlen und die Fruchtbarkeitsidole bis zu den Reliefbildern in den altägyptischen Gräbern und den lebensgroßen Tonplastiken der unterirdischen Armee des ersten chinesischen Kaisers. Es sind Werke von verblüffender Realistik und hoher Abstraktion darunter, oft Leistungen eines eindrucksvollen ästhetischen Vermögens. Aber das, was wir »Kunst« im eigentlichen Sinne nennen, ist eine Erfindung der Griechen, ein Akt der Vereinigung von Subjekt und Objekt in dem Mysterium der »Form«, wie sie erst nach deren mentaler Trennung möglich wurde.

Am Beginn der Bildkunst steht die Entdeckung der Perspektive. Sie setzt einen subjektiven Gesichtspunkt voraus, von dem aus die Bildobjekte gesehen, geordnet, gewertet werden.

Perspektive und Denken

Der Dualismus, der sich in der neuzeitlichen Weltaufassung äußert, findet seine optische Entsprechung in der Zentralperspektive, dieser antithetischen Verräumlichung der Welt. *»Die Perspektive«*, formuliert Gebser einmal, *»fixiert sowohl den Betrachter als auch das Betrachtete«*. Sie leistet damit vergleichsweise das, was Platon für das begriffliche Denken reklamiert, daß es nämlich das Schweifende und Unbeständige der Bilder überwindet und das Erkannte festhält.

Formen der Perspektivität

In der griechischen »Perspektive« blieben noch genügend »aspektivische« Elemente einbezogen, sie war lose und sozusagen »mit freier Hand« entworfen. Unter dem Einfluß der barbarischen Völker und der Ikonen Ostroms gewinnen diese »aspektivischen« Elemente im Mittelalter noch einmal die Oberhand, eine spiritualistische und zugleich »infantile« Weltsicht verdrängt die griechische Wirklichkeitserfassung, bis mit Beginn der 14. Jahrhunderts in Italien ein neues Erwachen des Individuums und eine wissenschaftliche Betrachtung der Welt die schöpferische Spannung zwischen Subjekt und Objekt so steigern, daß die wissenschaftliche Zentralperspektive zum bildnerischen Kanon der Neuzeit wird.

Das »Gesunde« der Klassik

In der historischen Beurteilung eines jeden »Paradigmenwechsels« pflegt das jeweils Neue auf unzulässige Weise überbewertet zu werden. So ist die Entstehung der klassischen griechischen Kunst nicht als die Ablösung einer mythisch

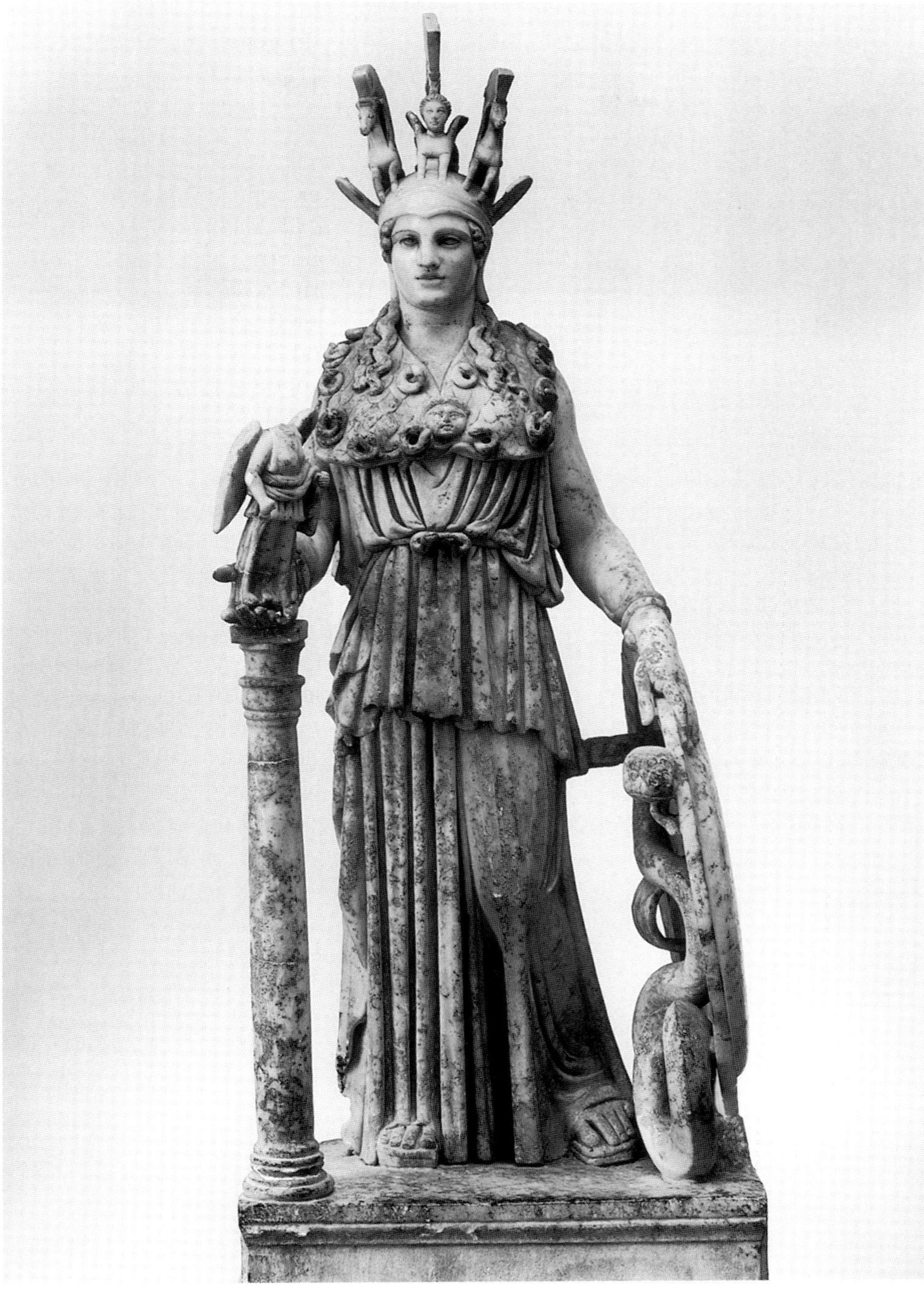

Von der Erscheinung der Athena Parthenos des berühmten Bildhauers Pheidias aus dem 5. Jahrhundert v. Chr. geben uns nur noch Kopien eine Vorstellung. Nachbildung von 438 v. Chr. Athen, Nationalmuseum

begründeten durch eine »logozentrische« Epoche zu vereinfachen, denn weiterhin blieben weite Bereiche mythischer Anschauung gegenwärtig. Unbestreitbar läßt sich während der Achsenzeit eine Tendenzwende vom aspektivischen zum perspektivischen Denken und Darstellen erkennen und die neue Epoche wird eben durch eine Reihe von Merkmalen gekennzeichnet, die dem perspektivischen Schema angehören. Aber die klassische griechische Kultur enthielt noch weiterhin mehr mythische Substanz, als sich ein Winckelmann träumen ließ. Ja ihre eigentliche Größe besteht wohl darin, daß sich in ihr jenes beglückende Gleichgewicht von Logos und Mythos verkörpert, in dem wir das auszeichnende Merkmal des »Klassischen« vermuten: Es entspricht der – um ein gefährliches Goethe-Wort aufzugreifen – »gesunden« Totalität der menschlichen Geistesstruktur.

Die Athene-Statue des Pheidias

In der antiken Schrift »Über die Welt«, die uns unter dem Namen des Aristoteles überliefert ist, wird eine Anekdote vom griechischen Bildhauer Pheidias benutzt, um die Rolle Gottes in der Welt zu veranschaulichen. Der Herausgeber der deutschen Übersetzung nennt die Anekdote albern, was man freilich nur für den Zusammenhang der Verwendung gelten lassen kann, denn für die Beurteilung des Verhältnisses von Künstler und Werk erweist sie sich als höchst aufschlußreich. Hier der Wortlaut: *»Desgleichen soll der Bildhauer Pheidias bei der Arbeit an der Athenastatue auf der Akropolis mitten auf dem Schild der Göttin sein eigenes Porträt angebracht und durch eine geheime Vorrichtung so mit dem Bild verbunden haben, daß, wenn jemand es wegnehmen wollte, er unvermeidlich die ganze Statue zerstört und zum Einsturz gebracht hätte.«*

Der Übersetzer merkt dazu an: *»Der Schild zeigte eine Amazonenschlacht, aus der man ohne Zerstörung keine Figur entfernen, wohl aber ein Porträt herausmeißeln konnte.«* Mit diesem Kommentar wird der Leser im Unklaren gelassen, ob es überhaupt inmitten des Schildes ein Selbstbildnis des Pheidias gegeben hat. Albern ist die Anekdote schon deshalb nicht, weil sie uns über die Rolle des Künstlers, sein Selbstverständnis und die Verbindung von Werk und Künstler in der klassischen Antike – freilich aus der Sicht einer fast ein halbes Jahrtausend später liegenden Zeit – Aufschluß gibt. Aus ihr können mehrere Feststellungen abgeleitet werden. Im Hellenismus (als die Schrift entstand) hielt man eine so eifersüchtige Verknüpfung des Künstlers mit seinem Werk für denkbar, daß man von einem berühmten Bildhauer wie Pheidias annehmen konnte, er habe den Wunsch, sein Selbstbildnis an prominenter Stelle eines sakralen Kunstwerks anzubringen und es durch einen geheimen Mechanismus zu schützen. Daraus geht allerdings auch hervor, daß man dem Künstler selbst die Befürchtung unterstellt haben muß, mit dieser deutlichen Verankerung seiner Person im Kunstwerk auf Unverständnis oder gar aktive Ablehnung zu stoßen und deshalb sich gezwungen sah, sein Porträt abzusichern.

Das eigentlich Ungeheuerliche der Anekdote ist der Umstand, daß man Pheidias zutraute, er habe für den Fall, daß sein Bildnis entfernt werden sollte, die Zerstörung dieser sieben Meter hohen Bronzefigur der Stadtgöttin vorprogrammiert: Nur als sein erklärtes Werk sollte also die Athene-Statue existieren. Da er – nach Meinung der Anekdoten-Erzähler – gewiß an die Unvergänglichkeit dieses Werkes glaubte und an die Scheu der Athener, sie anzutasten, wollte er durch seine unauflösliche Verbindung mit dem Kunstwerk seine eigene Unvergänglichkeit erzwingen.

Wenn auch, was zu vermuten ist, die Anekdote erfunden wurde und uns nichts von den Gedanken des großen Bildhauers überliefert, so bezeugt sie doch, daß man damals schon die künstlerische Leistung als ein Vehikel sehen konnte, den Ruhm des Schöpfers über dessen vergängliches Leben hinauszutragen. Da aber damals die Einsicht in den konstitutiven Rang des subjektiven Anteils an jedem Kunstwerk fehlte, blieb keine andere Möglichkeit vorstellbar, als daß der Künstler – gewissermaßen von außen her – mit seinem Namen, seinem Emblem, seinem Bildnis, die eigene Unsterblichkeit an die des Bildes »anheften« mußte.

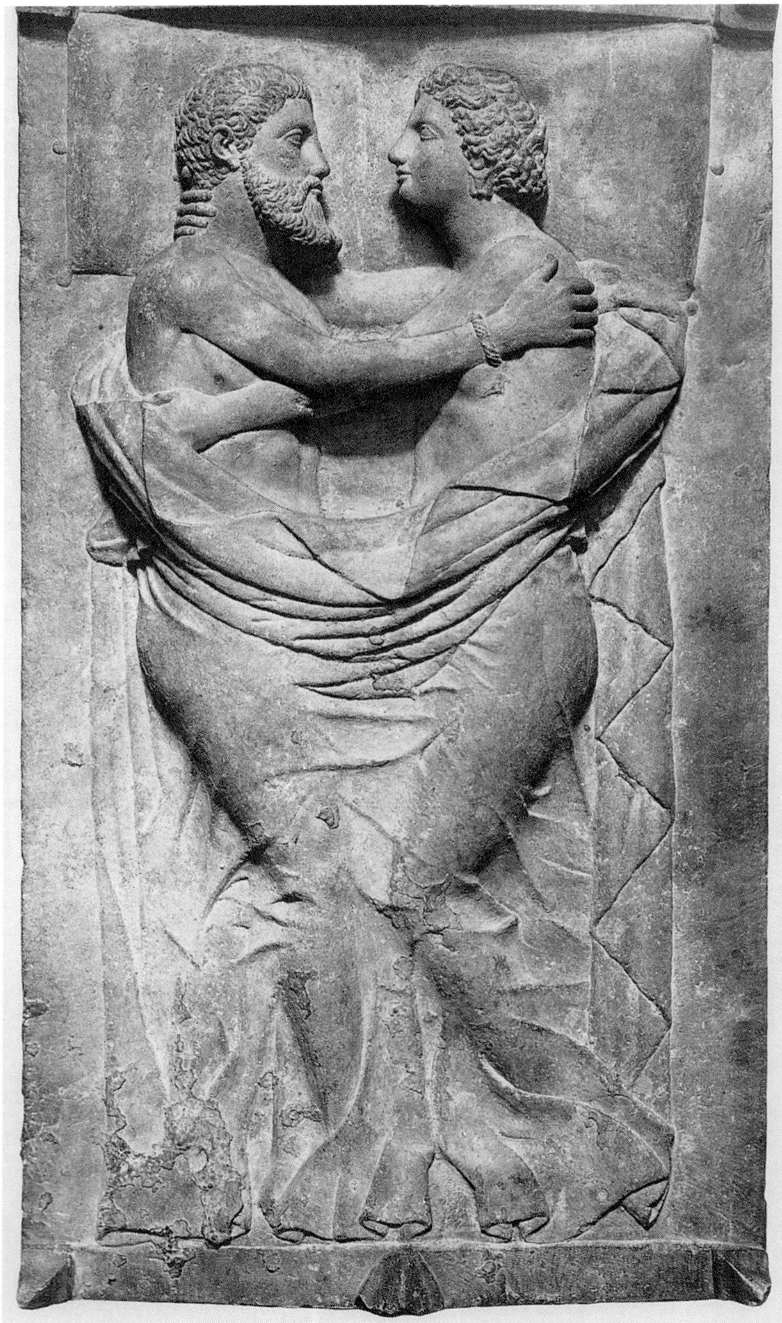

Noch im Tode vereint. Im Mittelpunkt der etruskischenn Kultur stand die Sorge um das Leben im Jenseits: Deckel eines Sarkophages mit liegendem Ehepaar aus Vulci, Necropoli di Ponte Rotto, um 340 v. Chr. Boston, Museum of Fine Arts

DAS MYSTERIUM DER AUFERSTEHUNG

—

Christentum und Bilderstreit

Fortleben der Verbrannten

Auch wo die Feuerbestattung verbreitete Tradition war, wie bei den Slawen, Litauern und Pruzzen, wurde am Fortleben des verbrannten Toten kein Zweifel gehegt. Er wurde in einer Hausurne beheimatet und mit Schmuck und vielen Gütern ausgestattet, die dem Weiterleben dienten.

Hausurnen wie Kornspeicher

Seit der frühen Eisenzeit kennen wir – von Etrurien bis an die Ostsee – die aus Ton gebrannten Hausurnen als Domizil des Totenbrandes. Daß sie in der Form von Kornspeichern gehalten sind, läßt den zugrundeliegenden Auferstehungsglauben einer bäuerlichen Gesellschaft erkennen: Wie aus der Fruchtsaat das neue Getreide, so sollte der Tote einst aus seiner Asche emporwachsen.

Die relativierte Trennung

Die Trennung auf ewig bedeutet für die Überlebenden das eigentliche Skandalon des Todes. So verwenden sie schon in etruskisch-römischer Zeit alle Strategie darauf, das gänzliche Getrenntwerden vom Verstorbenen zu vereiteln. Eine möglichst naturgetreu nach der Totenmaske hergestellte Wachsbüste (»imago«) des Verstorbenen wurde im Trauerzug der altrömischen Adelsgeschlechter mitgetragen und nach der Bestattung der Asche dann in einem Tabernakel im Innenhof des Hauses neben die Bildnisse der anderen Vorfahren aufgestellt. So blieb der Tote – in seinem Abbild – am sichtbarsten Ort seines Hauses gegenwärtig. Die Trennung wurde relativiert. Der Abgeschiedene blieb weiter hier wohnen.

Der Tote lebt

Eine meist hölzerne, durch eine Wachsmaske dem Verstorbenen ähnlich gemachte Puppe, die »effigie«, vertrat in der römischen Antike den Toten bei seiner Leichenfeier. Mit dem Prunkgewand seiner Lebensrolle angetan, übertraf sie die Gegenwart des Toten, indem sie das Gestorbensein ignorierte. Vom Leichenbegängnis Cäsars im Jahre 44 v. Chr. berichtet uns Appian: Die Puppe war aus Wachs und *»wendete sich durch eine Vorrichtung nach allen Seiten; man sah an ihr die 23 Wunden«*, welche die Mörder Cäsar beigebracht hatten.

Zähmung des Todes

In der »Zähmung« des Todes im Mittelalter enthüllt sich der fundamentale Ansatz des Christentums, den anarchischen Schrecken der Sterblichkeit zu überwinden und den Tod zu einem *»Ereignis mit positiver Sinngebung«* (Pace) zu machen. Der Historiker Arno Borst spricht sogar von *»Todesfeier«* als einem christlichen Ausdruck für die *»Todgeweihtheit in der Hoffnung auf Leben«*. Der Aufwand an literarischen Dokumenten (»ars moriendi«) und an bildkünstlerischen Zeugnissen (Marientod, Apokalyptische Reiter u.a.) zur Bewältigung des Todes unterstreicht die beherrschende Rolle, die der Gedanke der Vergänglichkeit innerhalb der christlichen Verheißung eines ewigen Lebens gespielt hat.

Die Überwindung der Ikone

Der bereits in der Antike erkennbare Prozeß einer Verwandlung des Bildgegenstandes durch subjektive Gestaltung hat nach der Unterbrechung durch die frühchristliche Bilderfeindlichkeit dann im Mittelalter noch einmal eine langwierige Verzögerung erfahren durch das Festhalten am Prinzip der Ikone: Die bildliche Darstellung galt danach als Epiphanie, als eine Bekundung des Urbildes, dem absolut zu gleichen seinen alleinigen Wert ausmachte. Ein für die Entwicklung der Bildkunst im Abendland entscheidender Schritt wurde in den karolingischen Synoden von Frankfurt (794) und Paris (825) getan. Indem damals weder das Prinzip der Ikone anerkannt wird, noch die im vorausgegangenen Bilderstreit geforderte grundsätzliche Verdammung des Bildes durchsetzbar erscheint, einigt man sich darauf, ihm eine dienende Rolle zur »Illustration« der Heiligen Schrift, zur Popularisierung der Heilswahrheiten zuzuweisen. Ausdrücklich wird sein Andachtswert (Anregung für die »devotio«), aber auch schon seine Schmuck-Qualität (»ornatus«) hervorgehoben. Da die Phantasie des Künstlers nun nicht mehr an das »authentische« Vorbild gebunden ist, beginnt sich die abendländische Kunst nun von der altkirchlich-byzantinischen loszulösen. Auf dem Experimentierfeld der mittelalterlichen Buchmalerei vermögen wir die Herausbildung eigener Schulen und persönlicher Stile zu verfolgen und dabei den endgültigen Einzug des Subjekts in das Bild zu beobachten. Was dabei entsteht ist das, was in Europa als Kunst im eigentlichen Sinne verstanden wird.

Das todesscheue Bild

Tod und Sterben erschienen in der Bildwelt des Mittelalters zunächst ausschließlich in der »heroischen Version« des Märtyrertodes. Fast ein ganzes christliches Jahrtausend lang wird der allgemeine Tod nicht visualisiert. Erst seit dem 10. Jahrhundert gibt es die Darstellung des toten Christus am Kreuz und seit dem 11. Jahrhundert erscheinen dann auch sterbende oder tote Einzelmenschen. Der Tod selbst, als Schreckgestalt, betritt erst im 13. Jahrhundert die Bilderbühne, zunächst als »Knochenmann«, der in den Jahrzehnten der großen Pestseuche (um 1348) zum Schnitter, Sensenmann, avanciert, zum Tanz auffordert oder als Reiter auf einer fahlen Mähre seine Ernte einbringt.

Ars moriendi

Der menschlichen Neigung, die Unausweichlichkeit des Todes zu verdrängen, haben oft genug die großen Katastrophen und Seuchen abgeholfen. So hat das »große Sterben« durch den Schwarzen Tod, der von 1347 bis zum Ausgang des 15. Jahrhunderts die Hälfte der europäischen Bevölkerung dahingerafft hat, die Gegenwärtigkeit des Todes mit erschreckender Drastik vor Augen geführt. Und das tägliche Gespräch wie die Predigten der Pfarrer kreisten um den Tod. Bald wurden auch schriftliche Anweisungen verbreitet, die man »Ars bene moriendi« nannte.

Die früheste uns bekannte bebilderte Ausgabe stammt vom Meister ES, der – wie danach auch die vielen Kopien und Nachahmungen – elf Darstellungen geschaffen hat, um den Text zu verdeutlichen. Diese »Sterbebüchlein« des späten Mittelalters schildern in den fünf Bildpaaren den Kampf des Himmels und der Hölle um die Seele des sterbenden Menschen und schließen mit einem Trostbild der »seligen Sterbestunde«. Die Bildkunst kommt den Worten der Religion zu Hilfe, sich in den Tod zu schicken. Auch dies eine subtile Art, ihn zu überlisten.

Ewiges Leben in der Kunst

Jahrhundertelang hat das Bild im mittelalterlichen Europa dem Auge des Christen nichts anderes entgegenzustellen als das Leiden und die Auferstehung Christi und das Leiden und die Unsterblichkeit der Märtyrer. Die Kunst verdichtet sich zur anschaulichen Gewißheit des ewigen Lebens.

Vom Überlistungscharakter der Kunst

In der Kirche von Münzenberg in der Wetterau hängt ein spätmittelalterlicher Kruzifixus, der durch eine Besonderheit erschreckt: Ihm ist, was den Eindruck des ans Kreuz genagelten Menschensohns zu quälender Realistik steigert, eine Perücke aus Menschenhaar aufgesetzt. Der Kunstcharakter der Holzskulptur wird dadurch in Frage gestellt und ein Schauer urtümlichen Opferrituals beim Betrachter erzeugt. Solche auch andernorts in der Plastik zu beobachtende Grenzüberschreitung zur Natur erscheint wie ein später Rückverweis auf die ersten Versuche mit »Kunst«, als das getötete Tier im Opferritual wieder ins Dasein geholt wurde. In der Höhle von Montespan hat man die lebensgroße Lehmplastik eines Bären gefunden, dem man das echte Fell samt Schädel übergestülpt hatte. Hier schon, bei einem der frühesten uns bekannten Beispiele für »großplastische Kunst« überhaupt, enthüllt sich der Überlistungscharakter des Kultrelikts: Vor dem Herrn der Tiere ward in der naturalistischen Gestalt des Doppelgängers der getötete Bär wiederhergestellt – im wörtlichen Sinne. Nur uns Heutigen freilich erscheint dieser Akt als »List«, – im sühnenden Ritus der archaischen Menschen

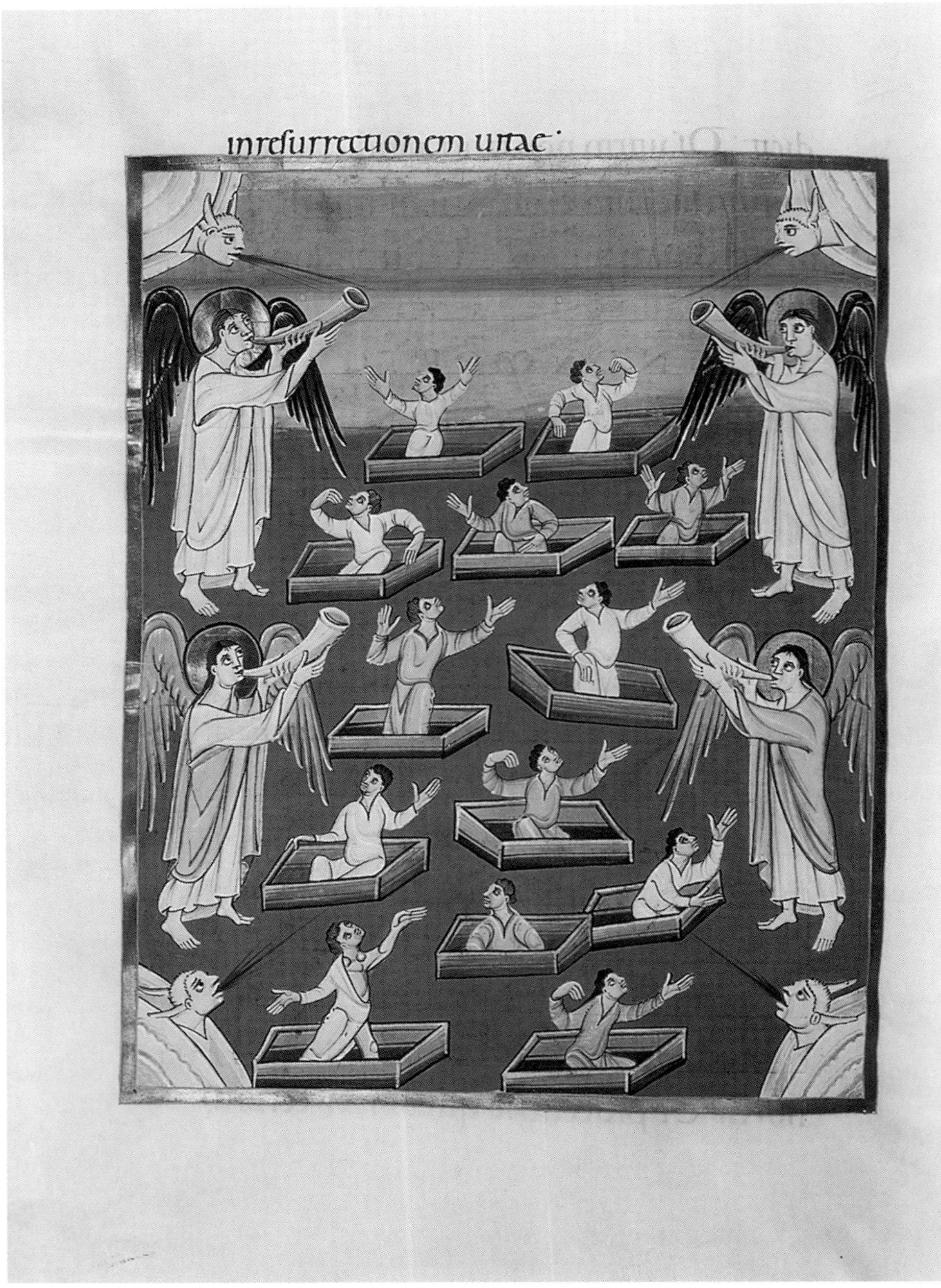

»Die Toten werden auferstehen unverweslich.« Der Christenglaube richtet sich auf das Jüngste Gericht, vor dem sich die Gräber öffnen: Illustration aus dem zwischen 1007 und 1014 geschaffenen Perikopenbuch Heinrichs II. München, Bayerische Staatsbibliothek

wurde die Schändung beseitigt, die die Ehre der numinosen Mächte und die Würde des erschlagenen Geschöpfes durch die Tötung erfahren hatte.

Sub specie aeternitatis

Die Religionen machen das Leben zu einem »Projekt des Todes«. Selbst die Residenzen der Herrscher im Zwischenstromland, in Ägypten oder im alten China waren bescheiden im Vergleich mit den aufwendigen Wohnungen, die für die Ewigkeit errichtet wurden. Alle Aufmerksamkeit und Sorgfalt der Lebenden richtete sich auf das Jenseits, so daß man sagen darf, daß die Menschen gewissermaßen vom Standort des Todes aus auf das Leben blickten und dessen Werte festlegten. Auch für das Christentum wird das armselige Erdendasein unter das Richtmaß des ewigen Lebens gestellt und so zu einem Mittel der Sterblichen zum Zwecke der Unsterblichkeit gemacht.

Seelenträger und Leichenverbrennung

Wo immer im christlichen Bereich von der Erdbestattung zur Leichenverbrennung gewechselt wird, macht sich dieselbe Unsicherheit hinsichtlich des Fortlebens nach dem Tode bemerkbar, wie sie vermutlich die Kelten befallen hat, als sie von der ursprünglichen Beerdigung der Toten zur Brandbestattung während der Römerzeit übergingen. Damals kam, wie wir vom Anthropologen Günter Lange wissen, die ungewöhnliche Sitte auf, wenigstens einen größeren Knochen oder Schädelteile unverbrannt aufzubewahren. Bei Grabungen fand man sie in Gruben neben den Häusern. Diese Sitte setzt die Gepflogenheit voraus, den Toten zunächst in eine vorläufige Grabstätte zu bestatten und erst nach geraumer Zeit die Trennung in den »Seelenträger« und die zur Verbrennung bestimmten Teile des Leichnams vorzunehmen.

Kreuzestod und Auferstehung

Ein kleines Bronzekreuz aus dem Kölner Schnütgen-Museum wurde jetzt – wie Christian Beutler berichtet – als das älteste bekannte Kruzifix des Abendlandes erkannt. Der ans Kreuz geschlagene, am Kreuz gestorbene Gott – konnte erst nach dem Konzil von Chalcedon (451) mit dem Dogma von den zwei Naturen Christi zum Gegenstand der Darstellung werden. Die bis dahin geltende arianische Lehre bestand auf der reinen Göttlichkeit Christi. Jetzt also, im frühen 6. Jahrhundert, rückt die Kreuzigung in den Mittelpunkt des christlichen Glaubens. Der Kreuzestod – eben der Wendepunkt dieser beiden Naturen – verhieß den Gläubigen das Leben nach dem Tode; und zugleich rechtfertigte Christi vergossenes Blut als Sakrament die Institution der Kirche. Sie verwaltete hienieden diese Sakramente und hatte deshalb ein besonderes Interesse an der Darstellung der Kreuzigung. Die Provokation eines dargestellten toten Gottes wurde zum zentralen Bildmotiv des Abendlandes. In der Ostkirche bäumten sich die Ikonoklasten gegen die »erschreckende künstlerische Formulierung des Justizmordes an

Gott« auf und es kam – auch aus diesem Grund – nach 726 zum blutigen »Bilderstreit«. Im Westen setzte sich die Abbildung des Gekreuzigten durch, als »rex triumphans« in der romanischen, als gequälter, kreatürlich leidender Heiland in der gotischen Kunst. Aber immer sollte der Blick auf den toten Christus das Mysterium der Auferstehung im Herzen der Gläubigen festhalten.

Die Handschrift des Künstlers

—

Bildkunst in der Neuzeit

Emanzipation der Kunst

Bis Dürer – wenn wir einmal die deutsche Kunst als Beispiel heranziehen – war die Bildkunst ein dienendes Medium: Sie verlieh den von Mythologie und Religion erzählten Geschichten anschauliche Glaubhaftigkeit – so wie sie im Porträt die realen Personen erscheinen ließ – über den Tod hinaus. Mit der »Entdeckung der Welt und des Menschen« in der Renaissance werden die mythologischen Szenen immer kleiner und verschwinden schließlich in der Landschaft selbst; innere Vorstellung und reale Welt identifizieren sich. Die Kunst muß nun ihre ureigene Funktion entwickeln, sie schafft »individuelle Mythen« der Wirklichkeit. Der schöpferische Geist deutet die Welt nun nicht mehr auf dem Umwege einer persönlich eingefärbten Auslegung des Mythos oder der Bibel, sondern durch eine autonome bildhafte Weltdeutung, die nichts anderes ist als eine anschauliche Philosophie.

Die unvergängliche Puppe

Um für das Bestattungszeremoniell gerüstet zu sein, pflegte man noch im 18. Jahrhundert den Fürsten zu Lebzeiten eine Maske abzunehmen, die nach seinem Tode der Bildnispuppe im prunkvoll aufgebauten »castrum doloris« eingesetzt wurde. In diesem Trauergerüst, das oft mehrere Wochen aufgestellt blieb, vertrat die Puppe den Verstorbenen, in späterer Zeit ersetzte ein Porträtgemälde die Puppe. Die effigie August des Starken, die man bis 1945 im Dresdner Historischen Museum betrachten konnte, war mit einer Wachsmaske versehen, die man dem Herrscher im Alter von 34 Jahren abgenommen hatte. So schaute der Regent, mit dem prächtigen polnischen Krönungsornat geschmückt, im Vollbesitz jugendlicher Manneskraft in dieser nach dem Leben gefertigten Porträtplastik unvergänglich auf die Nachfahren.

Langsame Festigung des Ich

Die vollständige Herausbildung des Ichbewußtseins beanspruchte einen Zeitraum von rund zwei Jahrtausenden. Die Troubadours – darauf hat Gebser hingewiesen – greifen die lyrische Ichform wieder auf, die bei der Sappho zum ersten Male aufklang, sie steigern und sichern sie. Und das erwachende Raumgefühl, wie es sich in der griechischen Plastik ankündigte, in der Vasenmalerei des fünften vorchristlichen Jahrhunderts zeigte und dann in der pompejanischen Wandmalerei weiterlebte, wird erst in der Renaissance zu einer umfassenden »Lehre« ausgebaut.

Parallel zur Natur

Am Anfang und am Ende der vierhundert Jahre europäischer Malerei, die von der Renaissance bestimmt wurde, stehen zwei Künstler, die bemerkenswert ähnliche Auffassungen von der Repräsentationsweise des Kunstwerks vertreten. Der Maler, so sagt Leonardo da Vinci, *»streitet und wetteifert mit der Natur«*; das heißt aber gerade nicht, daß er sie – wie die antiken Autoren meinten – »nachzuahmen« habe. Streiten und wetteifern kann nur ein Ebenbürtiger, ein Gleichberechtigter. Angesichts der unendlichen Vielfalt der Erscheinungen kann die künstlerische Darstellung nur eine Abstraktion, angesichts der unbegreiflichen Eigensinnigkeit der objektiven Welt kann ihre »Wiedergabe« nur so etwas wie eine Analogie zur Wirklichkeit sein.

Paul Cézanne hat diesen Sachverhalt in den »Gesprächen mit Gasquet« verdeutlicht. *»Die Kunst ist eine Harmonie parallel zur Natur«*, so lautet sein berühmter Satz. Und er fügte hinzu: *»Was soll man von den Dummköpfen denken, die behaupten, daß der Maler immer der Natur unterlegen sei! Er ist ihr nebengeordnet.«* Im gleichen Atemzug beruft sich Cézanne, wenn auch unter Vorbehalten, auf Kant. Denn ihm war bewußt, daß die Malerei nichts anderes als eine anschauliche Entsprechung des Verfahrens sei, mit dem das menschliche Gehirn Erkenntnisse produziert.

Künstlerische »Handschrift« als Qualitätsmerkmal

Andrea Mantegna (1431–1506) wird nicht der erste der Renaissance-Künstler gewesen sein, in dem das Bewußtsein von der notwendigen Subjektivität der künstlerischen Form auflebte; aber in seiner Vita läßt sich das Erstarken des Subjekts, das zum neuzeitlichen Selbstbewußtsein des »Künstlers« führte, deshalb unzweideutig nachweisen, weil er ein Gericht durch Zeugen dazu bewegte, das Vorhandensein einer persönlichen künstlerischen Sprache anzuerkennen.

Nach dem plötzlichen Tod des Malerkollegen, mit dem zusammen er die Fresken der Ovetarikapelle in der Eremitanikirche zu Padua gemalt hatte, mußte im Jahre 1457 gerichtlich sein Anteil an der gemeinsamen Arbeit ermittelt werden. Aus dem Protokoll erfahren wir, daß der Maler Pietro da Milano zugunsten Mategnas folgendes aussagte: *»Der Zeuge habe auch an den Malereien gesehen, daß sie von der Hand des Meisters Andrea stammten. Er sagte auch, er wisse darüber Bescheid, weil er die Malereien von der Hand des Meisters Andrea gut kenne. Obwohl der Zeuge nicht gesehen hat, wie Andrea selbst sie gemalt hat, behauptet er, daß er aufgrund der langen Erfahrung, die er in der Kunst der Malerei besitze, erkenne, daß jene Gemälde von der Hand des Andrea stammten, denn unter Malern erkenne man immer, von wessen Hand ein Gemälde sei, insbesondere wenn es sich um die Hand eines hervorragenden Meisters handele.«*

Martin Warnke, der diesen Satz in einer Würdigung Mantegnas zitiert, bemerkt dazu: *»Noch keine Kunsttheorie der anbrechenden Renaissance hatte bis dahin den unverwechselbaren Individualstil beschrieben. Es war offenbar bekannt, aber noch unausgesprochen, daß das Werk eines Künstlers an seiner ›Handschrift‹ identifizierbar sei.«*

Es verdient aber auch die letzte Wendung der Zeugenaussage festgehalten zu werden, wonach schon damals die Erfahrung belegte, daß die Ausprägung dieses Individualstils offensichtlich am stärksten bei den »hervorragenden Meistern« in Erscheinung trete, mithin als ein Kriterium künstlerischer Qualität schlechthin zu werten sei.

Von der Antike zur Renaissance

Die lange Zeitspanne von nahezu zwei Jahrtausenden, in der sich die Herausbildung perspektivischen Denkens und Darstellens von den Griechen bis zur Renaissance vollzogen hat, vermag uns einen Hinweis zu geben auf die sicherlich viel längere Gültigkeit des mythischen Denkens und der aspektivischen Darstellung in der vorausliegenden Zeit. Die sich in der klassischen Antike ankündigende Entdeckung des Ichs und der Welt vollendet sich erst durch die »Wiedergeburt« zur Zeit der Renaissance. Die Herausbildung des neuzeitlichen Bewußtseins ist ein Prozeß, der in der Antike noch in enger Durchdringung mit mythischen Elementen beginnt, durch das Interregnum magisch-mythisch-religiöser Vorstellungen im Mittelalter unterbrochen wird und in der Bildkunst erst nach 1250 n. Chr. mit der wissenschaftlichen Zentralperspektive seine Krönung findet. Während Petrarca in seiner Beschreibung des Aufstiegs zum Mont Ventoux die Entdeckung der Welt als vom Individuum erlebte Landschaft schildert, die Troubadours ihre ersten Ich-Gedichte verfassen, beginnen Giotto und Masaccio die Konstruktion des Raumes mit der Zentralperspektive.

Die wissenschaftliche Zentralperspektive

Die Renaissance als Gegenbewegung schießt insofern über das Ziel hinaus, als sie den Gedanken der Perspektive zu einer Konstruktion veräußerlicht. Die wissenschaftliche Zentralperspektive verabsolutiert das Prinzip des Individuums und des Fluchtpunktes in einer linearen Konstruktion, wie sie der Funktionsweise der logisch-intellektuell operierenden linken Hirnhemisphäre entspricht. Das Ordnungsprinzip der Perspektive, bei den Alten als Gegenmacht zum unstrukturierten Nebeneinander objektiver Bestände entworfen und stets von Normen aspektischer Anschauung durchtränkt, wird nun zum allein herrschenden Maß erhoben und führt zur Vorherrschaft der »linken Hälfte« auch auf dem Gebiet der Anschauung, dem sonst eigentlichen Herrschaftsfeld der »rechten«.

Die Welt als Ganzes

Die mittelaterliche Kunst hat den Menschen eine Vorstellung des Jenseits vermittelt. Selbst wo sich Ereignisse wie das Leben und der Tod Christi oder die Leiden der Märtyrer in dieser Welt vollzogen haben, wurden sie »sub specie aeternitatis«, unter dem Goldhimmel der Raum- und Zeitlosigkeit gezeigt.

Erst mit der »Erfindung des Gemäldes« in der italienischen Renaissance und der flämischen Kunst nach 1420 erwacht der Ehrgeiz, *»auf kleinstem Format, in*

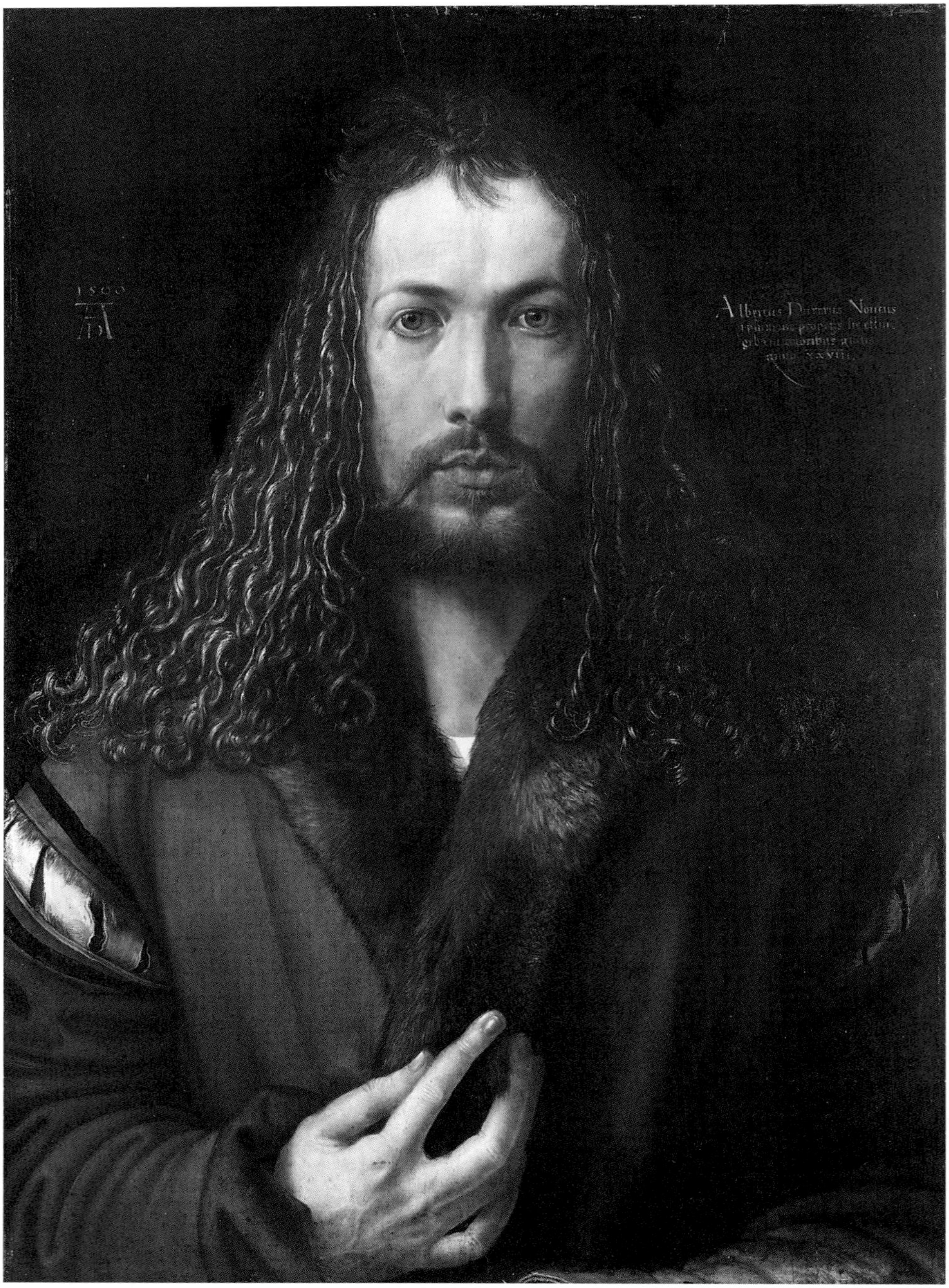

Wie der Maler sich selber sieht: Der Künstler als Verkörperung der schöpferischen Persönlichkeit. Im Selbstbildnis tritt das Modell des neuzeitlichen Kunstbegriffs in der Einheit von Subjekt und Objekt der Darstellung in Erscheinung: Albrecht Dürer, Selbstbildnis im Pelzrock, 1500. München, Alte Pinakothek

einer gerahmten Bildfläche« – wie es Hans Belting beschreibt – *»das überhaupt größte Thema abhandeln zu wollen: die Welt, in welcher der Mensch lebt, als ganze.«* Das bedeutet – die sichtbare Natur, wie sie alle sehen konnten, und die Glaubenswelt, wie sie alle glauben sollten. Dabei wurde die Glaubenswelt der unbestreitbaren Erfahrung der Wirklichkeit gleichgestellt.

LEAL SOUVENIR

Unter dem Porträt eines mit Timotheos bezeichneten Mannes – heute in der Londoner National Gallery – hat Jan van Eyck einen rissigen Steinsockel mit der antikisierenden Inschrift LEAL SOUVENIR gemalt. Als das Bildnis 1432 entstand, hatten sich in der französischen Sprache, deren man sich am Hofe von Burgund bediente, die Bedeutungen von »legal« und »loyal« noch nicht getrennt. Der Maler war sich seiner Verantwortung bewußt, als er von diesem Menschen ein über dessen Tod hinausdauerndes Zeugnis ablegte. Das Gedächtnis, das er stiftete, bescheinigte er selbst als treu und – wie vor einem Gericht – als verläßlich wie ein rechtmäßiges Dokument. Es ist ein für das Selbstverständnis des Malers aufschlußreicher Kunstgriff, daß er seine Malerei auf einen toten Gedenkstein stellt, wie um zu bekunden, daß sie *»das Leben der Person«*, wie es Hans Belting formuliert, *»für immer festhält und damit die Zeit überwindet, die in dem verwitterten Stein so sichtbare Spuren hinterlassen hat«*.

Langes Leben durch Malerei

Noch zu Dürers Zeit hatte man keine andere Begründung für die Kunst, als daß sie sich der Vergänglichkeit zu widersetzen habe. Die beiden Aufgaben, die Dürer der Bildkunst zuweist, *»das Leiden Christi anzuzeigen und das Bildnis des Menschen über seinen Tod hinaus zu bewahren«*, sind identisch in ihrem Bemühen, Gedächtnis zu stiften, sei es für die Passion des Heilands, sei es für die Person bevorzugter Menschen. *»Die Kunst des Malens«*, hat er 1512 in einem der Entwürfe für seinen Unterricht in der Malerei geschrieben, *»behält auch die Gestalt des Menschen nach ihrem Absterben.«* Er hatte damit eine Feststellung wiederholt, die schon der italienische Kunsttheoretiker Leon Battista Alberti mit seinem Satz getroffen hatte: *»Die Gestalt eines längst Verstorbenen lebt durch die Malerei ein langes Leben.«*

Albertis wie Dürers Einsicht heben sich – indem sie das Weiterleben ausdrücklich auf die »Gestalt« beziehen – von dem jahrtausendealten magischen Identitätsglauben von Person und Bild ab. Und beide räumen in ihren theoretischen Überlegungen dieses Weiterleben ausschließlich dem dargestellten Objekt, noch nicht dem in der Darstellung miteingeschlossenen künstlerischen Subjekt ein. Der frühere Glaube an die magische Einheit von Objekt und Darstellung ist im Zeitalter der Renaissance geschwunden, das Bewußtsein einer Vereinigung von Subjekt und Objekt in der Darstellung als Erkenntnis erst ansatzweise ausgebildet.

Gehilfe zur Verewigung

Ging es der Bildkunst zunächst ausschließlich darum, das dargestellte Objekt – den König, den Pharao, den Fürsten, den hohen Beamten und alle anderen Dargestellten – dem Rachen der Vergänglichkeit zu entreißen, ihnen also eine götterähnliche Unsterblichkeit zu sichern, erwacht schon im alten Griechenland das Bewußtsein, daß auch der Bildschöpfer auf eine indirekte, noch unerklärliche Weise in diese Unsterblichkeit mit hineingenommen wird. Aber erst in der Renaissance, in Deutschland seit Dürer, begreift sich der Künstler als ein Gehilfe zur Verewigung nicht nur seines Objekts, sondern auch seiner selbst. Die spätere auftraglose Kunst erhält ihren geheimen Auftrag allein aus dem Willen des Künstlers, zu überleben.

Unsterblichkeit des Subjekts

In der Skizzenhaftigkeit der gegenständlichen Malerei unseres Jahrhunderts markiert sich die Subjektivität unserer Epoche in einer Weise, die den Erkenntnischarakter des Kunstwerks zur Geltung bringt. Denn nur in ihrer Beziehung auf die Wirklichkeit, auf die Welt der Objekte, vermag das Subjekt sich selbst und die Welt zu erfahren. Obgleich das lebengewährende Vermögen des Bildes nicht mehr – wie in früheren Zeiten – der Verewigung des dargestellten Objektes, sondern der erhofften Unsterblichkeit des darstellenden Subjektes gilt, ist dieses nicht anders ins Werk zu setzen als mit Hilfe der Gegenstände, an denen das Subjekt in Erscheinung treten kann.

Die romantischen Revolutionen

Die Revolutionen in der europäischen Kultur können als Auflehnungen gegen deren »Logozentrismus« verstanden werden – wenigstens die innerhalb der so orientierten Neuzeit: Es sind stets romantische Bewegungen, die sich nach dem Mythos sehnen.

Die Freiheit des Todes

—

Stimmen vor dem Schattenreich

Buddhas Todlosigkeit

Die »Todlosigkeit« (»amata«) des erleuchteten Buddha meinte wohl nicht die später dogmatisierte Überwindung des Todes durch Auslöschung des Selbst, sondern jenen Zustand der »Verklärung«, der die Furcht vor dem Tode auslöscht. Aber damit konnte eben nur der Buddha, konnten nicht die Buddhisten leben.

Kungs letzte Worte

Jeder Tod löscht die Welt aus. Und er macht selbst vor dem heiligen Berg Chinas nicht halt, dem granitenen Gipfel des Taischan im Bergland von Schantung, von dem die alten Chinesen wußten, daß er den Sitz des Richters über die Toten trägt. Als Konfuzius starb, erschrak er: *»Der Taischan stürzt zusammen. Der große Baum wird gefällt. Und der Weise geht dahin wie eine verwelkte Blume.«*

Struktur unseres Daseins

An die Einsicht, daß die uns im Tode faßbar werdende Vergänglichkeit alles Lebendigen nicht bloß ein Geschehen ist, sondern die Struktur unseres Daseins abgibt, hat Viktor v. Weizsäcker erinnert: *»Der Tod aber ist nicht ein Ereignis. Er ist umfassende Ordnung, und sein Abglanz ruht auf jedem Wandel, jedem Untergang, jedem Schlaf und jedem Abschied. Er, als Gesetz, bestimmt auch die Farbe des Erlebens des Lebenden – es ist die Farbe des Leidens.«*

Die Dringlichkeit eines großen Schmerzes

»Im Garten Eden«, so schreibt George Steiner, *»gab es vermutlich keinen Bedarf für Bücher oder Kunst. Was danach unerläßlich war, hat die Dringlichkeit eines großen Schmerzes vermittelt. Es geschah angesichts des Todes – wie können wir überhaupt sterben, wie sind wir dazu imstande? –, daß abendländisches Bewußtsein seine Vergegenwärtigungen von Liebe und von caritas gesprochen, gesungen hat.«*

Wo die Sprache versagt

Das Andere, die fremde Welt, läßt sich mithilfe des Bildes und der Sprache zu etwas Eigenem, Vertrautem, Menschlichem machen. Nur dem Tod gegenüber versagt Bild wie Sprache. Er ist der Raum des bildlosen Dunkels und des absoluten Verstummens. Seine Domestikation gelingt weder der Sprache noch der Bild-

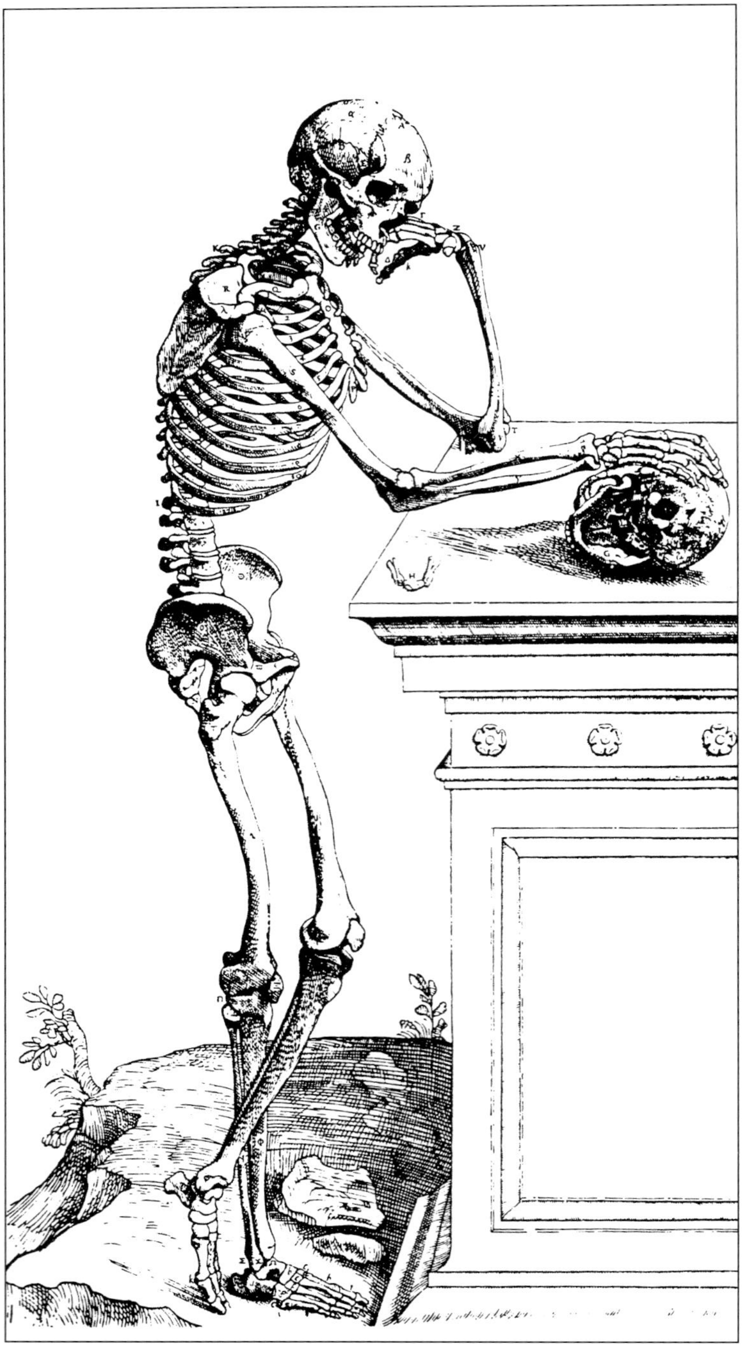

Homo sapiens sinnt über sein Dasein nach: Menschengerippe mit Totenschädel, Stich aus dem Werk des Andreas Vesal, des Begründers der neuzeitlichen Anatomie (Erstauflage 1552)

kunst. Die Hilflosigkeit aller Todes-Darstellungen legt davon ein beredtes Zeugnis ab. Kann der Kontemplation eine Annäherung gelingen? Sir Thomas Brownes hat es jedenfalls behauptet: *»Ich habe eine wahre Theorie des Todes«*, führte er aus, *»wenn ich mich in den Anblick eines Totenschädels versenke oder ein Skelett betrachte, durch die gemeinen Vorstellungen, die dadurch hervorgerufen werden.«*

Museen als Ersatzkirchen

Solange die Kunst im Dienste der Religion stand, leistete sie einen Hilfsdienst zur »Überwindung« des Todes. Sie machte das Versprechen der »frohen Botschaft« auf ewiges Leben deutlich, überzeugend, anschaulich. Je mehr sich die Kunst verselbständigte, sich aus der Dienerrolle an der Religion emanzipierte, umso offensichtlicher übernahm sie ihre eigenständige Funktion in der Abwehrstrategie der menschlichen Seele gegen die Todesbedrohung. Wo die Religion verlöscht, werden die Museen zu Ersatzkirchen.

Die bewahrte Utopie

Daß die Kunstmuseen immer mehr in die Rolle von Ersatzkirchen hineingeraten, begründet Max Horckheimer damit, die Kunst habe *»die Utopie bewahrt, die aus der Religion entwich«*. Und in der Tat findet der Europäer des 20. Jahrhunderts die Hoffnung auf Unsterblichkeit offenbar überzeugender in der Werken der Kunst als in den Glaubensverheißungen der Religion begründet.

Beginn der Unsterblichkeit

Nach der Guillotinierung tausender Feinde der Revolution und in möglicher Vorahnung des eigenen Endes rief Robespierre den Abgeordneten zu: *»Nein! Nein, Chaumette, nein Fouché, der Tod ist keineswegs ein ewiger Schlaf. Bürger, löscht auf den Gräbern diesen ruchlosen Satz aus, der einen dunklen Schleier über die Natur wirft und den Tod beschimpft. Laßt vielmehr einmeißeln: Der Tod ist der Beginn der Unsterblichkeit.«*

Von Menschen gemacht

»Jede Unsterblichkeit ist vom Menschen gemacht«, heißt es in einem Nebensatz des Spätwerks »Die zwei Körper des Königs« von Ernst H. Kantorowicz (1895 bis 1963).

Narzißmus und Unsterblichkeit

Im Zeitalter allgemeinen Todesbewußtseins bedarf es des Narzißmus, um das Gefühl der Unsterblichkeit zu gewinnen. Die frühen Menschen glaubten nicht, daß sie sterblich sind; der Narziß glaubt, daß er unsterblich ist.

»Sich gegen den Tod zu wehren«

Einen dreistrophigen »Einspruch« in seinem Gedichtband »Fremd daheim« beginnt Günter Kunert mit einer Anspielung auf die allgemeine Funktion der Kunst, wenn er von seiner Lyrik sagt:

»Kraft: Ausreichend für ein Gedicht.
Doch Verzicht, wen zu belehren.
Wenige Worte: Als Pflicht
sich gegen den Tod zu wehren.«

Sterben ohne Theorie

In seiner »Psychologie des Todes« stellt Joachim Wittkowski fest, daß es keine Theorie gibt, *»die das Erleben und Verhalten von Menschen gegenüber Tod und Sterben zu erklären versucht.«* Er läßt offen, ob dies durch das geringe Alter des »thanatopsychologischen« Sondergebiets der Seelenkunde zu begründen ist oder durch den Umstand, daß dieser Problemkreis fundamentaler ist, als daß er sich innerhalb einer Spezialwissenschaft erfassen ließe, daß er also sui generis in die Zuständigkeit der Philosophen gehört.

Unsterblich werden

Auf die Interviewfrage: »Sind Sie ein Modeschriftsteller?« antwortete der italienische Philosoph und Literat Umberto Eco: *»Natürlich ist es der Traum jedes Schriftstellers, keine Modeerscheinung zu sein. Er will mit seinem Schreiben überleben – unsterblich werden. Für ihn geht es darum, im nächsten Jahrtausend à la mode zu sein.«*

Dantes Häresie

Kein anderer als der Künstler vermag das Unglaubliche zu bewirken, daß wir noch nach dem Tode Gestalt haben, indem er unseren Seelen im Schattenreich ihren »Körper« leiht. Diese für ein christliches Jahrhundert erstaunliche Häresie verkündet Dante im Purgatorium seiner »Göttlichen Kommödie« (21, 135). Der Dichter ist es, sagt er, der Unsichtbares durch die Kunst verkörpert und *»unsere Nichtigkeit vergessend, den Schatten wie ein festes Ding ergreift.«*

Freiheit des Todes

Aus dem Gefängnis der universalen Gegenwart herauszutreten – durch Erinnerung an vergangene Momente und Vorausschau künftiger –, heißt in das Reich der Vergänglichkeit zu gelangen, in die Freiheit des Todes.

Vermutung der Unbetroffenheit

Kein Geschöpf – mit Ausnahme des Menschen erst seit der kurzen Zeit seines höheren Bewußtseins – lebt in der Vermutung des eigenen Todes. Und dies nicht nur, obgleich es den Tod vieler Geschöpfe um sich herum zu beobachten in der Lage ist, sondern gerade deshalb. Je öfter nämlich der Mensch den Exitus anderer Lebewesen und seinesgleichen feststellen kann, umso stärker festigt sich in ihm offensichtlich die Überzeugung von der eigenen Unsterblichkeit. Wer einen Krieg durchstanden hat, kennt diese Vermutung der Unbetroffenheit.

Einspruch gegen den Tod

»Es gibt wenig Schlechtes, was ich vom Menschen wie der Menschheit nicht zu sagen hätte!« meint Elias Canetti in seiner Kindheitsgeschichte »Die gerettete Zunge«. *»Und doch ist mein Stolz auf sie noch immer so groß, daß ich nur eines wirklich hasse: den Tod.«* Dieser Haß ist der Motor seiner schriftstellerischen Anstrengung. Er hat – wie es in einem Nachruf heißt – *»sein Denken als einzigen Einspruch gegen den Tod verstanden«*.

Leben und Geist

Leben behauptet sich im erfolgreichen wie im aussichtslosen Kampf gegen die Gewalt des Todes. Geist bewährt sich in der aussichtsreichen aber erfolglosen Auflehnung gegen das Verhängnis der Sterblichkeit. Leben ist die Überwindung des Todes auf Zeit, Geist die Überlistung des Todes – auf vermeintliche Dauer.

»Des Menschen seeligster Gedanke«

Nach dem Tode seiner Tante, der Oberamtmännin Vollmar, deren geduldiges Leiden Hölderlin viele Tage am Krankenbette bewundert hatte, schrieb er in einem »aufgewühlten Brief« an seinen Freund Immanuel Nast: *»Es ist des Menschen seeligster Gedanke, der Gedanke an die Ewigkeit.«*

Ich – vielleicht – auch

In Jahrhunderttausenden seiner Entwicklung haben die Vorfahren des heutigen Menschen ihre Unsterblichkeit als fundamentale Gewißheit besessen, so daß auch in den Zeiten erster Todesahnung und späterer Todesfurcht der grundsätzliche Überlebensglaube nie außer Kraft gesetzt worden ist. Selbst noch der moderne Skeptiker ist ja bereit, die Logik aufzuweichen und nicht gerade messerscharf zu schließen: »Alle Menschen sind sterblich. Ich bin ein Mensch. Also ich – vielleicht – auch.«

Auferstehung der Atheisten

Auch Atheisten können sich mit dem Tod nicht abfinden. Weil die Religion ihnen nicht das ewige Leben garantieren kann, setzen sie ihre Hoffnung auf die Wissenschaft. So erklärt Alexander Pantchenko die Einbalsamierung Lenins durch die Bolschewisten nicht nur als ein Zugeständnis an die Heiligenverehrung des russischen Volkes, sondern als Ausdruck der Hoffnungen der Materialisten auf eine mögliche physische Auferstehung mit Hilfe der Wissenschaft.

Das Bild im Gehirn

—

Erkenntnis und Anschauung

Gedenken und Denken

Mnemosyne, die Göttin des Gedenkens, ist – worüber uns Hesiods Theogonie belehrt – eine Tochter des Himmels und der Erde. Im Gedächtnis reicht das Irdische in den Himmel hinein. Transzendenz erweist sich als ein Geschenk der Mnemosyne. Gedenkenkönnen ist die Grundlage des Denkens.

Was ist ein Gedanke?

Die Einsicht in die ursprüngliche Nähe und unlösliche Verbindung von logischem und analogischem, von gedanklichem und anschaulichem Welterfassen hat schon Voltaire auf seine Frage »Was ist ein Gedanke?« antworten lassen: *»Es ist ein Bild, das sich in mein Gehirn malt.«*

Ein Anderer werden

Erkenntnis nennen wir den wahrnehmbaren Akt, sozusagen die kleinste Einheit, unseres geistigen Wachstums. *»Das aktuelle Erkennen bedeutet, ein Anderes werden«*, formuliert der französische Thomas von Aquin-Forscher A. D. Sertillanges und ergänzt an anderer Stelle: *»Wir erwachen zu uns selbst dadurch, daß die Welt in uns einströmt. Der Mensch erkennt sich nur dadurch, daß er im Erkenntnisakt ein Anderer wird.«*

Erkenntnis als Ereignis

Er-kenntnis ist – wie das deutsche Wort sagt – kein Zustand, sondern ein Ereignis, ein Vorgang, ständig verknüpft mit Handlungen oder Operationen, das heißt mit Transformationen. Das in der Natur Vorgefundene wird – beim »nur gedanklich« vollzogenen wie beim künstlerisch im Bilde verwirklichten – »Wiedergeben« in eine Form gebracht, die sowohl die Seinsstruktur der dargestellten Objekte als auch die Wesensmerkmale des darstellenden Subjekts enthält, sie miteinander zu einer geistigen oder bildlichen »Weltanschauung« verbindend. Nur eine solche Verbindung hat Erkenntnis-Charakter.

Erweiterter Erkenntnisbegriff

Daß das menschliche Erkenntnisvermögen den Modus des Intellektuell-Szientistischen, wie er sich vor allem in der Wissenschaft bewährt, weit überschreitet, wird auch von der Gehirnforschung bestätigt. Oeser weist darauf hin, daß *»das* *linguistische Paradigma in der kognitivistischen Bewußtseinstheorie nur einen, wenngleich auch sehr wichtigen Teilbereich dessen umfaßt, was menschliche Erkenntnis ausmacht.«*

Die beiden Seiten des Erkennens

Die Fähigkeiten, anschaulich oder abstrakt zu erkennen, haben sich im Menschen gleichzeitig und in ständiger Wechselwirkung ausgebildet in ein und demselben Prozeß der Menschwerdung. Es gibt vermutlich überhaupt keine Erkenntnis ohne die Mitwirkung gestalthafter Vorstellungen, und es gibt andererseits kein Gestaltsehen ohne Beteiligung unseres analytisch-logischen Vermögens. Jede Hälfte unseres Gehirns interagiert bei ihrer Tätigkeit notwendig mit der anderen.

Verstand und Sinne

Kant hat in seiner »Kritik der reinen Vernunft« auf das unerläßliche Zusammenspiel von sinnlicher Wahrnehmung und analytischem Denken für das Zustandekommen jeglicher Erfahrung hingewiesen: *»Der Verstand vermag nichts anzuschauen«*, stellte er fest, *»und die Sinne nichts zu denken. Nur daraus, daß sie sich vereinigen, kann Erkenntnis entspringen.«*

Die beiden Wahrheiten

Auch was die Wissenschaftler erkennen, kann keinen größeren Anspruch auf »Wahrheit« erheben als das, was die Künstler bilden; denn ihre Erkenntnisse – auch die abstraktesten – sind nichts anderes als Keime von Bildern, Modelle von Zusammenhängen.

Kunst und Wissenschaft

Daß Kunst und Wissenschaft demselben menschlichen Verlangen nach Erkenntnis, nach Orientierung in der Welt, entspringen, dem sie mit ihrem freilich unterschiedlichen Vermögen gerecht zu werden versuchen, hat auch schon Konrad Fiedler festgehalten: *»Die Kunst ist so gut Forschung,«* schreibt er, *»wie die Wissenschaft, und die Wissenschaft ist so gut Gestaltung, wie die Kunst. Die Kunst tritt ebenso notwendig wie die Wissenschaft in dem Augenblicke auf, in dem der Mensch für sein erkennendes Bewußtsein die Welt zu schaffen gezwungen ist.«*

Die beiden Erkenntnisweisen

Wir haben zwei extreme Erkenntnisweisen, die miteinander verbunden gleichzeitig arbeiten: Aus dem Anblick des Ganzen löst unser analytisches Vermögen Einzelheiten heraus, die begrifflich erfaßt werden können. Und im Gestalterlebnis vermögen wir »das Ganze« auf eine anschauliche Weise zu erkennen, die die Gestalt nicht als Summe von Teilen, sondern als autonome Einheit versteht.

Antithetisches und synthetisches Denken

Unvermeidliches Ergebnis der radikalen Trennung von Subjekt und Objekt ist das antithetische Denken, ein Operieren mit Gegensatzpaaren, die sich in einander ausschließenden Begriffen verkörpern. Die mythisch fundierte, dem analogischen Erkennen der »rechten Hemisphäre« entsprechende synthetische Denkweise dagegen kennt Begriffspaare wie »Himmel und Erde« oder das chinesische »Yin und Yang«, die sich gegenseitig bedingen und ergänzen.

Sprache, Bild, Erkenntnis

Sprechen und Bildersehen entstehen in einem gemeinsamen Prozeß: Erst wer einen Gegenstand sieht, ihn von seiner Umgebung unterscheidet, vermag ihn zu benennen, erst wer ihn benennt, kennt ihn. Sprache und Bild gemeinsam werden so zu den wichtigsten Werkzeugen des Wiederkennens – und das heißt der Erkenntnis. Indem die Vorstellung eines Gegenstands oder eines Vorgangs in mir mit der Erscheinung dieses Gegenstands oder Vorgangs vor mir in eine – wenn auch nur metaphorische – Deckung gebracht werden kann, ereignet sich Erkenntnis.

Vision und Erkenntnis

In der malerischen Vision geschieht – analog zur Aufstellung einer philosophischen Theorie – die Bündelung dessen, was von einem Blickpunkt oder Erkenntnispunkt (einem Individuum) als Welt wahrgenommen wird. Aber dieser rezeptiv scheinende Vorgang ist – wie Nelson Goodman ausführlich dargelegt hat – in Wahrheit eine »Erzeugung«. Das Ganze, was der Begriff »Welt« postuliert, ist nicht etwas Gegebenes, sondern etwas von uns Geschaffenes, ein Ergebnis unseres schöpferischen Tuns.

Die Wahrheit des Paradoxen

Die Wahrheit des Paradoxen ist nur aus der Unzulänglichkeit unseres Denkens in »disjunktiven«, einander ausschließenden Begriffen zu erklären. Unsere Fähigkeit, »definitorische Begriffe« zu bilden – eine der wichtigsten Voraussetzungen wissenschaftlichen Arbeitens überhaupt –, hat die Erscheinungen der Welt in Gegensatzpaare zerrissen: Natur – Geist, Körper – Seele, Leben – Tod und so fort. Nur die Weisheit – mit ihren Paradoxa – und die Kunst mit ihrer Einheit von Sein und Bedeuten, mit ihrem Angebot anschaulichen Erlebens ganzheitlicher Gestalten, können diese Verwundungen der Wirklichkeit in unserem Bewußtsein wieder heilen.

Digitale und analoge Wirklichkeitserfassung

Die Wirklichkeit zu erfassen, indem man entweder einen augenblicklichen Gesamteindruck aufnimmt und ihn sozusagen »auf Verdacht« und in gewagtem

Vorgriff auf spätere Prüfung wertet, oder kritisch Teilchen um Teilchen von Einzelinformationen zu einer zuverlässigen Beurteilung zusammensetzt: das sind die beiden gegensätzlichen Methoden, die uns zur Verfügung stehen.

Der Kunstgriff der Natur bei der Entwicklung des Nervensystems war es, sich nicht nur für eine dieser beiden Methoden entschieden zu haben. Von Anfang an muß es ein gewaltiger Vorteil in der Evolution gewesen sein, sowohl das eine als auch das andere Prinzip anwenden zu können. Denn manchmal kommt es mehr auf Geschwindigkeit durch intuitive Erfassung, ein anderes Mal mehr auf Genauigkeit an, wenn genug Zeit vorhanden ist, Einzelheiten zu registrieren und zu kombinieren. Nur die symmetrische Zweiteilung der Organismen und eine entsprechende Organisation des Nervensystems ermöglichte das Unwahrscheinliche: nämlich die Lateralisierung bestimmter Funktionszentren und damit eine Kombination von analytischem und synthetischen Vorgehen gleichzeitig. Diese geradezu paradoxe Verknüpfung von digitaler und analoger Verarbeitung muß den Konstrukteuren von Computern die Haare zu Berge stehen lassen.

Zwei Gehirne – ein Geist

Tierversuche werden bestätigen müssen, ob die Lateralität eine spezifisch menschliche Eigenheit ist. Jedenfalls scheint das »doppelte Gehirn« mit seinen teilweise spezialisierten Sonderfunktionen einen enormen Evolutionsvorteil mit sich zu bringen. Die über die Sinnesorgane eingehenden Informationen werden in den beiden Gehirnhäften gleichzeitig, jedoch unterschiedlich bearbeitet und können dann in verwandelter Form der anderen Seite zur Verfügung gestellt und weiterverarbeitet werden. Man lasse sich nicht von dem Umstand täuschen, daß »split-brain-Patienten« – also Menschen, bei denen man die Verbindung der Hemisphären zerschnitten hat – anscheinend ziemlich ungestört weiterleben und -denken und -fühlen; das Gehirn auch des Erwachsenen ist ein höchst plastisches und anpassungsfähiges Organ und hat bei seinen rund 2 Milliarden Zellen wohl ausreichende Ausfallreserven. Das eigentliche Geheimnis unserer hervorragendsten zerebralen Fähigkeiten – volle sensomotorische Beherrschung unseres Körpers, höchste Stufen des Bewußtseins und die herausragenden geistig-schöpferischen Ergebnisse – beruht auf der Vermittlungsfunktion des »Corpus callosum« und der wenigen anderen Verbindungen. Sie lassen aus unserem »bikameralen« Gehirn trotz getrennter und unterschiedlicher Wirklichkeitserfassung einen meist geschlossenen und einheitlichen schöpferischen Geist hervorgehen.

Links – Rechts: Uneinige Neurologen

Die Selbstverständlichkeit mit der führende Neurologen bis heute die linke Gehirnhälfte als die »dominante Hemisphäre« bezeichnen, die rechte als die »untergeordnete« (auch Eccles), ist charakteristisch für unsere sprachlich-szientistisch bestimmte Kultur. Bei Eccles mag hinzukommen, daß er den »Sitz der Seele« in der linken Hälfte vermutet. Im allgemeinen dürften wohl die Schwierigkeiten, mit der rechten Hälfte zu kommunizieren, bei den Wissenschaftlern das Vorurteil von einer »zurückgebliebenen« oder nicht ganz ebenbürtigen Hälfte verursacht haben. Die Fragen, die die Forscher an die verschiedenen Zerebralbereiche stellen, sind sprachlich formuliert: kein Wunder also, daß die mit dem Sprachzentrum ausgerüstete Hälfte darauf viel angemessener zu antworten imstande ist. Und wenn die rechte Hälfte Bilder, die man ihr vorhält (indem man sie ausschließlich dem linken Gesichtsfeld eröffnet) auch leicht erkennt, hat sie doch Schwierigkeiten, uns das mitzuteilen; dazu bedarf es dann schon wieder einer Mitarbeit von Feldern der linken Seite. Der Hirnforscher Roger W. Sperry hat nach einigen Versuchen schließlich die Behauptung aufgestellt, beide Hemisphären seien in der Identifikation gleich. Aber Eccles findet das eine *»ziemlich optimistische Überinterpretation«*.

Kenntnisgewinnung

Vom Schweizer Psychologen Jean Piaget wissen wir, daß die menschliche Intelligenz *»weder mit der Erkenntnis des Ich noch mit der der Dinge als solchen«* beginnt, *»sondern mit der Erkenntis ihrer Interaktion.«* Das Wahrnehmen der Dinge als »Gegen-stände«, das Stoßen des Subjekts auf das ihm im Objekt »Gegen-wärtige« ist sowohl Ursache des ersten kognitiven Aktes als auch der späteren Subjekt-Objekt-Trennung. Das Entstehen von Leben und Begreifen ist nicht zu trennen, das Leben selbst ist eben – wie Konrad Lorenz sagt – ein *»kenntnisgewinnender Prozeß«*.

Leben als Erkenntnis

Alle Vorgänge, die wir im anorganischen Universum beobachten, sind Prozesse der Entropie. Nur alles Lebendige probt den Aufstand gegen die Diffundierung der Energie. Leben ist ein energiegewinnender und – vermutlich in demselben Akt – ein erkenntnisgewinnender Vorgang. Der erste molekulare Schritt, sich der Entropie in den Weg zu stellen, wäre zugleich der letzte gewesen, wenn nicht eine Wiederholung möglich geworden wäre. Was aber ist Erkenntis in ihrer Grundform anderes, als die Fähigkeit, einen erfolgreichen Schritt zu wiederholen?

Wenn sich im Lebensprozeß eine Erkenntnis verkörpert, wenn das Wachsen von Erkenntnis nichts anderes als die Evolution des Lebens bedeutet, dann dürfen alle lebendigen Erscheinungsformen als gestaltgewordene Erkenntnis verstanden werden.

Für die menschliche Erkenntnis bedeutet dies, daß wir die Wirklichkeit nicht anders zu begreifen imstande sind als in den Gestalten des Lebendigen: Sie sind das Wirkliche. Und sie begreifen sich ausschließlich in den Sphären, in denen sie sich durchdringen.

Konzeption der Seele

Daß sich das Nervensystem seit seinen Ursprüngen nicht nur auf die Erscheinungen der Umwelt, sondern auch auf die Beobachtung und Steuerung des Organismus einzustellen hatte, läßt im späteren Bewußtsein jenen Dualismus auftreten, der zur Konzeption einer unabhängigen »Seele« geführt haben mag. Das Zentralnervensystem hat sich zu einem Organ entwickelt, das Informationen sowohl aus der Innenwelt des eigenen Körpers als auch aus der Außenwelt der Dinge gewinnt und verarbeitet. Die Gehirnfunktion erscheint somit als eine dritte Instanz, die sich vom eigenen Körper so abzuheben scheint wie dieser von der Welt um ihn.

Die lebenslangen Gehirnzellen

Während wir keine körperliche Identität besitzen, also längst nicht mehr der Organismus sind, der wir vor Jahren einmal waren, weil sich unsere Körperzellen unentwegt erneuern, sind die Nervenzellen unseres Gehirns so alt wie wir selbst. Schon zur Zeit der Geburt verlieren sie ihre Teilungsfähigkeit. Erkaufen sie etwa ihr Vermögen zu höchstdifferenzierten Funktionen mit dem Verlust ihrer Reproduzierbarkeit? Das Bewahren von Informationen ist ein so integraler Bestandteil ihrer biologischen Aufgabe, daß ein ständiger Austausch ihre Gesamtfunktion verhindern müßte. Vermutlich gäbe es keine Identität des Selbst, wenn sie während der Lebenszeit des Individuums vergingen und das Erlebte, Erfahrene, Gelernte und Gedachte schon nach kurzer Zeit wieder dahinschwände. Im Alter merkt man schmerzhaft genug, wie sehr der natürliche Ausfall von Gehirnzellen Gedächtnis- und Denkleistungen vermindert.

Die doppelte Spaltung der Mentalität

Es gibt im menschlichen Bewußtsein eine Spaltung sowohl in horizontaler als auch in vertikaler Richtung. Die erste wird durch den Gegensatz von Unbewußtem und Bewußtsein bestimmt, physiologisch gesprochen also vom Zusammenspiel von Althirn und Neuhirn (oder Großhirn). Diese Heteronomie in der Menschennatur hat schon die früheste Dichtung beschäftigt. Im Gilgamesch-Epos stehen sich diese beiden Uranlagen des Menschen gegenüber in den Gestalten des behaarten, ungezähmten Wildlings Enkidu und seines kultivierteren, intellektuellen Freundes Gilgamesch. Sie verkörpern eine bis heute fortwirkende Dualität in der Seele des »Homo sapiens«: eine spätere, höhere Evolutionsstufe über einer fortlebenden, darunter weiterwirkenden älteren Wesensschicht.

Aber das Großhirn hat sich – im Gegensatz zum »unpaarigen« Althirn – gewissermaßen vertikal geteilt, paarig in zwei Gehirnhälften. Die Sinnesorgane lieferten Informationen, die auf höchst unterschiedliche Weise verarbeitet und in einem Prozeß gegenseitigen Vergleichens und Kontrollierens erst zu einem ausreichend sicheren Erfassen der Wirklichkeit »verdichtet« werden konnten. So setzte eine seitenweise Spezialisierung ein. Die Bedeutung der rechten Hemisphäre – des analog, emotional, gestalterfassend funktionierenden Instrumentes – muß bis zur Entwicklung des Ichbewußtseins, zur differenzierteren Sprache, ja bis zur Einführung der Schrift unvergleichlich größer gewesen sein als heute. Dabei entwickelte sich die linke Hemisphäre mit dem Sprachzentrum und dem analytischen Denken zur Dominanz. Die Lateralisierung der Hemisphären, ihre unterschiedliche Begabung, ermöglichte wohl jetzt jenen Dialog innerhalb des menschlichen Geistes, der zuvor nur zwischen den Göttern und den Menschen geführt werden konnte. Erst für die Menschen nach dem »Zusammenbruch der bikameralen Psyche« (J. Jaynes), für die Alleingelassenen, nicht mehr von Stimmen »bestimmten«, gilt Herders Definition des Menschen als des »ersten Freigelassenen der Schöpfung«.

Das Nervensystem verdaut die Realität

Die durch Kant vollzogene Revolution der Erkenntnistheorie besteht darin, daß er den Erkenntisvorgang, der bislang als ein »Angleichungsprozeß« unseres Verstandes an die Dinge galt, als eine – um es mit Piagets Worten zu sagen – »*Integration des Objekts in innere Formen des Subjekts*« begriff. Es handelt sich dabei um eine zwar nicht materielle, aber »funktionale Inkorporation«: Die Gegenstände unseres Erkennens werden gewissermaßen in die Verhaltens- und Wahrnehmungsschemata des Ichs einbezogen. Das Organ, das die Funktion dieser »Einverleibung« leistet, ist unser Nervensystem, das über seine biologische Organisationsform hinausgreift und dem Lebewesen, dem es dient einen Aktionskreis weit in die Umwelt hinein erobert.

Piaget sieht diesen Vorgang, den Kant noch sehr abstrakt als »Identifikation« bezeichnet hat, gleichsam biologisch. Erkenntnis ist für ihn »*grundsätzlich ebenso wie die lebenserhaltenden Organfunktionen Atmung und Verdauung eine ›Inkorporation‹ des Objektes durch das Subjekt.*« Es besitzt eine hohe Plausibilität, daß das erkennende Subjekt als lebender Organismus seinen Erkenntnisgegenstand ebenso wie seine Nahrungsobjekte »ergreift«, »erfaßt«, »schluckt«, intern auflöst und zu integrierten Bestandteilen seines eigenen kognitiven Systems macht.

Anatomie der Erkenntnis

Das komplizierte Aufeinandereinwirken von Subjekt und Objekt im Erkenntnisvorgang zerlegt Piaget in einzelne Komponenten. Er nennt sie »Assimilation« (organische oder mentale Einverleibung) und »Akkomodation« (nicht-erbliche Anpassungen der Strukturen des Subjekts an die Objekte).

Entscheidend freilich ist die Einsicht, daß die »*kognitive Adaption* (also der eigentliche Erkenntnisgewinn; Anm. d. Verf.*) wie ihr biologisches Gegenstück aus einem Gleichgewicht zwischen Assimilation und Akkomodation*« besteht.

Vermutlich entsprechen in der Bildkunst die beiden Begriffe »Abstraktion« und »Einfühlung« (Worringers berühmtes Gegensatzpaar) in etwa diesem Schema. Assimilation wäre dann mit Abstraktion gleichzusetzen, ein Überwiegen des Subjektiven, das in der Gefahr steht, die objektive Welt aus dem Blick zu verlieren. Einfühlung entspräche der Akkomodation, einer geduldeten oder aktiv betriebenen Vorherrschaft des objektiven Anteils. Daß es beides in »absoluter Form«, losgelöst also vom anderen Anteil praktisch nicht geben kann, bestätigt Piaget. Nach ihm »*gibt es keine Assimilation ohne Akkomodation*« – und umgekehrt. Daß sich im normalen Fall ein Gleichgewicht dieser Vorgänge einstellt, schreibt er einer »Selbstregulation« zu, die er »Äquilibration« nennt. Störungen dieses Gleichgewichts machen sich als Anomalien bemerkbar. Wenn die Assimilation überwiegt, entwickelt sich das Denken in egozentrische, sogar autistische Richtung; herrscht die Adaption vor, stellt sich Nachahmung und »Reproduktion der Wirklichkeit« ein.

Das Wesen der Information

In seiner »Biologie der Kognition« hat Humberto Maturana das, was sich bei der »Information« vollzieht, als einen erstaunlich wörtlich zu verstehenden Vorgang erkennen lassen. Wahrnehmung – so seine These – wird nicht materiell gespeichert, sondern kodiert sich durch eine Veränderung des kodierenden Systems. Sie wird dort wieder als Verhaltensweise des Betrachters abgerufen, so wie unser Gen-System auf veränderte Umweltbedingungen durch relative Veränderung der vorhandenen Konstellationen von »Bauanweisungen« reagiert.

Das Nervensystem »speichert« also Informationen dadurch, daß es mit einer Veränderung seines eigenen Zustands auf die wahrgenommenen Reize reagiert. Das Ergebnis ist »Information« in einem ganz wörtlich Sinne: eine Hineinbildung des Wahrgenommenen in den Wahrnehmenden. Damit wird physiologisch bestätigt, was Kunsttheoretiker und Kunsterzieher längst ausgesprochen haben, daß also die Betrachtung von Kunst die Sehweise des Betrachters verändert.

Das Drei-Sekunden-Fenster

Bewußtsein wie Erkenntnis bilden sich innerhalb physiologisch bedingter Kapazitätsgrenzen. Man kann das an sich selber beobachten, wenn auf den Hör- oder Gesichtssinn mehrere Eindrücke gleichzeitig wirken. Schon Wilhelm Wundt hat das sogenannte »Drei-Sekunden-Fenster des Jetzt« entdeckt: die Tatsache, daß wir *»unsere Identität unmittelbar nur im Rahmen der zeitlichen Limitierung von drei Sekunden erleben. In diesem Drei-Sekunden-Fenster ist es uns möglich, mehrere aufeinanderfolgende Wahrnehmungsereignisse zu einem einheitlichen Bewußtseinsinhalt zu integrieren.«* (Oeser). Auch jedes bewußte Gestalterfassen in der Zeit, also z.B. in der Tonkunst, müßte dieser Integrationsspanne unterworfen sein.

Entthronte Philosophie

Mit ihrer Überzeugung, der Mensch könne mit Gott und der Welt nur mithilfe der Philosophie ins Reine kommen, haben die Philosophen ihre Disziplin seit Platons Tagen regelmäßig überschätzt. Mit Recht mahnt sie nun ein jüngerer Kollege, der Amerikaner Richard Rorty, sich nicht mehr als oberste Entscheidungsinstanz für die letzten Wahrheiten zu verstehen, sondern das Philosophieren – wie Kunst, Wissenschaft und Religion – schlicht als eine kulturell tradierte Möglichkeit zu begreifen, neue Beschreibungsweisen unseres Selbst und der Welt zu entwerfen. Daneben gibt es immer die anderen – dem geistigen Vermögen des Menschen entsprechenden – Methoden, Metaphern für das Geheimnis der Existenz zu schaffen, die – in der Empirie der Wisssenschaft, den Bildern der Kunst, den Mythen der Religion – ebenso wahr sind wie die mit triftigen Argumenten gewonnenen Erkenntnisse unserer Vernunft.

Rorty weist den Anspruch der Philosophie zurück, ihre Erkenntnisse wurzelten auf mysteriöse Weise irgendwie in den Sachen selbst, so als gälte es zu entdecken, was sie »eigentlich« sind. Er entspricht damit dem Einsehen, daß es auch der Kunst nie gelingen kann, »das Wesen« eines Menschen oder der Dinge wiederzugeben, sondern daß sie nichts anderes ist, als die bedeutungsvolle Wahrnehmung der Dinge durch den schöpferischen Menschen. Die Gleichberechtigung der kulturellen Aktivitäten des Menschen beruht darauf, daß keine der aus ihnen gewachsenen Institutionen – Wissenschaft, Kunst oder Religion – das Privileg solcher Wesens-Enthüllung für sich in Anspruch nehmen kann.

Die Duplizität der Vernunft

Den Weg von der Moderne zur Postmoderne beschreibt Wolfgang Welsch in der Zeitschrift »Universitas« als einen Weg vom Totalitarismus der Vernunft zur bescheideneren »Vernünftigkeit«. Die Vernünftigkeit verzichte darauf, so meint er, der widersprüchlichen Vielheit der Welt ein System aufzudrängen. Gerade das aber, so wäre zu erwidern, ist die Aufgabe der Vernunft.

Nicht die Vielheit der Welt ist das Problem – mit der ließe sich fertigwerden –, sondern die Vielfalt, genauer gesagt die Duplizität unserer Vernunft. Wir besitzen eine logisch-analytische Rationalität und eine analogisch-synthetische Welterfassung. Sie sind freilich nicht in ein System, aber doch in ein Gleichgewicht zu bringen. Diese Äquilibristik des Geistes ist das eigentliche Problem der Erkenntnis. Zumal es weder eine rein logische Rationalität noch eine rein analoge Anschaulichkeit für sich gibt; beide enthalten schon in ihren Grundstrukturen Elemente der »anderen Seite«.

Zwei Wahrheiten

Kant hat in seiner »Kritik der Vernunft« eingeräumt, daß wir mit ihr nicht das Ganze erfassen können, daß sie sich mißverstände, wenn sie dies wollte, daß sie sich zerstörte, wenn sie sich Totalität als Besitz zuspräche.

Und doch nehmen wir das Ganze wahr. Die Einheit des Subjekts fordert die Einheit der objektiven Welt. Wir können nicht das Ganze einer objektiven Individualität, noch nicht einmal das Ganze eines Baumes oder Tieres, als Konstruktion unseres Verstandes erschließen, wohl aber als anschauliche Einheit erfassen mit einer unausschöpfbaren Fülle von Wirklichkeitsbezügen. Die Natur hat uns mit zwei kooperierenden Werkzeugen ausgestattet, um alternative Überlebensfähigkeiten zu entwickeln: die genaue Feststellung kleiner Zusammenhänge, meist in linearen Kausalketten, und die Wahrnehmung komplizierter Systeme, bei denen die logische Durchdringung überhaupt nicht mehr oder nicht schnell genug gelingen kann. Die sogenannte Lateralisierung unseres Gehirns, also die Nutzung der symmetrischen Anlage unseres Zentralnervensystems zu unterschiedlicher Spezialisierung der beiden Gehirnhäften, war der Kunstgriff der Natur, unsere Überlebenschancen zu vergrößern, wenn wir dadurch auch meist in die Mitte von zwei Wahrheiten gestellt werden.

Schwierige Ganzheiten

Noch heute gehört es zu den höchsten intellektuellen Leistungen, das an den Ganzheiten zu begreifen, was mehr ist als die Summe ihrer Einzelteile. Der menschliche Geist hat sich seit jeher schwer getan, die Einheit eines Lebewesens wahrzunehmen. Weder die alten Ägypter noch die archaischen Griechen besaßen ein Wort für »Körper«; erst der nachhomerische Grieche kannte das »soma«. Bis dahin war man mit der Bezeichnung der einzelnen »Glieder« ausgekommen.

Humanperspektive

Die naturwissenschaftliche Methode der kausalen Naturbetrachtung mag für die immer weiter reichende Beherrschung und Ausbeutung der Natur ausreichen, zum Verständnis der Wirklichkeit der Welt und des Menschen in der Welt verhilft sie uns nicht. In einer Zeit, da das Versagen ausschließlich naturwissenschaftlichen Umgangs mit der Welt unübersehbar wird, müssen wir unsere Anstrengungen verstärken, die »ganze Wirklichkeit« zu erfassen. Und das heißt, eine »humanperspektivische« Sicht gelten zu lassen: die Erscheinungen so zu ordnen, daß wir ein neues Vertrauen stiften zwischen der Welt und den Menschen.

Liebesakt und Erkenntnis

Es gibt für das, was sich im orgiastischen Tanz des Dionysoskultes in der Mimesis, im Einswerden des darstellenden Mimos mit dem dargestellten Gott vollzog, eine Urerfahrung: die sexuelle Vereinigung der Geschlechter. Diese Verschmelzung des liebenden Subjekts mit dem Objekt seiner Liebe bezeichnet die Bibel schlicht als »erkennen« – und hilft uns mit dieser fundamentalen Gleichung, jegliche Erkenntnis als Liebesakt zu begreifen.

Konnaturalität

Den geheimnisvollen Vorgang der Durchdringung zweier grundsätzlich andersartiger Sphären, wie er sich bei jeder Erkenntnis vollzieht, hat Thomas von Aquin mit der von Sertillanges zitierten Einsicht benannt, daß »*alle Erkenntnis eine letzte Konnaturalität zwischen Erkennendem und Erkannten voraussetzt*«, nicht nur zwischen weltlichen Wesen, sondern auch zwischen Gott und Kreatur. Liebe ist – wie uns die Bibel lehrt – nur ein anderes Wort dafür.

Der kleine und der große Tod

Die gefährliche Nachbarschaft von Liebe und Tod erklärt sich aus der totalen Identifikation, die sich im Liebesakt vollzieht. Die Aufhebung der Isolation des Ich in der liebenden Vereinigung unterscheidet sich nur relativ von der Auflösung des Subjekts, die sich im Tode vollzieht. Liebespaare haben die geringste Todesangst, ja die Versuchung des gemeinsamen Hinweggehens von den Widerständen, die sich ihnen entgegenstellen, ist ein Urthema der Liebespoesie. In Japan, wo man den Orgasmus übrigens den »kleinen Tod« nennt, war besonders vom 17. bis zum 19. Jahrhundert der Doppelselbstmord Liebender ein häufiger Ausweg aus der widrigen Welt ins »Jodo«, das Paradies der Liebenden. Vom kleinen zum großen Tod ist es nur ein kleiner Schritt.

Mysterium der Liebe

Nur durch die Hingabe des Eigenen vermag Wahrheit gewonnen, Gutes vollbracht und Schönes geschaffen zu werden. Die entscheidende Kategorie des Schönen wie des Guten wie des Wahren, das Moment der »seinshaften Entrückung«, verweist auf das zentrale religiöse Mysterium: die Liebe. *»Es gehört zu allem Guten und Schönen«*, so heißt es schon im Buch über »Die Namen Gottes«, das dem griechischen Märtyrer Dionysius Aeropagita zugeschrieben wird, *»den Eros zu besitzen und eroshaft zu lieben, im Schönen und Guten hat dieser seinen ursprünglichen Sitz; er hat seinen Bestand und seine Verwirklichung nur durch das Schöne und Gute.«* Es gibt in diesem Punkt eine grundsätzliche Übereinstimmung zwischen den großen Kirchenlehrern, wie Hans Urs von Balthasar betont: *»Von Augustinus über Bernhard zu Bonaventura und Thomas wird diese naturhafte und von der Gnade getragene Liebe als das innerste Licht des Seins selber verstanden.«*

Der sehende Geist

Die Griechen konnten sich den Geist nicht anders als »das Sehende« in uns vorstellen. Sie haben das Wort »nous«, mit dem sie den Geist bezeichneten, von »noeein« = »sehen« abgeleitet.

Mysterium des Sehens

»Die unbegreiflichste Eigenschaft des Universums«, meinte Einstein, *»sei die, daß man es begreifen könne.«* Ist es nicht schon eine unbegreifliche Eigenschaft der Welt, daß wir sie sehen können? Daß wir Dinge sehen, unterscheiden und uns ihrer erinnern können? Keiner hat über das Mysterium des Sehens, das Bilden von Bildern aus den Gegenständen im Licht so ergreifend gestammelt wie Herder: *»Die sich enthüllende menschliche Seele sieht Bilder! Sind's Bilder, sind's Sachen? Träumt sie oder ist's außer ihr? Und was heißt außer ihr? Was heißt: ist Sache? Dasein! Gegenwart! Wer zeigt, wer lehrt, wer erklärt diese? – Das Licht! Licht, das Vorbild der allenthüllendsten Demonstration Gottes […] Sprache vom Throne Gottes!«*

Realismus

Auch der krasseste Realismus stellt nicht die Welt dar, sondern ihre Anschauung. Er bezeichnet, was seine Verächter übersehen, auch in seiner Gegenständlichkeit seit eh und je etwas Geistiges, Seelisches.

Das einzigartige Auge

Die Sichtbarkeit der Welt ist ihre für die Orientierung der Tiere weitaus bedeutendste Eigenschaft. Das anschauliche Erkennen kann in seiner Welthaltigkeit durch keine andere Wahrnehmung ersetzt werden. Und es verbindet die überwältigende Mehrheit der »sehenden Tiere« zu einer Gemeinschaft, die seit der Entstehung des Auges vor rund 500 Millionen Jahren immer größer und vielfältiger wurde. Das Sehorgan tritt heute in rund drei Dutzend Entwicklungsformen auf – vom Kamera-Auge des Nautilus, dem Facettenauge der Insekten bis zum Auge der Wirbeltiere – und ist dennoch vermutlich aus einem einzigen, nur einmal erfundenen Bauprinzip hervorgegangen. Daß etwa 2500 Gene an seiner konkreten Ausbildung beteiligt sind und Millionen von Nervenbahnen sich eingeschaltet haben, um uns zu einem Bild der Welt zu verhelfen, läßt uns etwas von den naturgesetzlichen Voraussetzungen ahnen, denen jeder Akt der Anschauung zu verdanken ist.

Auge und Gehirn

Das menschliche Auge ist nicht nur, wie Arnold Gehlen feststellt, der »objektivste Sinn«, er ist, wenn man das Gehirn als den Sitz unseres subjektiven Bewußtseins versteht, auch unser subjektivster Sinn. Denn anders als bei der Verbindung der Riechzellen oder der Geschmackspapillen zum Nervensystem, besteht eine ursprüngliche Identität zwischen Gehirn und Auge, das nichts anderes als ein vorgeschobener Posten unseres Gehirns ist (Richard Huber). Die enge und vielfältige Verbindung von Auge und Gehirn bewirkt auch, daß wir optische Wahrnehmungen, die sich weiteren Bereichen des Gehirns mitteilen, leichter, detaillierter und genauer in Worte fassen können als die Wahrnehmungen der anderen Sinne.

Akt der Anschauung

Das Gerede vom »Haptischen« der Plastik ist oft eine Verlegenheit. Wir erleben auch die Werke der Bildhauer, selbst die Bauten der Architekten, mit dem Auge – wenn auch im Gehen. Daß es die nichtvisuellen Sinne – mit Ausnahme des Gehörs – zu keiner eigenen Kunstgattung gebracht haben (die Köche mögen mir verzeihen) –, mag daran liegen, daß sie durch ihre Nähe und Intimität zu den gerochenen, ertasteten, geschmeckten Dingen sich in der Identifikation mit ihnen erst ereignen.

Das Sehen – wie das Hören – geschieht in Distanz zu den Dingen. Unsere Identifikation mit den Objekten unseres Schauens bedarf einer außerordentlichen

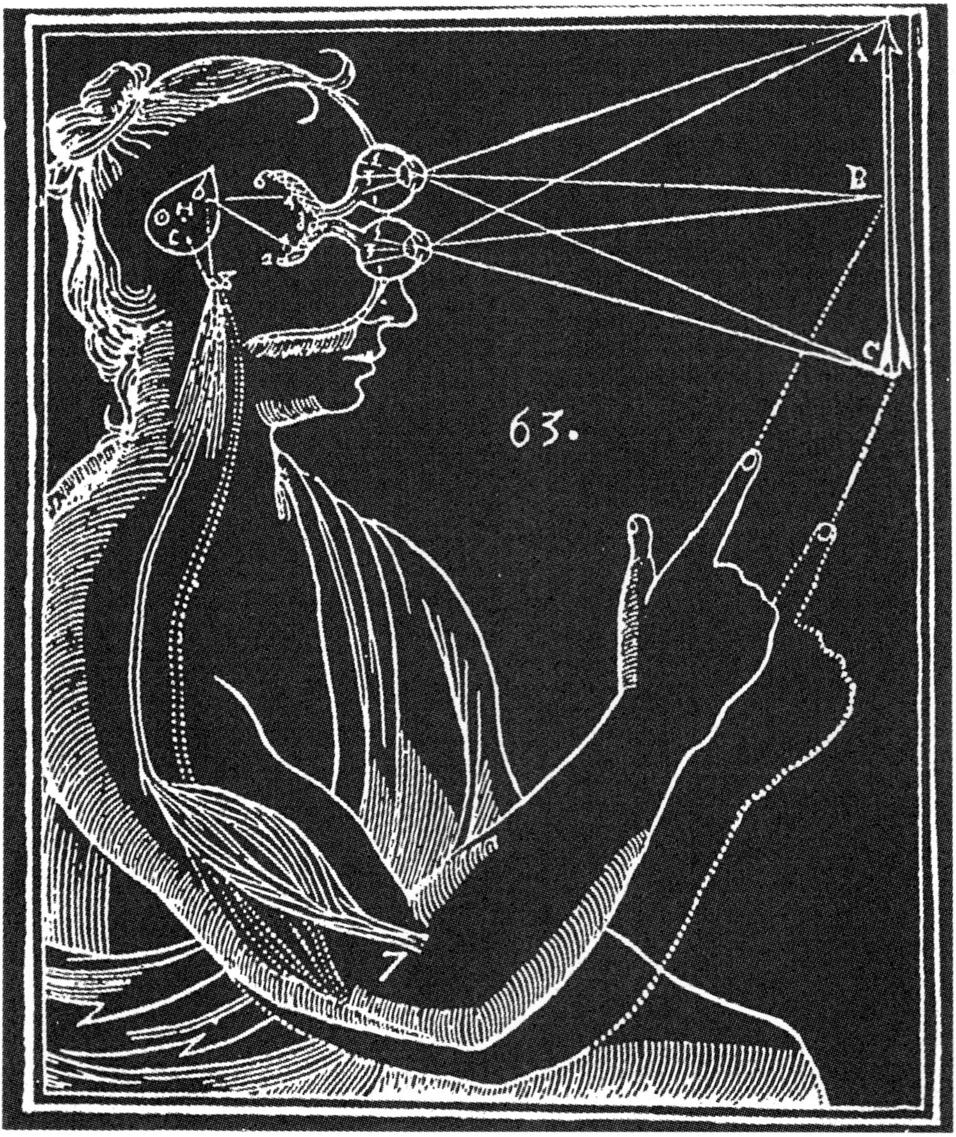

Das Sehvermögen stellt eine außerordentliche Leistung unserer Augen und unseres Gehirns dar. Die Entschlüsselung dieser Vorgänge hat auch den Philosophen Descartes beschäftigt, aus dessen 1632 erschienenem Werk »L'homme« diese schematische Darstellung entnommen ist.

Anstrengung. Denn auf beiden Seiten, beim schauenden Subjekt wie beim angeschauten Objekt, widersteht ein Höchstmaß von Eigenständigkeit der Vereinigung. Das gesehene Objekt hat viel von seiner Wirklichkeit in der sichtbaren Gestalt; und das Gesicht – die beiden konzentrisch auf den Gegenstand gerichteten, die räumliche Lage, die körperliche Beschaffenheit, die farbige Erscheinung gleichzeitig erfassenden Augen – vollzieht einen einzigartigen Zugriff. Der Akt der Anschauung stellt die intensivste Weise der Subjekt-Objekt-Begegnung dar.

Anschauung

»An-schauung«, gebildet wie das Wort »An-eignung«, besagt, etwas durch Schauen einzubeziehen in das Eigene; sich etwas durch Sehen »einzuverleiben«, »einzuvergeisten«, also Ein-sicht zu gewinnen.

Vom Rang des Augensinns

Der immer wieder behauptete Vorrang des Auges unter den menschlichen Sinnesorganen wird durch die neurologische Forschung (Oeser / Seitelberger) physiologisch bewiesen. »*Die überragende Bedeutung des Gesichtssinns zeigt sich in der Ausdehnung der Projektion der Netzhaut des Auges und der Verarbeitungsstätten der Seheindrücke auf mehr als der Hälfte der Gesamtfläche der Großhirnrinde.*«

Der komplizierte Augenblick

Der Grieche Anaxagoras hat gesagt, er sei auf der Welt, um zu schauen. Auch die Neurologie bestätigt die Vorrangstellung des Sehens bei der Erzeugung unseres »Weltbildes« und belehrt uns über die physiologischen Voraussetzungen. Die »primäre Sehrunde«, also das normale Gesichtsfeld des Menschen ist von 400 Millionen Neuronen bestückt, die als ein Mosaik von Kolumnen angeordnet sind. Der Herstellung des so einfach scheinenden optischen Eindrucks, des schlichten Augen-blicks, erfolgt freilich auf recht komplizierte Weise, was sich aus der Evolution erklärt. Die Primaten sind Augentiere und unsere nach vorn gerichteten Augen ermöglichen ein uneingeschränktes binokulares Sehen. Dabei sind die Sehbahnen verklammert und kreuzen sich teilweise im sogenannten »Chiasma opticum«, wo die rechten Hälften beider Gesichtsfelder in die linke, die beiden linken Hälften in die rechte Hemisphäre geleitet werden. Das ist wohl durch die vorausgegangene Praxis zweier Augen zu erklären, die – wie zum Beispiel beim Pferd – ganz verschiedene Sehfelder erfassen und diese dann jeder der beiden Hemisphären mitteilen mußten, wenn nicht eine totale Verwirrung angerichtet werden sollte.

Auge und Bewußtsein

Für die Bewußtseinsbildung ist die visuelle Objektwahrnehmung wohl das wirkungsvollste Element. Die von den Dingen auf die Netzhaut geworfenen Lichtvarianten lassen im Gehirn ein Bild der Welt entstehen, an dem Welt und Individuum gleichen Anteil haben, das also die intensivste Objekt-Subjekt-Synthese darstellt, die man sich ausdenken kann.

Anschauung als intuitive Erkenntnis

Die große englische Naturwissenschaftlerin Agnes Arber (1879–1960) warnt in ihrem Buch »The Mind and the Eye« ihre Kollegen, ein Tier oder eine Pflanze allein von ihrem anthropozentrischen Standpunkt aus zu betrachten. Denn das müßte zu dem Ergebnis führen, *»daß der visuelle Eindruck nicht seinen vollen Inhalt hergibt, wie er ihn nur einem Geiste bieten kann, der mit dem Gesehenen eins wird und so die starre Trennwand zwischen Subjekt und Objekt niederreißt. Thomas von Aquin erkannte das, als er schrieb: ›Das Sehen wird nur Actualitas, wenn das Gesehene gewissermaßen im Sehenden ist.‹«* (Die zitierte Stelle aus Thomas lautet: *»non enim sit visio in actu nisi per quod res visa quodammodo est in vidente«*, Summa Theol. I, Quaest. 12, Art. 2) *»Sein jüngerer Zeitgenosse Dante drückte die gleiche Ansicht aus: ›Wer eine Gestalt malt und sie nicht selbst sein kann, bringt sie nicht zustande.‹« »Den Schlüssel zum Verständnis dieser Einstellung«*, so schreibt Arber an anderer Stelle, *»bietet die Goethe'sche Anschauung, die durch kein englisches Wort wiedergegeben werden kann, sich aber als intuitive Kenntnis definieren läßt, die unmittelbar aus dem sichtbaren Aspekt des Gegenstandes hervorgeht.«* Die Übersetzung träfe den Sachverhalt wohl genauer, wenn sie anstatt Kenntnis den Begriff *Erkenntnis* verwendet hätte.

Das Herz des Ochsen

Hat die kulturelle Evolution im »uomo universale« der Renaissance, in Leonardo da Vinci vor allem, und später in Goethe, schon jenen höheren Typus versuchsweise hervorgebracht, der ganz im Gegensatz zu Nietzsches »Herrenmenschen« die Zukunft unseres Geschlechts signalisieren könnte? Es wäre jener »ganzheitliche« Mensch, dessen Erkenntnisse aus dem gleichberechtigten Gebrauch beider Gehinhälften hervorgingen, aus dem Zusammenspiel analytisch-sprachlichen und synthetisch-bildhaften Denkens.

Als wissenschaftlicher Schriftsteller bedauert der Maler Leonardo alle jene Kollegen, die nicht über das Vermögen anschaulicher Repräsentation des »Gegenstandes« verfügen: *»Oh Schriftsteller«* schreibt er bei der Darstellung des Herzes eines Ochsens, *»mit welchen Worten wirst du wohl das gesamte Gebilde hier ebenso vollkommen beschreiben, wie es die Zeichnung tut?«*

Leonardo war davon überzeugt, daß die Geheimnisse der Welt mit der Sprache allein nicht entschlüsselt werden können. Erkenntnis ist ihm immer ein Er-kennen: Sehen und im Wiedersehen identifizieren; das Ansichtige dann sprachlich als Ansicht formulieren. Gleichzeitigkeit von analytischen und synthetischen Funktionen, um die Wirklichkeit, die wir im Gehirn produzieren, so weit es geht in eine Gleichnislage zur unbekannten Welt zu bringen.

Die namenlosen Farben

Die Fähigkeit von Lebewesen, die von den Dingen ausgehenden Schwingungen der Luft oder des Lichtes für ihre Orientierung zu nutzen, bleibt wunderbar, so genau sie auch erklärt werden mag. Unsere Ohren vernehmen die Luftschwingungen als Töne und der von uns als »verwandt« empfundene, um eine Oktave höhere Ton besitzt genau die doppelte Schwingungszahl wie der tiefere.

Was wir als Farbe wahrnehmen, ist eine von der belichteten Oberfläche der Dinge ausgehende, jeweils bestimmte Zahl von elektromagnetischen Schwingungen in der Sekunde. Der für das menschliche Auge sichtbare Ausschnitt des Spektrums beträgt seltsamerweise genau eine »Oktave« von den etwa 16 Oktaven des gesamten elektromagnetischen Wellenspektrums; die Frequenz der Endfarbe Violett ist genau doppelt so groß wie die der anderen Endfarbe Rot. Diese beginnt mit den langen Wellen von 400 bis 450 Billionen Schwingungen pro Sekunde. Über Orange, Gelb, Grün, Blau, Indigo gehen die Farben des Sonnenspektrums bis zum Violett mit den kurzen Wellenlängen von 760 bis 800 Billionen Schwingungen. Während das Spektrophotometer in der Lage ist, innerhalb dieser Grenzen mehr als 2 Millionen Farbunterschiede festzustellen, vermag das menschliche Auge eines geübten Koloristen »nur« ungefähr 100 000 farbliche Nuancen zu unterscheiden. Davon haben rund 99 900 keinen Namen.

Kunst der Farbe

Jeder Farbton besitzt eine nur subjektiv gültige, wenn auch wohl in gewissen Grenzen objektivierbare Ausdrucksqualität. Die sprachlich auch nicht andeutend erreichbare Ausrucksdifferenzierung der farbigen Kombinationen von zwei, drei oder mehreren Farbtönen, kann schlicht als unendlich bezeichnet werden, weil jede Farbkombination nicht die Summe aus den beiden Einzelausdruckswerten ergibt, sondern eine völlig neue, vorher nicht dagewesene Ausdrucksqualität. Hier tritt ein, was Konrad Lorenz mit seinem Begriff der »Fulguration« unserem Verständnis zugängig gemacht hat, daß durch die Verschmelzung von zwei voneinander unabhängigen Systemen ein neues System mit völlig andersartigen Eigenschaften zu entstehen pflegt.

Schon innerhalb des chromatischen Farbkreises bleibt die berechenbare Wirkung der Farben Utopie. Die unendliche Gesamtheit der vom Menschen wahrnehmbaren Farbtöne ist sowohl von der schöpferischen als auch von der rezeptiven Seite nur intuitiv erschließbar. Versuche von Wissenschaftlern, die Ausdrucksqualitäten auch nur der Grundfarben sprachlich zu fixieren, sind allesamt gescheitert. Wenn Künstler – wie z. B. W. Kandinsky – sie unternehmen, muß das ihr Verhältnis zur Farbe prinzpiell in Frage stellen.

Das Öffnen der Augen

Von einem der stirbt, sagt man, daß er seine Augen für immer schließt. Und geboren werden heißt, das Licht der Welt erblicken. Von allen Sinnesvermögen vermittelt uns die Anschauung das lebhafteste Bild der Welt. So lebt auch ein Bildwerk erst, wenn es Augen eingesetzt bekommt. Die Tradition der kunstvoll aus Perlmutt oder Edelstein verfertigten Augen in den antiken Bildwerken geht bis auf den Ursprung bildnerischen Gestaltens zurück. Die ältesten der bis jetzt aufgefundenen plastischen »Porträts« der Kulturgeschichte, jene Menschenschädel aus Jericho (um 6000 v. Chr.), denen man das verweste Fleisch mit Gips nachmodelliert hat, erhielten ihre Lebendigkeit erst durch das Einsetzen von Augen in Gestalt von Kauri-Muscheln. *»[...] und sobald sie in die Augenhöhlen eingesetzt sind«*, schreibt E. H. Gombrich, *»haben wir plötzlich das Gefühl, der Schädel ›schaue uns an‹«*.

In Niuheliang in der chinseischen Provinz Liaoning fand man 1984 auf einem Heiligtum das Gesichtsfragment einer Muttergöttin aus dem Ende des 4. Jahrtausends v. Chr. Das etwa lebensgroße Gesicht trug noch Spuren einer rötlichen Fassung und besaß eingelegte Augen aus hellblauen Jadestückchen. Noch die mühevoll restaurierten Reste lassen etwas von der bannenden Kraft ahnen, mit der einst der Blick dieser archaischen Ahnengöttin ihre Angehörigen getroffen hat. Erst durch diese Augen lebte die Göttin, und die Seelen der Menschen fanden über sie Zugang zur ihrer Seele.

Das Sinnvolle der Sinne

Ein Lebewesen, das nicht die Ökonomie entwickelte, nur jene Daten der Wirklichkeit zu registrieren, die für sein Fortbestehen erforderlich sind, müßte sich im Dschungel der unendlichen Fakten hoffnungslos verirren. Die Beschränkung der Sinne auf das »Sinnvolle« ist die einzig mögliche Überlebensstrategie. Wie wird sie aber möglich? *»Die Selektion der Wahrnehmung kommt dadurch zustande«*, versuchen es die Psychologen H. Wimmer und J. Perner zu erklären, *»daß nur jene Sinnesinformation, die durch inhaltliche Erwartungsbildung [...] als sinnvoll interpretiert werden kann, dem Bewußtsein zugänglich wird.«*

Anthropomorphe Figuren

Was uns unsere Sinne von der Welt vermitteln, ist eine anthropomorphe Figur von Bedeutungsinformationen. Wir können uns die Welt nur »menschlich« vorstellen, so wie wir uns Gott als Menschen vorstellen müssen, wenn wir ihn uns vorstellen wollen.

Entdeckung der Sinnlichkeit

Die Entstehung einer neuen philosophischen Disziplin, der Ästhetik, kann als eine Gegenbewegung zur einseitigen Aufklärung im Gefolge Descartes gesehen werden. Man muß den Begriff des Ästhetischen an seinem griechischen Ursprungswort festbinden, das »aisdysis« heißt und nichts anderes als Sinnlichkeit bedeutet. Mit A. G. Baumgartens »Aesthetica« meldet sich vernehmlich der Zweifel an der alleinigen Zuständigkeit des Rationalen für die menschliche Kultur an.

Rationalität und Anschaulichkeit

Wenn Bewußtsein nicht anders als in der Begegnung von Ich und Welt zustande kommen kann, wir aber, wie Kant sagt, in Sinnlichkeit und Verstand *»zwei Stämme der menschlichen Erkenntnis«* besitzen, muß sich diese Begegnung in zwei wesensverwandten aber sehr unterschiedlichen Aggregatszuständen einstellen können. Als Philosoph richtet Helmut Kuhn (1981) sein Augenmerk ganz auf die in der Sprache vollziehbare rationale Erkenntnis: *»Ich und Welt begegnen einander und finden sich zusammen in der ihnen gemeinsamen Rationalität, und sie allein, eine die erste Sinn-Dimension begründende ›prästabilierte Harmonie‹, ist die wahre und umfassende ›Bedingung der Möglichkeit von Erkenntnis‹«*. Ich und Welt aber sind uns in der Bildkunst nicht nur »zusammengedacht«, sondern sogar »zusammengegeben«, – und zwar in der ihnen gemeinsamen Anschaulichkeit.

Verstand und Anschauung

Der Begriff des »anschaulichen Denkens« ist mißverständlich. Denn die intellektuelle Funktion des »Denkens« hat ihren Schwerpunkt in einem anderen Bereich unseres Gehirns als das »anschauliche Erkennen«. Ohne jede intellektuelle Bemühung vermag der Blick in ein fremdes Gesicht viel mehr von der Wirklichkeit dieses Menschen zu erfassen, als es durch eine noch so verständige Analyse der einzelnen physiognomischen Merkmale möglich wäre. Das Erfassen von Wirklichkeit durch die Anschauung ist ein so bewährtes und weitverbreitetes Instrument des Lebens, weil es den Verstand an Schnelligkeit und Verläßlichkeit so eindeutig übertrifft. Der pedantisch operierende Verstand geht, da er jeweils nur eine Einzelheit aus der Fülle der Erscheinungen herausschneidet, sehr oft in die Irre; er bedarf der unentwegten Probe aufs Exempel, also einer experimentellen Bestätigung, die – wegen der gebotenen Einseitigkeit der Verstandesoperationen – auch nie gänzlich befriedigen kann.

Anschauung und Interpretation

Das Ungenügen einer jeden Bildinterpretation liegt darin begründet, daß sich das Wesentliche der Anschauung – die Gegenwart des Zusammenhangs – den analysierenden Worten entzieht. Wir sind genötigt, mit wenigen Einzelmerkmalen das zu bezeichnen, was nur als ein Ganzes aus unendlichen Bezügen existiert.

Doppelgänger der Wirklichkeit

—

Vom Wirken des Bildes

Bewußtsein und Bild

Die Entstehung des Bewußtseins ist die Geschichte der Reduktion des Seins auf Bilder. In den Archetypen haben wir die ersten Entwürfe zu anschaulichen Philosophien.

Lebensbilder

Sobald die Kunstfertigkeit des Menschen ansetzt, Bewußtseinsinhalte in die Anschaulichkeit zu heben, erfindet er »Lebensbilder«: Visionen des einheitlichen Kosmos, wie auf den bemalten Trommelfellen der Schamanen, oder der gestörten Einheit der Welt, wie in den auf den Höhlenwänden beschworenen, dem Tode geweihten Tieren. Und schließlich die »lebendige Gegenwart« der diesen Kosmos gebärenden »Mutter alles Lebens« – und aller ihrer späteren göttlichen Nachfolger.

Bild und Wirklichkeit

Im Bilde stellt sich der Mensch die Wirklichkeit in einer Weise vor Augen, in der er ihr gewachsen ist. Die chaotische Aspektivität der Welt ist nur in der perspektivischen Ordnung des Bildes von der menschlichen Mentalität zu erfassen, zu ertragen, zu behandeln.

Entstehung des Bildes

Die Entwirklichung des Geschauten, die Trennung von Vision und Wirklichkeit, ist die Voraussetzung jeglichen Bildschaffens. Sie tritt erst ein, wenn der Mensch *»die Form, die Struktur, im Geist von ihrer Existenz, vom Stoff, ablösen«* kann, wie es Michael Landmann einmal ausdrückt. *»[...] er kann deshalb das Eidos auch durch ein anderes Medium repräsentieren lassen. Im Bild erscheint das physisch abwesende als anwesend, und doch wissen wir zugleich, daß es nicht real da ist, sondern unter Absehung von seiner Materialität nur dargestellt wird.«* Mit Sicherheit wissen wir das erst seit den frühen Griechen.

Das Bild will dauern

Die anschauliche Bezeichnung ist viel älter als das Bild. Die Beschwörungen der Tiere an den Wänden der Eiszeithöhlen beschränken sich auf den flüchtigen Akt des Kultes. Sie sind gegenwärtig nur im Augenblick der »Bezeichnung«, und diese ist bedeutungslos und ohne Wert nach dem Ende der kultischen Handlung. Nur so läßt sich das wirre Übereinander der halbvollendeten Tierzeichnungen in den Eiszeithöhlen erklären. Die Erfindung des Bildes ereignet sich erst mit der Absicht, daß es dauere. Zur Definition des Bildes gehört also nicht nur, daß es Abwesendes vergegenwärtigt, sondern daß dies mit der Intention der Dauer geschieht.

Definition des Bildes

Der Brockhaus verzichtete in seiner Ausgabe von 1967 auf eine Definition des Bildes. Er bezeichnet es schlicht als *»einen ursprünglichen Zugang des Menschen zur Welt.«* Aber eine genauere begriffliche Abgrenzung des eigentlichen Bildes erscheint umso wichtiger, als mit »Bild« so unterschiedliche menschliche Erzeugnisse benannt werden wie Fetische, plastische Bildwerke, Gemälde, Fotografien, ja auch die sichtbaren Reste kultischer Tierbeschwörungen in den eiszeitlichen Höhlen. So wird man das, was als Bild im engeren Sinne gelten darf, also die zweidimensionale, vom Menschen vorgenommene Repräsentation der Welt, präziser bezeichnen müssen.

Von einem Bild – in der strengen Bedeutung des Wortes – können wir nur die mit optischen Mitteln erzeugte, also anschaulich deutbare Wiedergabe vorgestellter Wirklichkeit verstehen, die auf einer begrenzten, die Umwelt des Dargestellten vergegenwärtigenden Fläche mit der Absicht auf dauernde Wirkung von menschlicher Hand geschaffen wird.

Dasein des Bildes

Die Magie des Bildes lebt von der Überzeugung, daß etwas, was da ist, auch Dasein hat. Die Gleichbedeutung von Dasein und Leben in unserer Sprache erleichtert es uns, die vergegenwärtigende, dauerndes Überleben stiftende Funktion des Bildes zu verstehen; des Bildes, das da ist, mit dem das Dargestellte da ist – in der Zeit und im Raum der Lebenden.

Erhebung zu dauerhaftem Sein

Das Bild löst seinen Gegenstand aus dem Strom des Vergänglichen heraus; das Dargestellte hat in ihm eine zweite, dauerhafte Existenz. Emma Brunner-Traut schreibt: *»Man erinnere sich, daß ein altägyptisches Bild nicht nur künstlerische Darstellung eines Gegenstandes oder einer Figur ist, sondern daß das Bild ein Ding aus seiner Vergänglichkeit erhebt zu dauerhaftem Sein. Der Verstorbene konnte über die bildlich in seinem Grabe angebrachten Dinge verfügen.«*

Das bleibende Zeugnis

Das Bild ist ein menschliches Erzeugnis. Erzeugen bedeutet immer auch, ein über den Augenblick hinaus dauerndes Zeugnis abzulegen. Die verstümmelten Hände an den Wänden der Eiszeithöhlen sind ebenso ansichtig bleibende Zeugnisse »vor Gott und den Menschen« wie die Darstellungen des Lebens und Leidens und der Auferstehung Jesu Christi, mit denen das in den Evangelien mit blassen Worten beschriebene Geschehen in einbeziehender Anschaulichkeit aus der Vergangenheit heraustritt in die Gegenwart und wirkend gegenwärtig bleibt.

Zeitenthobene Doppelnatur

Die Doppelnatur des Bildes, seine dem Verhängnis der Zeit prinzipiell enthobene Existenz, wird schon in der dritten Schutzrede angesprochen, mit der sich der griechische Kirchenlehrer Johannes Damascenus im Bilderstreit des 8. Jahrhunderts für die Darstellung Christi, der Muttergottes und der Heiligen auf einer römischen Synode einsetzt: In der Übertragung Adolf Harnacks lautet seine auf Gedanken der Neuplatoniker zurückgreifende Apologie: *»Bilder sind die Ideen der Dinge; Ebenbild Gottes ist der Mensch; Bild des Gedankens ist das Wort; Bild ist die Erinnerung an Vergangenes und die Vorausdarstellung der Zukunft. Alles ist ein Bild, und das Bild ist Alles.«*

Gegenwärtig und entrückt

Unsere Vorstellung von der Welt mit Hilfe des Bildes realiter in die Welt hineinzusetzen, die Vorstellung selbst also zu einem Stück Welt zu machen, dieser Kunstgriff kennzeichnet eine jede Bildschöpfung. Die Zugehörigkeit zu zwei Sphären bestimmt also den Charakter des Bildes: Es ist *»eine erlebte Gegenwärtigkeit und eine reale Entrücktheit, eine Anwesend-Abwesenheit«*, wie es Edgar Morin einmal nennt.

Die Bilderfrage nach dem Wozu?

Zum Begriff des Bildes gehört die Kategorie der Absicht. Noch so interessante dekorative Schlieren an einer alten Mauer erfüllen die Funktion des Bildes nicht, auch wenn wir nachträglich einen Rahmen um sie halten. Die gleichen Schlieren, von einem Maler auf die Leinwand gebracht, werden von uns als absichtlich verfertigte »ungegenständliche Gegenstände« rechtens nach ihrem »Wozu?« befragt. Und wir werden es als Antwort nicht akzeptieren, daß sie genau so sind wie unbeabsichtigt entstandene.

Wirklichkeit der Bilder

»Die nie zu betastende Wirklichkeit der Bilder« stellt Ludwig Klages der faßbaren Welt der Dinge gegenüber. Die Bildkunst, voran die Bildhauerei, hat diese Bilder in die betastbare Wirklichkeit gebracht. *»Was diesseits der Welt der Dinge liegt«*, sagt Klages, *»also das, aus dem die Dinge erst durch Denken gewonnen werden, ist die Wirklichkeit der Bilder.«* Ihr Ort liegt also zwischen der wirklichen Welt und dem wirklichen Subjekt. Wir erleben mit und in ihnen. Sie sind »der Stoff, aus dem die Träume sind«. Und Kunst heißt die Fertigkeit, diese Träume in die Welt der Dinge zu holen.

Das Bild als Modell

Den ihnen so oft angedichteten Illusions- oder Täuschungscharakter verlieren die Bilder, wenn man ihre anthropologische Rechtfertigung durch Leopardi weiterverfolgt. Er betonte die Strukturaffinität zwischen dem menschlichen Geist und dem Status der Bilder, deren Leistung darin besteht, »*etwas als real vorzustellen, was nicht anwesend ist*«. Die Bilder als Verweise geben zugleich weniger und mehr als die Wirklichkeit. Der Mensch hat mit ihnen ein anthropomorphes Modell der Wirklichkeit, dessen Struktur, da sie der Struktur seines Wahrnehmungsapparates entspricht, von ihm erfaßt, gehandhabt und geistig bewegt werden kann. So sind die Bilder für ihn bedeutsamer als die Wirklichkeit, auf die sie verweisen, sie sind »seine Wirklichkeit«.

Die Weisheit der Amme

Keines der Bilder, die wir je gesehen haben, geht uns verloren. Es bleibt ein Teil von uns, auch wenn wir uns seiner nie wieder erinnern. Auch das unauffälligste Bild, das wir sehen, entläßt uns als Verwandelte; es wirkt an uns wie an jenem häßlichen Kinde, das – nach einer Erzählung Herodots – eine spartanische Amme zum Kultbild der Helena brachte, damit sich etwas von der göttlichen Schönheit der Statue auf das Kind übertragen konnte.

Bild und Abendmahl

Die grundsätzliche Auseinandersetzung, die in der Reformationszeit zwischen der Papstkirche, Luther und Zwingli um die Abendmahlslehre stattfand, hat es schon einmal, mehr als zwei Jahrtausende zuvor, um das Bild gegeben. In den frühen Zeiten waren Götter und Götterbilder identisch. Der junge Monotheismus hatte gegen eine in den »Götzen« manifeste Überzeugung vorzugehen, die der von der »Transsubstantiation« (Brot und Wein sind Leib und Blut Christi) entsprach. Dann findet er sich zeitweise mit der »Realpräsenz« (der »wirklichen Gegenwart« im Sinne Luthers) ab, ehe er den Gegenstand der Verehrung nur noch als Bedeutungsträger (im Sinne Zwinglis), als Symbol also, gelten läßt.

Die Unterscheidung der Mächtigkeit der Götter von den sie repräsentierenden Kultidolen – das Entweichen der Götter in die Transzendenz – markiert das Entstehen der Kunst im eigentlichen Sinne. Bei diesem Entstehungsprozeß tritt gleichzeitig das hervor, was mit der Kunst im Mythos untrennbar verbunden war: die Sphären des Glaubens in der Religion und der rationalen Weltdeutung in der Philosophie. Jetzt erst konnte das »entgötterte« Bild den Menschen aufnehmen, konnte ihn in eine zuvor nur der Göttern zugedachte Verkörperung bringen, konnte den Sterblichen in eine freigewordene Existenzform erheben, in der er den Tod überstehen durfte.

Trennung von Bild und Ding

Bemerkenswert, daß die Aneignung der Wortsprache der Erwachsenen und das Bilderkennen in der mentalen Entwicklung des Kindes etwa gleichzeitig einsetzen:

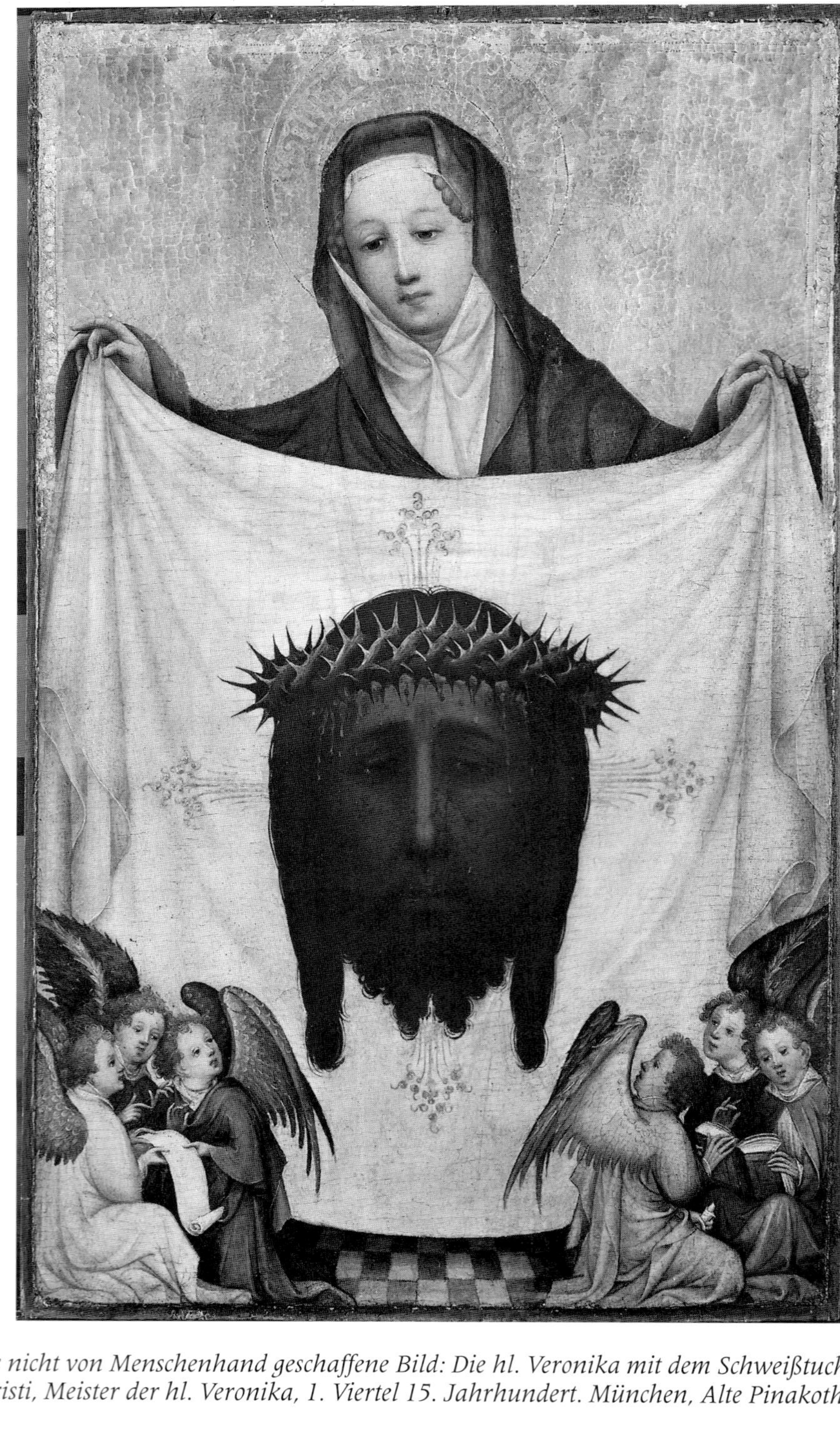

Das nicht von Menschenhand geschaffene Bild: Die hl. Veronika mit dem Schweißtuch Christi, Meister der hl. Veronika, 1. Viertel 15. Jahrhundert. München, Alte Pinakothek

am Ende des ersten, zu Beginn des zweiten Lebensjahres. Beiden Fähigkeiten liegt die Erfahrung zugrunde, daß Wirklichkeit »bedeutet« werden kann – durch das Lautgebilde des Wortes ebenso wie mit optischen Zeichen. Auch im fortgeschrittenen Alter, wenn der Mensch die Doppelgänger-Funktion des Bildes längst begreift, wird dem Bild aber immer noch etwas von jener ursprünglichen, im ersten Lebensjahr erlebten Identität mit der Wirklichkeit anhaften – ein Fortleben des magischen Bildglaubens aus der Philogenese. Auch der erwachsene Mensch vermag nicht ganz zu vergessen, daß in seinem persönlichen und stammensgeschichtlichen Wachstum einmal Bild und Ding dasselbe und nicht unterscheidbar waren.

Bilder nicht von Menschenhand

Acheiropoieta, nicht von Menschenhand gemachte Bilder, nannten die Alten jene Ikonen, die – wie das legendäre Christusbild von Edessa oder das Schweißtuch der Veronika mit dem Gesichtsabdruck des unter der Kreuzeslast schwitzenden Heilands – Bildnisse wiedergaben, die sich auf wunderbare Weise einem Träger eingebildet hatten. Die Verleugnung des persönlichen Stils bei den orthodoxen Ikonen, ihr unbeirrtes Festhalten am überlieferten Vorbild läßt bis heute erkennen, daß das Ideal des »nicht von Menschenhand hergestellten Bildes« bei ihrer Anfertigung in den klösterlichen Werkstätten Pate steht.

Und dennoch vermögen die Kunsthistoriker nicht nur unterschiedliche Schulen (wie die koptische, byzantinische, kretische, die Moskauer, die Nowgoroder usw.) zu erkennen, sondern auch einzelne Meister. Selbst die bewußte Ausschaltung der persönlichen Eigenwilligkeit vermag also nicht zu verhindern, daß alles, was eine menschliche Hand schafft, eine individuelle Handschrift trägt. Die abstraktesten wie die realistischsten Maler bringen in die Formen des Dargestellten unwillkürlich die Spuren ihrer seelischen Verfassung ein. Alle Bilder von Menschenhand sind durch die Verbindung von Subjekt und Objekt gezeichnet.

Sinn-Bild

In seiner »Philosophie der symbolischen Formen« hat Ernst Cassirer den Menschen als das »animal symbola formans« definiert, als das Wesen, das Symbole zu bilden imstande ist. Vermutlich konnte das symbolschaffende Vermögen nur zustande kommen als Leistung eines zweigeteilten und funktionell asymmetrischen Gehirns, das die beiden Bruchstücke der Wirklichkeit, die sich in je einer Hälfte bilden, mithilfe des corpus callosum zu einem Ganzen zusammenfügt, zu einem »Sinnbild«, wie die deutsche Sprache das Geheimnis wahrsagend benannt hat und dabei die verteilten Schwerpunkte von Sinn (in der linken) und Bild (in der rechten Hälfte) absichtslos anklingen läßt.

Logos und Mythos

Das Spannungsverhältnis unseres Geistes zwischen Wort und Bild, das die Kulturgeschichte als Antagonie von Logos und Mythos durchzieht, ist nicht erst in später Evolution entstanden, sondern es konstituiert in seinen Frühformen das Erkenntnisvermögen wohl schon mit der Entstehung der symmetrischen Lebewesen und hängt mit der Bewältigung des Lebens im Raum und in der Zeit aufs engste zusammen.

Kultur als Zwiespalt

Die Herausbildung des menschlichen Ichbewußtseins, die fortschreitende Isolierung des Subjekts, ist mit dem Schrumpfen mythischen Denkens notwendig verbunden. Der immanente Widerspruch der menschlichen Kultur ergibt sich aus der Spannung zwischen der Existenz des Menschen als Geschöpf in der Schöpfung und seinem Bewußtsein als Subjekt in einer als objektiv verstandenen Welt. Das Bild, in dem sich die Einheit des Seins überliefert und das also Anwalt des Mythischen bleibt, und das Wort, das die begriffliche Isolierung ermöglicht und so die Rationalität vorantreibt, treten als die Protagonisten dieser permanenten Auseinandersetzung auf.

Vision und Realität

Die beiden Widersacher der menschlichen Kultur, Wort und Bild, sind nahe Verwandte. Beide leisten die Objektivierung des Subjektiven und zugleich die Subjektivierung des Objekts. »*Indem in der Sprache das geistige Bestreben sich Bahn durch die Lippen bricht*«, sinniert Humboldt über die Funktion des Wortes, »*kehrt das Erzeugnis desselben zum eigenen Ohr zurück. Die Vorstellung wird also in wirkliche Objektivität hinüberversetzt, ohne darum der Subjektivität entzogen zu werden.*« Dem entspricht auf eine noch konkretere Weise die Bildkunst. Indem das Vermögen, einen Teil der Realität als Symbol zu sehen, mithilfe des malerischen oder bildhauerischen Handwerks zur sichtbaren Gestaltung eines Abbildes führt, kehrt dieses Erzeugnis in die reale Welt und zu unserem Auge zurück. Die in die wirkliche Objektivität hineinversetzte Vision bewahrt die subjektive Sicht dessen, der sie gebildet hat.

Bildwort und Wortbild

Sprache ist ursprünglich nichts anderes als eine lauthafte Metapher für einen isolierbaren Ausschnitt der Wirklichkeit. Das Wort spaltet sich als Doppelgänger von etwas Anwesendem ab, es vermag als dieser Doppelgänger etwas Abwesendes herbeizurufen, es erweist sich dabei als ein Werkzeug der Magie. Seine Zwillingsbande zum Bild beruht darin, daß das ursprüngliche Wort diese Vergegenwärtigung zu leisten imstande ist mithilfe seines »bezeichnenden«, also bildähnlich beschwörenden Charakters. Am Anfang war nicht bloß das Wort, sondern das Bildwort und das Wortbild.

Gesprochene Bilder, anschauliche Wörter

Die Behauptung, mit der das Evangelium des Johannes anhebt, »*Am Anfang war das Wort*«, richtet sich gegen die Herausforderung durch das Bild. Auf einer neuen

Bewußtseinsstufe versucht der Mensch, sich aus der Bannkraft der Bildwerke zu lösen und sich der Wirklichkeit Gottes nur noch in der Vorstellungswelt der Sprache zu versichern. Stand also das Bild am Anfang der Menschenwelt? Die frühesten Wörter waren gesprochene Bilder und die frühesten Bilder waren anschauliche Wörter in einer kultischen Beschwörung. Der menschliche Geist stößt – wie bei der Frage nach der Folge von Henne und Ei – hier auf einen entwicklungsgeschichtlichen Zusammenhang. Bild und Wort – aus der gemeinsamen Wurzel erkennenden Schauens kommend – ringen im Laufe der Kulturgeschichte um die Herrschaft über den menschlichen Geist.

Bild und Wort

In Bild und Wort verkörpern sich die beiden polaren Möglichkeiten des menschlichen Geistes, sich in der Welt zu orientieren. Die Kulturgeschichte zeigt sich uns deshalb als ein unentwegtes Spannungsverhältnis zwischen den sprachlich-logischen und den bildhaft-analogischen Kräften, die in abwechselnder Dominanz das Bewußtsein der Epochen bestimmen. Nie gab es die ausschließliche Herrschaft des Wortes oder des Bildes, aber immer wieder mußte das gestörte Gleichgewicht wiederhergestellt werden.

Welt als Bild

Die Abstraktionsleistung unseres Wahrnehmungsapparates verwandelt Welt unentwegt in eine Konstellation von Eindrücken, die nichts anders als ein eigentümlich menschliches, ein höchst subjektiv geformtes »Bild« ist. *»Wenn die Welt nicht die Form eines psychischen Bildes annimmt«*, sagt C. G. Jung, *»ist sie praktisch nicht-existierend.«* In Ihrem Buch »Der Mythus vom Sinn« bekräftigt Aniela Jaffé diese Aussage mit den Worten: *»Das Einzige, wovon wir unmittelbare Kenntnis haben, ist das sich im Bewußtsein abformende psychische Bild. Wenn die Welt nicht wahrgenommen wird, wenn sie nicht die Form eines psychischen Bildes annimmt, ist sie so gut wie nicht vorhanden.«*

Kultur braucht das Bild

Die anthropologische Tatsache der kulturellen Entfernung des Menschen aus dem Einverständnis mit der Natur liefert dem Göttinger Gelehrten Ferdinand Fellmann das Argument für die Unersetzbarkeit der Bilder für das menschliche Bewußtsein: *»Wenn der Mensch als das Wesen begriffen wird, dessen Befriedigung nicht in der Übereinstimmung mit dem Sein liegen kann, da Bewußtsein immer Differenz zum Sein impliziert, dann fällt den Bildern als Vergegenwärtigung des Abwesenden die zentrale Rolle im Haushalt des menschlichen Strebens und Wünschens zu.«*

Bänder des Buddha

Jedes Bild ist jenseits des Todes. In Ostasien hängt man an Sterbebetten ein sogenanntes Raigo-Bild auf. Von den Händen der Buddha-Gestalt gehen lange

Bänder aus, die der Gläubige ergreift, um mit dem Amithabe wirklich verbunden zu sein.

Magie als Überlistung

Jedem Bild haftet noch etwas von der magischen Wirkung des ursprünglichen Bezeichnungskultes an, dem wir die frühen Höhlenmalereien verdanken. Auch als das Bild als Kunst der Religion dienstbar gemacht wurde, behielt es eine verdeckte magische Realität. Der Archäologe Kurt Lange (1959) hat einmal auf den – im Gegensatz zur ethisch übergeordneten Religiosität – für die magische Weltsicht eigentümlichen Überlistungscharakter hingewiesen: *»Magie […] ist durch Zauberhandlung vollziehbare Wirkung, welche den vorgestellten Gegenmächten den eigenen Wunsch und Willen aufzwingt und sie gewissermaßen überlistet.«* Daß solche Haltung *»in gewissem Sinne antireligiös«* sei, belegt er mit einem altägyptischen Beispiel: *»Der Pharao Unas versichert in den Zaubersprüchen, die an den Wänden der Kammern seiner Pyramide aufgezeichnet sind, imstande zu sein, sogar die Götter zu verschlingen, wenn sie sich ihm etwa hindernd in den Weg stellen sollten.«*

Vom Geschick der Schrift

Abstraktion und Repräsentation, diese beiden einander ergänzenden geistigen Leistungen, die zu Sprache und Bild führten, gipfeln in der Erfindung der Schrift. Sprache und Bild verbinden sich in ihr zu einem Medium, das dem verklingenden Wort die Dauer des Bildes verleiht. Erst die Schrift verschaffte dem Menschen die Fähigkeit, das flüchtig Gesprochene mithilfe bildhafter Zeichen festzuhalten, ihm Dauer über das individuelle Dasein hinaus zu geben.

Während die frühen bildhaften Schriften – wie heute noch weitgehend das Chinesische – mit der Beziehungsfülle und Assoziationskraft des Bildes begabt sind, setzt sich mit der »Buchstabenschrift« ein fundamentaler Abstraktionsschritt durch. Das neue Zeichen steht nicht mehr für die bezeichnete Sache, sondern für das bezeichnende Wort. Mit dieser Abnabelung von der Bildvorstellung entwickelt sich die Schrift zum Vehikel einer immer wirklichkeitsferneren Abstraktion. Die Wissenschaft kann sich von der Poesie loslösen, das logozentrische Zeitalter bricht an. Alles was dem Menschen bisher geschah, war Vorgeschichte.

Die Rede der Götter

Die alten Ägypter bezeichneten die »geschriebene Sprache« als »Rede der Götter«. Man darf diesen Ausdruck als einen Hinweis darauf nehmen, daß der entscheidende Durchbruch des menschlichen Bewußtseins im Zusammenhang mit der Schrift-Erfindung um 3000 v. Chr. geschieht. Sprachen die Götter zuvor – wie wir mit Julian Jaynes vermuten dürfen – laut und vernehmlich (in der »bikameralen Seele« der Menschen), verstummten sie nun; ihre Rede, die Sprache von außen, zog sich in die »heiligen Zeichen« zurück, die dem Stein, dem Ton für ewig anvertraut waren: Hieroglyphen.

Das Feststellen des Seins

—

Funktionen der Bildkunst

Die Wunden der Kunst

Am Ende des mythischen Zeitalters lösten sich – im Erschrecken vor dem Tode – die einst im Mythos vereinten Sphären des religiösen, des philosophischen und des künstlerischen Vermögens voneinander und gewannen zunehmende Selbstständigkeit. Nie sind die Wunden dieser Trennung ganz vernarbt. Bei der Kunst gewahren wir sie in der andauernden Verbindung zur Natur als dem Reich der Phänomene, bei der Religion als der Erfahrung der Einheit und bei der Philosophie als einer Weise des Begreifens der Wirklichkeit.

Bewußtsein und Sein

Das Werk der Bildkunst ist die im Medium der Anschaulichkeit vollzogene Vereinigung des künstlerischen Subjekts mit dem Motiv der Welt: Das Ich objektiviert sich, das Bewußtsein »erkennt« das Sein.

Das Kunstwerk

Das gelungene Kunstwerk ist in gleichem Maße eine Subjektivierung der Welt wie eine Objektivierung des Ichs.

Feststellen des Seins

Eine Kurzdefinition der bildenden Kunst: Das Feststellen des Seins im Bilde.

Sinnenhafte Erkenntnis

Die schöpferische Identifikation, wie sie sich im künstlerischen Akt zwischen dem darstellenden Subjekt und dem Objekt der Darstellung vollzieht, ergibt im Kunstwerk eine gestaltgewordene, sinnenhafte Erkenntnis. Thomas von Aquin sprach von der Einswerdung zweier Naturen.

Der übersichtliche Reichtum

Der Wert eines Kunstwerks liegt in seiner Erkenntnisgewährung. Sein Rang beruht darauf, wie weit es ihm gelingt, das in der Schöpfung angelegte »Prinzip des höheren Wertes« zu verkörpern: also jenen »übersichtlichen Reichtum«, der eine Verbindung von höchster Differenzierung mit elementarer Ordnung darstellt.

Erlebnis und Dauer

Das Erlebnis – Keimzelle jeder Kunst – bringt uns die Erfahrung, daß sich unser Ich mit einem Gegenstand verbindet. Die sich ereignende Identität von Subjekt und Objekt, diese glückhafte Befreiung des »homo clausus« aus seinem Gehäuse, erweckt den Wunsch, sich dieses Ereignisses zu versichern, indem ihm Dasein, Gegenwart und Dauer verliehen wird. Die »anschauliche Dauer« heißt Bildkunst.

Töchter der Mnemosyne

Die Einsicht, daß alle Künste entstanden sind, um der Vergänglichkeit zu trotzen, haben die alten Griechen im Mythos der Mnemosyne gefaßt. Sie, die Erinnerung, ist die Mutter der neun Musen, die sie gebar, als Zeus, der Göttervater, die Jungfräuliche geschwängert hatte. Was immer sie bewirken und wie immer sie es vollbringen, alle Künste bleiben Töchter der Mnemosyne.

Kunst als Lebensmittel

Natürlich kann man ein Kunstwerk genießen wie man ein Rinderfilet genießt. Aber wir verzehren ein Rinderfilet zwar mit Genuß, jedoch nicht des Genusses wegen: wir bedürfen seiner als Teil unserer Ernährung. Die Kunst ist nicht als Genußmittel erfunden worden, sondern als ein Lebensmittel. Wir bedürfen ihrer, um menschlich existieren zu können. Der Anthropologe Michael Landmann nennt die Kultur *»nicht Zierde, nicht Nacherwerb, sondern Bedingung der menschlichen Existenzform«.*

Geheimnis und Ordnung

Die von Wladimir Weidlé ausgesprochene Behauptung: *»Das Kunstwerk läßt sich nie auf das zurückführen, was ausreichen würde, um daraus ein Kunstwerk zu machen«,* weist auf die Tatsache hin, daß es einem Werk, das »nur« Vollkommenheit hätte, an Leben fehlen würde. Zur Ordnung, die aus den vielen Voraussetzungen des Kunstwerks gebildet wird, muß jene Freiheit des Lebendigen treten, die nur als Geheimnis wahrgenommen werden kann.

Ordnung und Abenteuer

Apollinaires Wahlspruch *»Ordnung und Abenteuer, Überlieferung und Erfindungsgeist«* definiert in zwei Begriffspaaren das paradoxe Spannungsverhältnis, das dem Kunstwerk eigen ist. Die Formulierung, die meiner Version von »Ordnung und Geheimnis« sehr nahe steht, kehrt übrigens in dem Gedicht »Studium des Objekts« des polnischen Lyrikers Zbigniew Herbert wieder: *»füg zu der idee der ordnung / die idee des abenteuers«.*

Die Seele des Kunstwerks

Was wir den »Gehalt« eines Kunstwerks nennen, könnte man auch als seine Seele bezeichnen. Wie die Seele aus allen Regungen, Handlungen, aber auch aus allen Zellen eines Lebewesens hervorgeht, so ergibt sich der Gehalt aus dem Größten wie dem Kleinsten eines Kunstwerks: im Gegenständlichen seines Inhalts, in der Komposition, in der Struktur, beim Gemälde in der Farbsubstanz ist er verborgen und gegenwärtig.

Funktion aus unendlichen Daten

Das Kunstwerk ist – wie der lebendige Organismus –, mathematisch gesprochen, eine Funktion aus unendlichen Daten. Deshalb ist es gleicherweise inkommensurabel. Ein technischer Gegenstand vermag zweckmäßig, gefällig, elegant, wuchtig oder wie immer geformt sein, er ist eine Funktion aus endlichen, oft nur wenigen Voraussetzungen. Vielleicht ist es gerade seine Berechenbarkeit, die ihn für unseren Geist so faszinierend macht, für unsere Seele so dürftig. Die Beschreibung einer technischen Form ist mit einigen Sätzen erschöpft. Die Beschreibung lebendiger und künstlerischer Organismen ist unerschöpflich, sie ist nur andeutend möglich.

Van Goghs Definition

In seinen frühen Briefen formuliert van Gogh seine Kunstanschauung mit dem Ausspruch: *»Ich kenne noch keine bessere Definition für das Wort Kunst als diese: L'art c'est l'homme ajouté à la nature.«* Kurz darauf wird er im Hinblick auf Dürers »Melancholie« noch deutlicher und schreibt: *»[...] es liegt da etwas von der menschlichen Seele drin, und aus diesem Grunde ist es groß, bedeutend, unendlich.«*

Wann ist etwas Kunst?

Am Beispiel des »objet trouvé« erläutert Nelson Goodman seinen Vorschlag, die Frage »Was ist Kunst?« durch die Frage zu ersetzen: »Wann ist etwas Kunst?« Nun ist zwar richtig, daß *»ein Ding zu bestimmten Zeiten als Kunstwerk fungieren kann und zu anderen nicht«*, Voraussetzung dafür ist aber immer, daß es sich bei dem Ding um ein Kunstwerk handelt, wenn es auch nicht immer als solches gelten mag. Das gerade trifft aber für ein »objet trouvé« nicht zu, da ihm der unverzichtbare Werkcharakter fehlt.

Die Mitsprache des Objekts

Nicht zufällig wird ein Ding, in dem sich die Kunst zeigt, als Kunstwerk (œuvre d'art, work of art) bezeichnet, denn der Werkcharakter, sein Geschaffensein durch den Menschen, bildet die unbestreitbarste Kategorie des Künstlerischen. Nur im Prozeß der Herstellung des Kunstwerks vermag sich jene Identifikation von Subjekt und Objekt überhaupt herauszubilden, die das Künstlerische am

Kunstwerk ausmacht. Alle einseitigen Akte des Wünschens (Fetisch), des Wollens (Schund und Kitsch) oder des Planens (concept art) lassen außer Betracht, daß die Übereinkunft des Darstellenden mit dem Dargestellten nur im Werkprozeß gelingen kann, der eine aktive Beteiligung beider Seiten zuläßt. Die »Mitsprache« des Objekts ist dabei unverzichtbar, wirkt sie doch während des ganzen Entstehungsvorgangs auf das Subjekt zurück. Ohne das Abenteuer der Realisation verbleiben alle Absichten in einem Vorhof außerhalb der Kunst.

Das Wesen der Mücke

Das höchste Lob trivialer Kunstinterpretation mündet stets in der Behauptung, die Darstellung zeige eben nicht die Erscheinung der Dinge, sondern deren Wesen. Das tut sie nicht. Es trifft wohl zu, daß die anschauliche Erkenntnis Bereiche der Wirklichkeit zu erschließen vermag, die außerhalb der Domäne sprachlicher Zudringlichkeit liegen, aber auch sie vollzieht sich im Raum zwischen Subjekt und Objekt. Das Bildnis eines Menschen bleibt das Bild, das sich ein Mensch von einem Menschen macht. Nur Gott mag das Wesen dieses Menschen kennen. *»Rerum essentiae sunt nobis ignotae«*, mußte Thomas von Aquin gestehen, *»das Wesen der Dinge ist uns unbekannt.«* Die Bemühungen aller Philosophen hätten noch nicht dazu hingereicht, so meint der Aquinat ganz ohne Spott, das Wesen auch nur einer einzigen Mücke zu erspüren. Und auch das Schaffen aller Künstler, müssen wir hinzufügen, hat uns noch nicht das Wesen einer einzigen Mücke enthüllen können.

Einheit aus der Vielfalt

Wenn Max J. Kobbert in seiner »Kunstpsychologie« das umfangreichste Kapitel dem »Bildwerk als Gestalt und Struktur« widmet, läßt er die Bedeutung erkennen, die dem zentralen Motiv der »Vielfalt in der Ganzheit« bei der Wertung des Kunstwerks zukommt. Das Werk der Bildkunst erweist sich als ein nach den Gesetzen alles Lebendigen organisiertes Ganzes. In seinem Buch »Science, Man and Morals« hat W. H. Thorpe nachgewiesen, daß die Entstehung einer Ganzheit aus einer Vielheit von verschiedenen Teilen, die dabei einander noch unähnlicher werden, das wichtigste schöpferische Prinzip in der Evolution ist: *»Unity out of diversity«*. Konrad Lorenz, der sich darauf beruft, zitiert in diesem Zusammenhang auch die knappe Formel Teilhard de Chardins: *»Créer c'est unir.«* – *»Schon bei der Entstehung von Leben«*, fügt Lorenz an, *»muß dieses Prinzip am Werk gewesen sein.«*

Pinsel in Verstand getunkt

Beim Bild als »Vision« – in der bloßen Vorstellung des Künstlers also – überwiegen sicherlich die Leistungen der analogisch und synthetisch arbeitenden rechten Hälfte des menschlichen Gehirns; für die Schaffung des realen Bildes, des Kunstwerks, gilt indes bis zu einem gewissen Grade die Forderung Johann Jakob Winckelmanns: *»Der Pinsel, den der Künstler führt, soll in Verstand getunkt sein.«* Nur

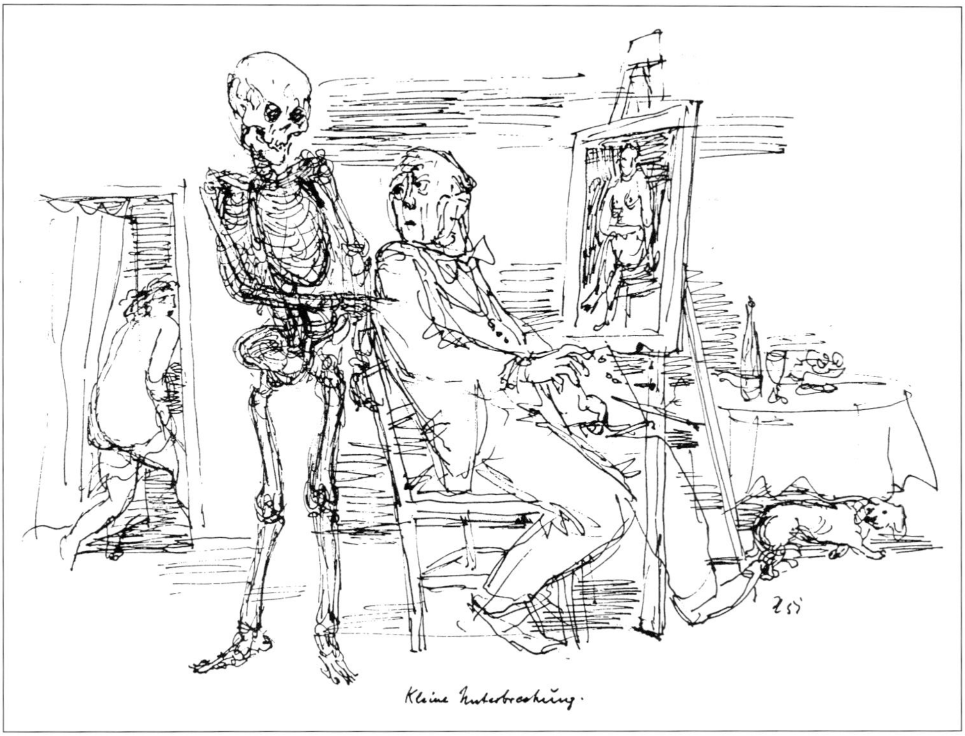

Der Maler wird vom Tod abberufen, das Modell verschwindet, nur das Bild bleibt. »Kleine Unterbrechung«, Federzeichnung von Julius Herburger (1900–1973)

so ergibt sich dann jenes Gleichgewicht von geahnter und gewußter Wahrheit, von mythischem und intellektuellem Erfassen der Wirklichkeit, das die Eigenart und Unersetzlichkeit der Werke der Bildkunst ausmacht.

Vollendung und Dauer

Gegen die modische Überschätzung des Unbewußten beim künstlerischen Schaffensprozeß in der Moderne (wie sie sich besonders im Surrealismus oder Tachismus zeigt) ist die Bedeutung des Ich zu behaupten. Nach P. Noy (zitiert bei: H. Kraft) *»umfaßt das Formerschaffen die ganze Skala psychischer Funktionen, die mit der Kontrolle und der Abfuhr unbewußter Wünsche und Motive, der Regulierung und Anpassung innerer Bedürfnisse an die Erfordernisse der Realität, der Beherrschung von Gefühlen und Erfahrungen – kurz, mit allen Funktionen, die wir Ich-Funktionen nennen – zu tun haben.«*

Noch nachdrücklicher kommt M. Busch – ebenfalls zitiert bei H. Kraft – der das Ich steigernden Wirkung des Kunstschaffens nahe, wenn er feststellt, daß *»die formale Bewältigung des Kunstwerks zur Verkörperung von Ich-Werten* [wird], *die auf den Grundprinzipien und -apparaten des Funktionierens des Ich beruht und uns erkennen läßt, daß etwas von unserem eigenen Wesen zur Vollendung gelangt ist.«*

Hinzugefügt werden muß, daß diese subjektive Vollendung in einem Prozeß der Darstellung eines Objekts – und also außerhalb des Ich – geschieht, daß also diese Vollendung sich in einem Werk verwirklicht, das überdauert, das noch da ist, wenn das sterbliche Ich längst erloschen sein wird.

DIE GEGENWIRKLICHKEIT

—

Kunst als Widerstand

Der Adel des Kunstwerks

Gegenteilige philosophische Thesen heben sich auf. Andersgeartete Kunstwerke bestätigen einander. Die Einseitigkeit ist das Elend jeder Theorie, aber der Adel des Kunstwerks.

Die parteiische Kunst

Während sich jede wissenschaftliche Deutung der Welt auf eine möglichst weitgehende Zustimmung ausrichtet, erweist sich die künstlerische Darstellung als eine im höchsten Maße einseitige, vom schöpferischen Subjekt verantwortete Sicht auf die Wirklichkeit. *»Die Kristallisation der Welt in der Kunst ist immer ungerecht«*, meint deshalb Leszek Kolakowski, *»weil sie unendlich parteiisch ist, sie zwingt mich gewissermaßen, zur Kenntnis zu nehmen, daß die ganze Welt Zorn oder unerfüllte Begierde oder grenzenlose Ruhe oder ein Warten auf die Explosion sei.«* Darauf beruht gerade ihre freiheitsbegründende Funktion, ihre Wirkungsmacht gegen die normative Kraft des Faktischen: Sie öffnet – indem sie die Welt mit der Seele eines Subjekts vermählt – den Raum des unendlich Möglichen. Ihre prinzipiell parteiische Funktion erkennt Kolakowski in ihrer Eigenschaft, jeweils jede andere Möglichkeit der Seinsbenennung auszuschließen. *»Doch es ist in dieser Intoleranz stets die Hoffnung enthalten«*, so schließt der polnische Philosoph, *»daß mein parteiisches Erleben sich in einen Wert zu verwandeln vermag, den ich in der Bewegung der eigenen Initiative der herkömmlichen Welt entgegenstellen kann.«*

Erfindung der Zukunft

Indem das Kunstwerk die Zeit zu überdauern wünscht, wagt es, sich in die Zukunft zu mischen. Dennoch muß man der Formulierung von Roger Garaudy einen Kommentar anfügen, wenn er der Kunst die »Erfindung der Zukunft« aufbürdet: An der Gestaltung des Künftigen hat Kunst nur insofern teil, als sie der Gegenwart des Wirklichen den entmutigenden Charakter des Verhängnisses nimmt. Garaudy selbst spricht von der *»notwendigen Distanzierung der Kunst gegenüber der Wirklichkeit, durch die die Spannung zwischen dem Wirklichen und dem Möglichen aufrechterhalten wird.«* Und er erinnert in diesem Zusammenhang an Paul Valéry, der vom Gedicht sagte, daß es seine Aufgabe sei, *»de ne pas parler jamais que de choses absentes, qui hantent, comme sur reproche, le monde établi des actes et des discours«* –, nur von den nicht vorhandenen Dingen zu sprechen, die – wie ständige Vorwürfe – die real existierende Welt der Taten und Reden heimsuchen.

Teilbar durch neun

»Ein Kunstwerk«, so hat Jean Cocteau einmal gefordert, *»muß allen Musen genügen, das heißt, es muß durch neun teilbar sein.«* Der französische Künstler hat damit die Vieldimensionalität der Kunst angesprochen, den untergründigen Zusammenhang aller Kunstgattungen, der sich herausstellt als eine Entsprechung zur vielschichtigen Totalität des Menschen. Im »Sammler und die Seinigen« hat Goethe diese notwendige Totalität des Kunstwerks genauer begründet: *»Der Mensch«*, so schrieb er, *»ist nicht bloß ein denkendes, er ist zugleich ein empfindendes Wesen. Er ist ein Ganzes, eine Einheit vielfacher, innig verbundener Kräfte; und zu diesem Ganzen des Menschen muß das Kunstwerk reden, es muß dieser reichen Einheit, dieser einigen Mannigfaltigkeit in ihm entsprechen.«*

Von den vielfältigen Anforderungen der wissenschaftlich-technischen Zivilisation wird der Mensch nicht mehr als Mensch angesprochen, sondern immer nur im Hinblick auf eine seiner unterschiedlichen Funktionen. Vielleicht ist es das, was die Kunst zum unersetzlichen Geschenk erhebt, daß sie allein es ist, die *»zu diesem Ganzen des Menschen«* reden kann.

Die andere Seite

In der beängstigenden Verengung der menschlichen Perspektiven in der modernen Zivilisation vermag die Begegnung mit dem Kunstwerk Horizonte aufzureißen, indem ganz andere als die sonst beanspruchten Anlagen des Menschen gefordert werden. In einer Zeit einseitiger Rationalität erinnert sie an die Wahrheit der Analogie und das Fortleben mythischen Weltverstehens. In Epochen hemmungsloser Subjektivität vermag sie uns die Würde des Objekts vor Augen zu stellen. Unserer Einseitigkeit fügt die Kunst jeweils »die andere Seite« (Kubin) hinzu und gibt unserem Dasein damit etwas von der verlorenen Ganzheit zurück. Nur wenn der Künstler – um es mit einem Schiller-Wort zu sagen – *»seinen Zeitgenossen leistet, was sie bedürfen, nicht was sie loben«* erfüllt er die Aufgabe der Kunst, von der Nietzsche gewußt hat, daß sie *»aus dem Gegensatz zum Leben«* existiert.

Kunst als Gegen-Erkenntnis

Wenn wir Kunst als eine Form der Erkenntnis bezeichnen, dann darf das am wenigsten heißen, daß wir sie als denselben Kategorien unseres Verstandes unterworfen verstehen, denen die Philosophie zu gehorchen hat. Die Bildkunst ist ein autonomer, mithilfe der sinnlichen Anschauung vorgenommener Akt, uns mit der Welt zu versöhnen, vielleicht gerade im Widerspruch zur den Ergebnissen rationalen Erkennens. Unter Verweis auf entsprechende Äußerungen Nietzsches, faßt Herbert Mainusch solche Überlegungen mit dem Satz zusammen: *»Die Kunst stellt jene Wirklichkeit bereit, in der wir als denkende Menschen überleben können.«*

Aufbau der Gegenwirklichkeit

In Kunstwerken konkretisiert sich gewissermaßen das, was C. G. Jung unter »aktiver Imagination« versteht, der Aufbau einer geistigen »Gegenwirklichkeit«. Als Voraussetzung zum Gelingen der Imaginationen führt er an, daß sie nicht einer Flucht vor dem Leben dienen. Sie *»sind nicht Ersatz für Lebendiges, sondern Früchte des Geistes, die dem zufallen, der dem Leben seinen Tribut zahlt. Der Drückeberger erlebt nichts als eine morbide Angst, und die gebiert ihm keinen Sinn.«*

Verdacht auf Subversivität

Dem Verdacht auf Subversivität kann echte Kunst nie entgehen. Denn ihre Wahrheit zeigt sich in der Tat – wie Herbert Marcuse einmal formuliert hat – im »Protest gegen das, was ist«.

Kunst als Gegenteil

Für Nietzsches Diktum von der Kunst, die aus dem Gegensatz zum Leben existiere, können auch jene Gemälde als Belege dienen, die Kurt Badt in seiner Cézanne-Monographie als dessen persönlichste Bekenntnisse wertet, *»die der verschlossene und scheinbar nur am Malen und des Malens willen interessierte Künstler sein ganzes Leben hindurch den Farben anvertraut hat. Es sind dies Visionen erträumten Glücks, wahrhafte Gegenteile von Cézannes realer Existenz, in verschiedener Geistesverfassung entworfen, bald brutal sinnlich, bald aber auch von zarter Keuschheit, immer aber von leicht durchschaubarer Symbolik.«*

Aufhebung der Antinomien

Wie es im Traum gelingt, die *»Antinomien im menschlichen Dasein aufzuheben, durch die wir am Leben leiden«* (Schultz-Hencke), so ist es der Kunst aufgegeben, die schrecklichste Antinomie unserer Existenz, den Widerspruch zwischen unserem Unsterblichkeitsglauben und unserer Todesgewißheit, aufzulösen.

Gegengift zur Rationalisierung

Die mit der Einführung der Schrift begünstigte einseitige Bevorzugung der sprachlich-logischen Fähigkeiten, die weitgehend in unserer linken Gehirnhälfte lokalisiert sind, hat jenen Intellekt entstehen lassen, der innerhalb der Kultur das Phänomen des »Szientizismus« hervorgebracht hat. Schon Max Weber hat diesen Prozeß anscheinend als eine Art Krankheit angesehen, denn er spricht von der Kunst als einem »Gegengift« zur um sich greifenden Rationalisierung.

Erzeugung von Antikörpern

Daß die Kunst aus dem Gegensatz zum Leben existiere, diese fundamentale Erkenntnis Nietzsches, wird 1973 von Leszek Kolakowski an der Situation im

20. Jahrhundert demonstriert: Während in der Massenkultur ein Verfall des Unternehmungsgeistes und des Gefühls der individuellen Verantwortung um sich griff, in der Technik die einzelnen Erfinder ausstarben und die kollektive Arbeit der Forscher und Konstrukteure zunahm, in der Wirtschaft des Westens die Macht der »Sociétés anonymes«, in den sozialistischen Ländern die Anonymität der Bürokratie wuchs, die Staaten sich zu gigantischen Wohlfahrtssystemen entwickelten, die alle persönliche Verantwortung abtöteten und das Individuum entmündigten, beobachtet Kolakowski in der Geisteswelt genau gegenläufige Tendenzen. Das wissenschaftlich-philosophische Denken und das künstlerische Schaffen werden in wachsendem Maße von der Überzeugung bestimmt, der Mensch sei für die Welt verantwortlich; in der Physik haben die Relativitätstheorie und das Ungenauigkeitsprinzip zur Erkenntnis geführt, daß Naturbeschreibung nicht ohne Einbeziehung des Beobachters möglich ist, und die psychosomatische Medizin suggeriert sogar unsere Verantwortung für den eigenen Körper. Diese konträren Entwicklungsrichtungen erscheinen Kolakowski nur verständlich, wenn man die geistigen und künstlerischen Aktivitäten als einen Reflex der Selbstverteidigung des Menschen gegen die Gefahren erkennt, die ihm aus seiner kulturellen Domestikation erwachsen. *»Die Kunst und die Philosophie«*, vermutet Kolakowski, *»wären in diesem Sinne Organe zur Erzeugung von Antikörpern, die bis zu einem bestimmten Grade die destruktiven Ergebnisse der Prozesse neutralisieren, die jedem von uns die Einwilligung in den Umstand abverlangen, daß man restlos durch seinen Platz im Zusammenspiel der sozialen Gewebarten bestimmt sei.«* Kunst und Philosophie, die beiden Grundweisen menschlicher Erkenntnis, sind es also, die es möglich machen, daß wir außerhalb des Paradieses zu leben vermögen.

Die unendliche Gottheit

—

Raum und Bild

Raum-Wahrnehmung

Mit dem »Erwachen des Subjekts« aufs engste verbunden ist das Vermögen, Raum und Zeit als selbständige Kategorien wahrzunehmen: Schon die Raum-Wahrnehmung, mehr noch die Raum-Vorstellung und -Darstellung gehören zu den komplexesten Gehirnleistungen.

Raumorientierung

Die fundamentalste Leistung des Gehirns – nicht nur des menschlichen – dürfte die zentrale Repräsentation des Raumes und die damit verbundene Raumorientierung sein. Alles, was wir als menschlichen Geist bezeichnen, ja selbst noch das begriffliche Denken, beruht auf dieser Fähigkeit. Deshalb besitzen Bilder einen unmittelbaren Erkenntnischarakter nur dann, wenn sie Raumwerte vermitteln, gleichgültig, auf welche Weise dies geschieht, ob durch die fernöstlichen Perspektivformen, durch die neuzeitliche Zentralperspektive oder durch Farbabstufungen.

Zeitliche Räumlichkeit

Alles Sichtbare und alles Hörbare vollzieht sich im Raum, ja es gewinnt erst Bedeutung durch seine Lage im Raum. Deshalb haben wir zwei Augen und zwei Ohren, deren Abstand uns erlaubt, die Dinge zu orten. Die angeschaute wie die gehörte Welt ist zeitliche Räumlichkeit oder räumliche Zeitlichkeit. Die Darstellung von Wirklichkeit kann nur durch Mittel geschehen, die sich anschaulich, hörbar, sprachlich oder tänzerich auf den Raum beziehen, den Raum einbeziehen.

Raum und Bewußtsein

Aus der geduldigen Beobachtung der Kindheitsentwicklung hat Jean Piaget (1983) die Einsicht gewonnen, daß unser Bewußtsein mit der Entdeckung beginnt, *»sich selbst als eine Ursache zwischen anderen zu erkennen und als ein Objekt, das denselben Gesetzen wie die anderen unterworfen ist.«* Die damit einsetzende Unterscheidung von Welt und Ich setzt voraus und schafft zugleich die *»zentrale Repräsentation des Raumes«*, die Fähigkeit, mit Gedächtnisinhalten, Vorstellungen von Zuständen und Vorgängen zu experimentieren. Die »Erzeugung von Raum« ist in der Bildkunst deshalb von fundamentaler Bedeutung, weil sich nur mit dieser Hilfskonstruktion bewußtes Erleben vermitteln läßt. Ein Bild, das keinen Raum zu suggerieren imstande ist, muß Kunsthandwerk bleiben.

Die unendliche Gottheit

Der Maler Max Beckmann erkannte den Raum als Metapher für die Unendlichkeit. *»Dieser unendliche Raum«*, schrieb er in einem Brief, *»dessen Vordergrund man immer wieder mit etwas Gerümpel anfüllen muß, damit man seine schaurige Tiefe nicht so sieht, [...] dieses grenzenlose Verlassensein in der Ewigkeit.«* Und in der Raumdarstellung schlechthin sieht er die Aufgabe des Bildkünstlers, um beim Betrachter jene *»Existenzempfindung«* herbeizuführen, auf die *»doch schließlich die ganze Kunst«* hinauslaufe. In seinem Londoner Vortrag von 1938 unterstreicht er diese Erkenntnis mit dem Satz: *»Raum und wieder Raum ist die unendliche Gottheit, die uns umgibt und in der wir selbst enthalten sind.«*

Schon 15 Jahre zuvor hatte der jüngere Maler Franz Frank in einem Bericht über seine künstlerischen Bemühungen während des Studiums denselben Gedanken formuliert: *»Der Raum«*, so erläuterte er, *»ist durchaus etwas Unirdisches, Ungegenständliches, Transzendentes, ein geistiges Gebilde (Kant), er ist wie die Hand Gottes, in der alle Dinge ruhn, er eint.«*

Erlebnis des Raumganzen

Worauf es dem Maler in seinem Bilde als Kunstwerk wirklich ankommt, ist nicht die Wiedergabe der dargestellten Gegenstände, sondern – mit ihrer Hilfe – die Schaffung einer anschaulichen Wirkungseinheit auf der Bildfläche, die uns ein Erlebnis des »Raumganzen« (Adolf Hildebrand) ermöglicht. Es ist also, um ein Wort Otto Staudenmaiers zu gebrauchen, das einheitstiftende *»Zusammenstehen der Dinge im Lichtraum«*, das die Voraussetzung dafür bildet, daß sich im Betrachter ein Akt der künstlerischen Welt- und Selbsterkenntnis nachvollzieht.

Kunst und Raumvorstellung

Die Reduktion einer bildnerischen Darstellung in die bloße Flächigkeit amputiert die Wirklichkeit aus dem Bilde. Denn *»im Bereich des anschaulichen Denkens ist der Raum, welchen Charakter er auch immer haben mag, eine vorgegebene, nicht übersteigbare Bestimmung des Daseins«* (Michael Hochgesang). Da mit dem Verlust der Räumlichkeit auch der Erkenntnischarakter der Darstellung entfällt, darf man den anspruchsvollen Titel »Kunst« dafür nicht mehr verwenden. Max von Laue hat auf diese unerläßliche Voraussetzung hingewiesen: *»Raum- und Zeitanschauung sind eingeprägte Formen der menschlichen Anschauung, Eigenschaften unseres Erkenntnisvermögens, an denen keine Erfahrung etwas ändern kann.«*

Zeitliche und räumliche Gestalt

Die Chinesen nennen das Weltall »yü-dschou« (yü = Zeit, dschou = Raum). Die Wahrheit unseres Daseins, das sich nur als zeitliches Erscheinen im Raum begreifen läßt, tritt uns im Tanz, Drama, Epos, Film und in der Musik als zeitlicher Ablauf entgegen; im »zeitlosen« Medium der Bildkunst öffnet sie sich uns in der Form der plastisch raumschaffenden Gestalt und im Beziehungsraum des Bildes.

Der dritte Bereich

—

Zwischen Subjekt und Objekt

Identifikation von Subjekt und Objekt

Der große schweizer Psychologe Jean Piaget (1974) bewahrheitet Kant, indem er ihn überholt. Er bestätigt die Kant'schen Aprioris – Raum–Zeit–Kausalität – durch den Nachweis, daß sie sich im kindlichen Geist bei der Auseinandersetzung von Ich und Welt herausbilden. Seine gründlichen Beobachtungen bestätigen, daß Handeln immer Interaktion ist, also gegenseitiges und wechselweises Einwirken eines Subjektes und eines Objektes oder einer objektiven Konstellation. Bei Piaget heißt es unmißverständlich: *»Tatsächlich verschmelzen Subjekt und Objekt in jeder Handlung.«* Da aber alle intellektuellen Operationen verinnerlichte, also anschaulich gedachte Handlungen sind, kann Erkenntnis nicht anders zustandekommen als durch eine »Verschmelzung« von Subjekt und Objekt. *»Erkenntmis erwächst ursprünglich also weder aus den Objekten, noch aus dem Subjekt, sondern aus [...] Interaktionen zwischen dem Subjekt und den Objekten.«*

Identifikation in der Bildkunst

Die Schaffung von »Sinnbildern« setzt den Vorgang der Identifikation voraus; bei Courbet kann man dafür Beispiele finden. Im Zusammenhang mit seiner Beteiligung an der Pariser Kommune sieht er sich im gehetzten, gejagten Tier; als er ins Gefängnis gerät, malt er – als Spiegel seiner Befindlichkeit – das Bild der »Forelle«, die – am Angelhaken gefangen – grausam aus der Freiheit des strömenden Gewässers herausgerissen ist. Freilich zeigt sich hier auch die Problematik der Bildkunst sehr deutlich. Die Identifikation darf kein voll bewußter Vorgang sein; die Schwebelage zwischen unbewußtem und bewußtem Schaffen, zwischen traumhaften Finden und verständigem Suchen muß erhalten bleiben, wenn das Werk nicht in eine plakative Allegorie abrutschen soll. M. Koch-Hillebrecht definiert in seiner psychologischen Abhandlungt über »Die moderne Kunst«: *»Die Identifikation ist ein mehr oder minder bewußter Vorgang bei der Gestaltung von Bildern, von Ausdruckserscheinungen ganz allgemein.«* Es ist keine Haarspalterei, den Satz zu korrigieren in die Fassung: »Die Identifikation ist ein mehr oder minder unbewußter Vorgang [...]« Dann läge der Akzent für die Bildkunst grundsätzlich auf der rechten Gehirnseite.

Emma Bovary, c'est moi

Die Gewißheit, daß sich in einer dargestellten Gestalt, zum Beispiel in der fiktiven Figur eines Romans, wesentliche Züge des darstellenden Subjekts verkörpern, spricht auch aus Flauberts Behauptung: *»Emma Bovary, c'est moi.«*

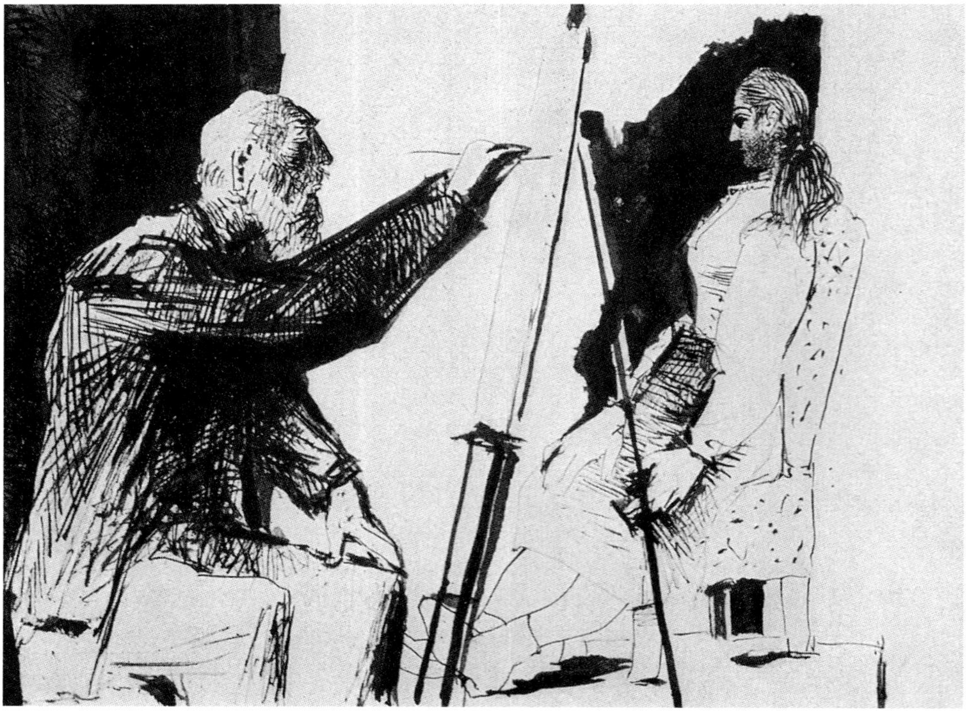

Zwischen dem Subjekt des Künstlers und dem Objekt der Darstellung, dem Modell, entsteht auf der Staffelei ein Drittes, in dem beide enthalten sind und das beide überdauern soll: Pablo Picasso, Maler und Modell, Federzeichnung, 1954
(© Succession Picasso/VG Bild-Kunst, Bonn 1998)

Der dritte Bereich

Dort wo auf einem Bilde nicht eine besondere Gestalt als Selbstbildnis erkennbar gemacht wurde, ist es müßig, jene Figur einer szenischen Darstellung festzulegen, mit der sich der Künstler eigentlich identifiziert. Wie in der Poesie, im Roman oder im Drama alle Gestalten mehr oder weniger »Identifikationsfiguren« des Dichters sind, so muß auch im Bilde von einer freilich unterschiedlichen und vom Autor selbst nicht unterscheidbaren Weise die Gesamtheit des Dargestellten, also nicht nur die menschlichen Gestalten, als Identifikationssubstanz betrachtet werden. Alle Gestalten – die Menschen, die Tiere, die Dinge – nehmen die Verfassung, die Seelenfarbe, die Weltbefindlichkeit des schaffenden Subjektes an; sie gehören dann weder der Welt noch dem unartikulierten Bereich des Ichs an, sondern stellen einen eigenen, dritten Bereich dar: eine Region anschaulichen Erkennens, eine Deutung der Wirklichkeit durch die Artikulation des Subjekts.

Der schöpferische Akt

Schon bei der Betrachtung eines Gegenstandes durch einen schöpferischen Menschen nimmt dieser Gegenstand die Farben des Gemüts seines Betrachters und die Formen von dessen geistigem (oft sogar körperlichen) Habitus an. Das Gegenständliche vollzieht diesen Wandel in einem verstärkten Ausmaß während des Darstellungsprozesses: Da ereignet sich jene mystische Vereinigung des darstellenden Subjektes mit dem dargestellten Gegenstand zu jenem »Dritten«, das das Kunstwerk ist: Nicht mehr das Objekt und nicht mehr das Subjekt, sondern ein in der »Fulguration« des schöpferischen Aktes zustandegekommenes neues lebendiges System, in dem die beiden anderen – Subjekt und Objekt – verwandelt weiterexistieren.

Ergriffenheit

Das Geheimnis nicht nur der Malerei, sondern eben der Welt, liegt darin, daß wir die Welt nur soweit begreifen, als wir von ihr ergriffen werden.

Erlebnis und Bewußtsein

Was geschieht, wenn wir etwas »erleben«? Ist Erlebnis gleichzusetzen mit dem Vorgang des Bewußtwerdens von Welt, von Ereignissen, Begegnungen? Spielt unerläßlich ein gleichzeitiger Akt von Ichbewußtsein hinein, der uns bewegt zu sagen, daß wir es sind, denen diese Welt jetzt bewußt wird?

Bewußtsein zeichnet sich durch graduelle Intensität aus; bei stärkerer emotionaler Beteiligung wächst die Prägnanz unserer Bewußtheit. Vielleicht ist Erlebnis nur jene gesteigerte Form des Bewußtseins, die sich bei intensiven, gefühlsbetonten, weil von »Betroffenheit« ausgezeichneten Vorgängen einstellt.

Die existenzielle Betroffenheit gehört zum Begriff des »Erlebnisses«. So stellt es sich am meisten in Situationen ein, die dem Leben eine neue Dimension erschließen: Tödliche Bedrohung, Liebeshoffnung, Errettung aus Not – mit ihren

Schrecken, Freuden, Dankbarkeiten – sind die Prototypen von Geschehnissen, die intensiv erlebt werden. In ihnen erwacht unser Bewußtsein zu seiner unvergeßlichen Klarheit.

Die persönlichen Konstrukte

Nach G. A. Kellys »Theorie der persönlichen Konstrukte« wird das Weltbild und der Orientierungsrahmen eines Menschen ganz wesentlich durch die »formalen Strukturen« bestimmt, *»anhand derer Interpretationen und Bedeutungsverleihungen erfolgen«*. Kelly nennt sie die *»Konstrukte einer Person«*. Sie dienen dazu, der Welt – dem ungeordneten Chaos der Wahrnehmungsobjekte – eine subjektive Ordnung, Strukturierung und Wertung zu geben. Diese »Konstrukte« sind es, die die Welt zu einem Bild umformen. Beim Künstler prägen sie – im Akt der schöpferischen Verwandlung – die Natur um zu einer »Harmonie parallel zur Natur«, wie Cézanne die Kunst definierte.

Das individuelle Gehirn

Es gibt eine »A priori«-Ausstattung unseres Geistes, die sich in der langen Evolution entwickelt hat und die genetisch verankert ist in der Beschaffenheit unseres Nervensystems. Aber der Medizin-Nobelpreisträger Gerald M. Edelman hat uns gezeigt, daß das nur für die Basis eines »primären Repertoirs« unserer Neuronengruppen gilt, also in keiner Weise zu einer Programmierung wie bei einem auch noch so komplizierten Computer führt. Denn in der Tätigkeit des Gehirns vom Lebensbeginn des Einzelwesens an bildet sich durch das, was er »Erfahrungsselektion« nennt ein übergeordnetes »sekundäres Repertoir« von Nervenverbindungen, die ein ganz individuelles Funktionieren zur Folge hat. So besitzen auch eineiige Zwillinge kein identisches Ich. Der Anteil von Vererbung und Umwelt am Verhalten von Menschen gerät durch diese Erkenntnisse in ein neues Licht.

Die entsprechende Welt

Das seiner selbst bewußte Subjekt vermag Identität nur zu erfahren in einer ihm »entsprechenden« Welt: in einer seinem Verlangen nach Sinnzusammenhang antwortenden Ordnung. Diese Ordnung gewinnt die Welt im Kunstwerk erst durch ihre Formung. Die formalen Qualitäten des Kunstwerks werden nicht aus der Natur, sondern aus dem schöpferischen Subjekt bezogen. Mit ihnen nimmt die Welt als »Gegenstand« eine Ordnung an, in der sie dem Subjekt sinnvoll gegenübertritt.

Naturalismus

Der philosophische »Naturalismus« – so äußert sich Leszek Kolakowski einmal – reduziert die Dinge auf ihre Isolierung; ihr naturgesetzliches Aufeinanderwirken stellt für uns keinen Sinnzusammenhang her. Indem der Kunststil des Naturalis-

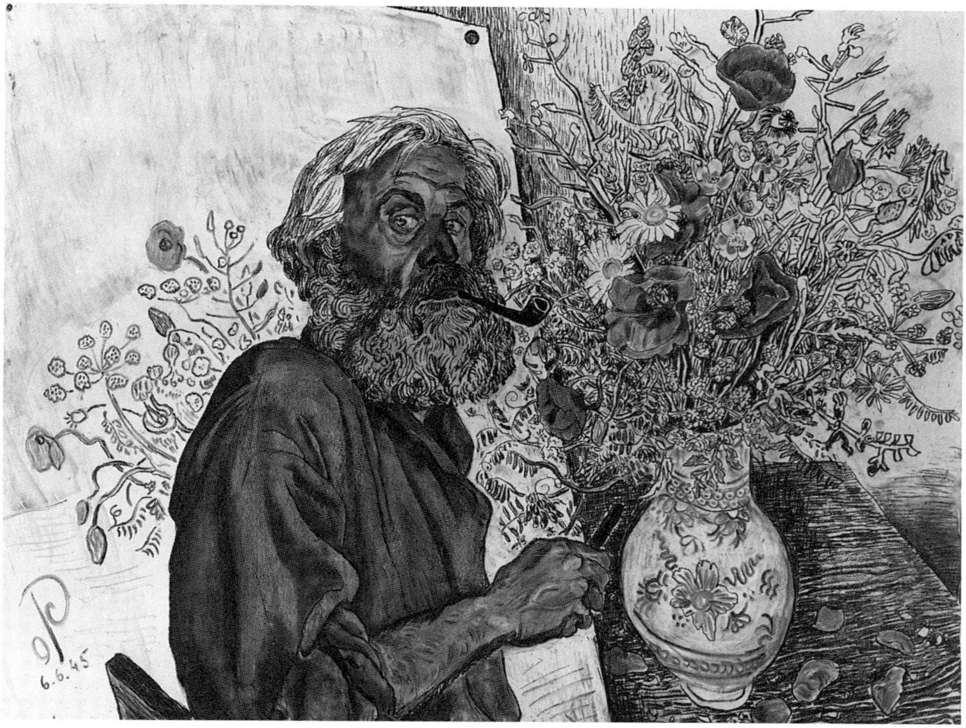

Das Bild im Bild (hinter dem Maler) veranschaulicht eine Begegnung des Künstlers mit der Welt. Otto Pankok, Selbstbildnis, 1945, Kohlegemälde. Hünxe, Otto Pankok-Museum

mus darauf abzielt, die Welt »wirklichkeitsgetreu« wiederzugeben, zeigt er die Natur als eine Ansammlung von Objekten, so als ob sie »ohne uns« existierten. Aber wir haben die Natur nur als unsere Vorstellung von der Natur. Und diese ist das Ergebnis unserer Wahrnehmung, in der *»Menschsein und Welt in einer untilgbaren Kopplung gemeinsam gegeben sind.«*

Verwandlungsprozeß der Kunst

Nur ein naives Wirklichkeitsverständnis kann dem »realistischen«, dem gegenständlichen Werk der Bildkunst die Nachahmung der Realität vorwerfen.

Was immer wir in der Natur um uns sehen, es ist nicht die Wirklichkeit, sondern schon ein »Bild« von ihr. Diesem Abstraktionsvorgang unserer Wahrnehmung, die dabei gleichzeitig eine Synthese vollbringt, folgt im Prozeß der künstlerischen Bildherstellung eine weitere abstrahierend-synthetische Doppelleistung. Das Persönliche im Allgemein-Menschlichen des »aufgefaßten« Bildes tritt handschriftlich verstärkt im »abgefaßten« Bild in Erscheinung. In diesem doppelten Verwandlungsprozeß wird Kunst als Einigung aus Welt und Ich möglich, weil die Welt als menschliche Vorstellung in subjektiver Variante noch einmal im handwerklichen Vorgang der Erzeugung die individuellen Strukturen des schöpferischen Subjekts annimmt und mit dem in die Wirklichkeit gestellten Bild von allen anderen Menschen als »neue Realität« wahrgenommen werden kann.

Ausdruck des Eindrucks

Da niemand die Welt,»wie sie ist«, kennt, kann Realismus in der Bildkunst nicht »Wiedergabe« bedeuten. Darstellung des Gegenstandes heißt »Deutung mithilfe seiner Erscheinung«, heißt Wiedergabe des Vorstellungsbildes, heißt Ausdruck des Eindrucks. Das vom Künstler gestaltete Bild zeigt die Welt, wie sie in seinem Bewußtsein existiert. Es gewinnt also der »objektiven Welt« eine vom Subjekt erzeugte neue, mögliche Weltsicht ab – als eine »wahrhaftige«, wahrnehmbare, »wahre« Welt. Der Wert des Bildes ergibt sich aus seiner Verbindlichkeit: Daß es nicht als leichtsinnige Fata morgana hingegaukelt, sondern als leidenschaftliche Auseinandersetzung mit der Wirklichkeit errungen wird, genauer gesagt als »Zusammensetzung« mit ihr. Das Bild als Kunstwerk ist authentisch nur als anschauliches Bewußtsein, als eine Einheit aus der objektiven Welt und den subjektiven Ordnungen der Mentalität der schöpferischen Person.

Der Ort des Kunstwerks

—

Zur Theorie der Bildkunst

Sprache und Kunst

Der Gedanke, daß das Kunstwerk in der Mitte zwischen dem darstellenden Subjekt und dem dargestellten Objekt existiert, findet sich schon bei Wilhelm von Humboldt angedeutet, der in Sprache und Kunst die beiden Paradigmata der menschlichen Wirklichkeitserfahrung erkennt. In beiden sieht er eine »*Welt, die zwischen der erscheinenden außer und der wirkenden Natur in uns in der Mitte liegt.*« (Zit. nach A. Reckermann)

Kunstwerk als Tatbestand

Um ein Kunstwerk zu beurteilen, bedarf es einer hermeneutischen Anstrengung, die derjenigen ähnelt, die ein richterliches Urteil über eine kriminelle Tat erfordert. Auch das Kunstwerk, Ergebnis menschlichen Handelns, ist ein Tatbestand, der am Beginn des Beurteilungs-Prozesses als unbekannt gelten darf und dessen »Bild« erst durch die Beantwortung von gezielten Fragen rekonstruiert werden muß. Nach W. Hassemer ist der Typus eines Tatbestandes merkmalsreich und in seinen Grenzen fließend. Der konkrete Fall einer kriminellen oder ästhetischen Tat kann also nicht einer festumrissenen Klasse zugeordnet werden, sondern ist sozusagen auf einer bipolaren Reihe anzusiedeln. Wie bei der Morphologie zeigen sich auch hier neben einer merkmalsdichten Mitte zu beiden Seiten variable Randbereiche mit zunehmender Merkmalsarmut.

Mehr oder weniger Kunst

Wenn man ein Kunstwerk als das Ergebnis der tätigen Identifikation des schöpferischen Subjekts mit einem Objekt der Schöpfung versteht, ihm also den Charakter eines Tatbestandes zubilligt, verkörpert es den Reichtum seiner Möglichkeiten in der typologisch merkmalsreichsten Mitte zwischen den Polen Subjekt und Objekt. An beiden Seiten dieser optimalen Mitte der Identifikation, wo die beiden Pole sich in gleicher Mächtigkeit vereinen, nimmt der typische Kunstcharakter immer mehr ab, und man wird – weil nicht alles als Kunst gelten kann – eine Grenze ziehen müssen, wo man von einem Gleichgewicht in der Identifikation füglich nicht mehr sprechen darf. Diese Grenze ist ebenso notwendig wie willkürlich. Es gibt also nicht den Gegensatz zwischen Kunst und Nichtkunst, sondern nur den Unterschied zwischen mehr oder weniger Kunst.

Kunst als typologischer Begriff

Wozu eine Kunstpsychologie verhelfen sollte, nämlich das eigentlich Künstlerische am Kunstwerk besser verstehen zu lernen, das gerade bleibt bei Max J. Kobberts »Kunstpsychologie« ausgeklammert. Da alle ästhetischen Objekte – sozusagen »unbesehen« – als Kunst genommen und ihre Eigenschaften als die eines Kunstwerks gewertet werden, ergeben sich keine Handhaben, Kunstwerke von Nichtkunstwerken zu unterscheiden. Aber dieses kritische Geschäft wäre auch dann nicht überflüssig, wenn sich der Begriff des Kunstwerks nicht definitiv begrenzen ließe, also als ein typologischer Begriff erweisen sollte, als das, was Max Weber »Idealtypus« genannt hat; ein »Gedankengebilde«, für das in der Erscheinungswelt zwar nirgends eine Entsprechung vorfindbar ist, das dennoch für die Erkennung der tatsächlichen, zusammenwirkenden Kausalkräfte höchst hilfreich sein kann. Wenn ein solcher Begriff auch nicht erlaubt, Kunst von Nichtkunst definitiv zu trennen, so verhilft er doch dazu, das Mehr-Kunstwerk von einem graduell Weniger-Kunstwerk zu unterscheiden. Zwischen Leichtsinn und Feigheit zum Beispiel gibt es unendliche Zwischenstadien, von denen der Mut eine idealtypische Mittellage einnimmt; selbst wenn man im Leben die Utopie des reinen Mutes nicht auffinden sollte, befähigt uns doch die Kenntnis der beiden Pole, zwischen denen er sich bewegt, zu einem genaueren Urteil seiner jeweils konkreten Äußerungsform.

Der Ort der Bildkunst

Den theoretischen Ort des malerischen Kunstwerks zwischen dem Motiv und dem Maler hat der Italiener Leon Battista Alberti in seinem Lehrbuch »Über die Malerei« 1435 zum ersten Male fixiert. Er versteht das Bild als eine Schnittfläche durch den Kegel, den die wissenschaftliche Konstruktion der Zentralperspektive von den Umrissen der Gegenstände zum Auge des Betrachters herstellt. Dürer hat das sehr anschaulich gezeichnet. Dieses Sehbild auf einer transparent aufgefaßten Leinwand ist vom Motiv etwa gleichweit entfernt gedacht wie vom Blick. Aber eine solche Vermessung der Natur könnte vielleicht zu einem Bild, nicht zu einem Kunstwerk führen. Denn die undurchsichtige Leinwand steht erst am Ende des malerischen Aktes zwischen Motiv und Maler. Alberti will die Gegenstände ins Bild bringen, der Künstler muß das Erlebnis der Gegenstände zum Bild machen. Bilder als Kunstwerke sind nicht Denkmale von Gegenständen, sondern »Denkmale von Visionen«, wie es Franz von Baader gesagt hat. Die Vision von dieser Welt enthält sowohl die Welt als auch den, der sie in eine Vision verwandelt hat. Das Bild dieser Vision steht – am Ende also, nicht, wie Alberti lehrt, am Beginn – wieder zwischen Motiv und Maler, aber zwischen einem dargestellten Objekt und einem darstellenden Subjekt als ein Drittes, ein Neues, ein Eigenmächtiges, in dem sich Eigenheiten des Objekts und des Subjekts zu einem untrennbaren Dasein verbunden haben.

Das idealtypische Kunstwerk

Zwischen den beiden Polen, dem Subjekt (S) und dem Objekt (O), liegt das Spannungsfeld ihrer möglichen Identifikationen. Es ist die Zone des möglichen Kunstwerks. In ihrer Mitte befindet sich der schmale Bereich, innerhalb dessen sich das »optimale Kunstwerk« (K) befindet, in dem Subjekt und Objekt der Darstellung nahezu gleichgewichtig vertreten sind.

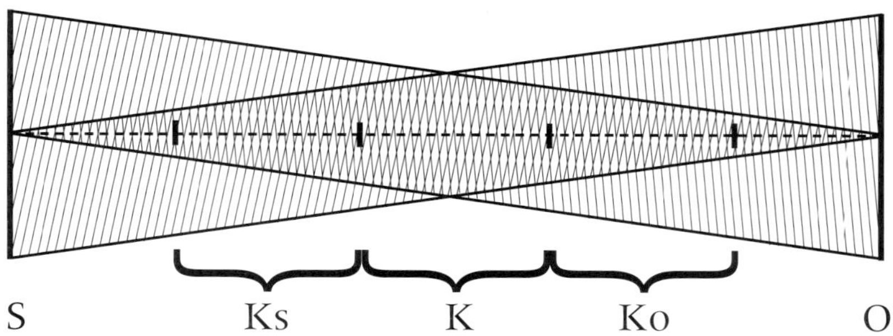

Der Charakter des Kunstwerks als einer gelungenen Identifikation muß nach beiden Seiten hin schwächer werden. Je näher die Kunst an das Subjekt rückt (Ks = Kunst mit Betonung des Subjektiven), je stärker die subjektiven Anteile, je spärlicher die objektiven Gehalte werden, umso expressiver, subjektivistischer, abstrakter wird das Werk; je näher es sich zum Pol des Objekts hin einordnet (Ko = Kunst mit Betonung des Objektiven), umso geringer wird der subjektive Anteil, die handschriftlich-expressive Sprache, umso mehr überwiegt die gegenständlich realistische, die naturalistische Wiedergabe bis zum fotorealistischen, zum fotografischen Abbild.

Das Kunstwerk ist nur als typologischer Begriff zu fassen. Es entfaltet im mittleren Bereich, in der engeren Mitte, die ausgeprägtesten Merkmale, es tritt dort in sozusagen »idealtypischer« Gestalt auf. Nach beiden Seiten hin schwindet das Gleichgewicht der Mitte immer mehr, der Typus verdünnt sich zu immer größerer Einseitigkeit, bis er eine Grenze überschreitet, jenseits derer man den Begriff »Kunstwerk« nicht mehr gelten lassen kann. Diese Grenze ist eine Frage der Konvention, sie hängt von persönlichen Einstellungen und historischen Voraussetzungen ab.

Immer hat sich die Bildkunst im engeren Sinne, also nach der »Erfindung der Form« durch die Griechen, im Spannungsfeld zwischen Subjekt und Objekt bewegt: Auf klassische Epochen, deren Kunst wir im Mittelbereich dieses Feldes anzusiedeln haben, folgten romantische, subjektbetonte oder aber realistische und naturalistische. Es kennzeichnet die Entwicklung nach der Moderne, daß –

mit der Auflösung des idealtypischen Kunstbegriffs und des darin geforderten Gleichgewichts von Subjekt und Objekt – die Werke gleichzeitig nach beiden Extremseiten ausuferten – sowohl in die subjektivistische, den Gegenstand völlig verbannende »abstrakte« Kunst als auch in die Akzeptanz des bloßen Gegenstandes selbst als »readymade«, Installation u.a.m. Die Mitte, die Kunst also im eigentlichen Sinne, geriet in die Außenseiterposition.

Cézannes Bildtheorie

Cézanne gehört zu den am gründlichsten mißverstandenen Malern. Das begann mit dem verhängnisvollen Mißverständnis, mit dem die Kubisten sich auf einen isolierten Satz von ihm beriefen. *»Alles in der Natur modelliert sich wie Kugel, Kegel und Zylinder«*, hatte er an Emile Bernard geschrieben. Abgesehen davon, daß er gerade den Kubus dabei ignorierte, gab er Joachim Gasquet nach einer ähnlichen Bemerkung die aufschlußreiche Erläuterung: *»Alles, was ich ihnen erzähle, der Kegel, der Zylinder, der konkave Schatten, das sind eben meine Steckenpferde, sie bringen mich an einem Morgen der Müdigkeit in Schwung, setzen mich in Erregung. Ich vergesse sie schnell, sobald ich sehe.«* Und wie in einer bösen Vorahnung, daß sich die Erfinder des Kubismus und der Abstrakten Malerei auf ihn berufen könnten, fügte er hinzu: *»Sie dürften nicht den Dilettanten in die Finger kommen. Ich sehe bereits, was unter den Händen der Rosenkreuzer oder Farbenkleckser ähnlichen Gelichters daraus würde.«*

Und die Mißverständnisse setzten sich fort bei denen, die ihn für die theoretische Begründung der ungegenständlichen Kunst in Anspruch nehmen wollten. Cézanne hatte keine explizite Lehre seines malerischen Verfahrens. Er war mißtrauisch allen »Ideologien« gegenüber, seien es die der Impressionisten oder der anderen Gruppen, gegen die er den Verdacht des Sektierertums hegte. Und doch war er ein philosophischer Kopf, der wußte, daß alles menschliche Handeln auf einem theoretischen Konzept beruht, mag es auch nur stillschweigend vorausgesetzt sein.

Cézanne sprach zurückhaltend von seiner »Realisation der Kunst«, wenn er die Anwendung dieser Theorie in der Praxis meinte. *»Alles ist, besonders in der Kunst, Theorie, entwickelt und angewandt im Kontakt mit der Natur.«* Dieser prägnante Satz mag von ihm lange und gründlich vorausgedacht worden sein, ehe er mit seiner Äußerung – bei einem Wiedersehen nach einem ganzen Jahr – den jungen Maler Charles Camoin begrüßte.

Was nun kann als die Theorie des Malers Cézanne angesehen werden?

Ein Jahr vor seinem Tod schrieb er an seinen Freund Emile Bernard (Aix, 23. Oktober 1905): *»Nun aber ist die zu lösende Aufgabe – welches auch immer unser Temperament oder unsere Kraft angesichts der Natur sei – das Bild dessen zu geben, was wir sehen, und dabei alles zu vergessen, was vor uns dagewesen ist. Das glaube ich, muß dem Künstler erlauben, seine ganze Persönlichkeit zu geben, sei sie nun groß oder klein.«*

Nicht die Natur habe er wiederzugeben, meint Cézanne, sondern sein Bild der Natur, ein Bild, das neu und einzigartig ist. Dies gelingt nur, wenn der Künstler die Klischées historischer Kunst dadurch überwindet, daß er – was der große wie der kleine Künstler hat –, *»seine ganze Persönlichkeit«*, einbringt. Cézanne möchte nicht, daß die Bildkunst weiterhin ihren Ehrgeiz dareinsetzt, Geschichten zu erfinden; er spricht von der Hartnäckigkeit, mit der er *»die Realisation jenes Teils der Natur verfolge, der vor unseren Augen liegend das Bild ergibt.«* Es kommt zustande, wenn es dem Künstler gelingt, »seine ganze Persönlichkeit« mit diesem Teil der Natur zu verbinden.

Einheit von Welt und Seele

Daß die Welt des Sichtbaren und die Welt des Unsichtbaren nicht völlig auseinanderklaffen, verdanken wir der Bildkunst. Das ist die zauberische Macht, die den Händen der Bildschöpfer anvertraut ist: die sichtbare und die verborgene Natur, die Wirklichkeit um uns und die Wirklichkeit in uns, Welt und Seele in einer sinnlich wahrnehmbaren Einheit zu verbinden. Was unsere Augen sehen an Schönheiten der vergänglichen Natur, empfängt durch sie den Glanz ewigen Seins; was unsere Augen nicht sehen können von den Geheimnissen unserer Seele, das Reich der Dämonen und Engel, die Erscheinungen des Himmels und der Hölle, das erhält durch sie die Glaubhaftigkeit in der brüderlichen Gestalt des Irdischen.

Verewigung vom Objekt zum Subjekt

Im Verlaufe ihrer Geschichte hat die abendländische Bildkunst einen bemerkenwerten Wandel vollzogen. Begonnen hat sie als Auflehnung gegen den Tod, indem sie den dargestellten Menschen aus der Vergänglichkeit rettete. Bereits in der Antike konnte jedoch dem bildenden Werkmeister nicht ganz verborgen bleiben, daß seine Subjektivität am Kunstwerk teilhat und dieses somit zugleich seine eigene Sterblichkeit aufzuheben in der Lage ist. Mit der weiteren Ausprägung des Ichbewußtseins verlagert sich zu Beginn der Neuzeit der Akzent in einer Weise, daß Objekt und Subjekt der Darstellung gleiche Bedeutung erlangen und durch ihre etwa gleichgewichtige Gegenwart den eigentlichen Charakter des europäischen Kunstwerks bestimmen. Erst im 19. Jahrhundert erreicht dieser Prozeß das Stadium, in dem die todesüberlistende Macht des Bildes vorherrschend dem Überlebenswillen des Künstlers dient.

Die Wahrheit des Mythos

—

Verstand und Kunstwerk

Gegebenheit der Welt im Kunstwerk

Die der Unmittelbarkeit der Welterfahrung nähere Erkenntnisgewinnung durch das Kunstwerk findet sich unausgesprochen bereits in der Kant'schen Formulierung in der »Kritik der reinen Vernunft« festgehalten, daß *»es zwei Stämme der menschlichen Erkenntnis gebe, die vielleicht aus einer gemeinsamen Wurzel entspringen, nämlich Sinnlichkeit* (im Falle der Bildkunst auch als Anschaulichkeit zu bezeichnen; Anm. d. Verf.) *und Verstand, durch deren ersteren uns Gegenstände gegeben, durch den zweiten aber gedacht werden.«*

Kreatives Denken und Bilden

Die somatische Veraussetzung der menschlichen Schöpferkraft sieht auch Michael Landmann in der Lateralisierung des menschlichen Gehirns. »*Wir verfügen über zwei Intelligenzen*«, schreibt er, *»die in der linken und in der rechten Gehirnhälfte lokalisiert sind. Die linke denkt geordnet, logisch, sprachgebunden, die rechte mehr intuitiv, in ganzheitlichen Bildern, sie ist musikalisch und gibt die räumliche Orientierung. Kreatives Denken beruht darauf, daß beide Hälften zusammenarbeiten, daß etwas von der linken Hälfte zur rechten hinüberwandert, wo die rigiden Standards der linken gelockert werden.«* Das ist aus der Perspektive des Wissenschaftlers gesehen, der einen Fortschritt nur erzielen kann, wenn seine »lineare Intelligenz« in die Räumlichkeit, also ins Analoge der Realität gerissen wird. Beim Künstler geschieht es umgekehrt, bei ihm muß das vieldeutige Chaos der Beziehungen aller Dinge zu allen Dingen, wie es von der rechten Seite erfaßt wird, durch die Stringenz einer logischen Ordnung faßbar, sozusagen »dingfest« gemacht werden.

Verstand und Kunstwerk

Mit seiner spezifisch rechtshemisphärisch orientierten Wahrnehmung der Gestalten und ihrer Zusammenhänge in der großen Einheit des Seienden gewährt uns das Kunstwerk eine Erkenntnis der Wirklichkeit, wie sie uns bei der bevorzugten Tätigkeit unseres diskursiven Verstandes wahrhaft »aus dem Blick« zu geraten droht.

Die Wahrheit des Mythos

Die unbestreitbare Tatsache, daß die mythische Epoche der Menschheit durch eine philosophisch-wissenschaftliche verdrängt und abgelöst worden ist, darf nicht zu dem irrigen Schluß führen, mythisches Denken sei durch die Rationalität der Wissenschaft überwunden. Kurt Hübner hat in seinem Buch über »Die Wahrheit des Mythos« daran erinnert, daß dem Mythos der gleiche Wahrheitsgehalt eignet wie der wissenschaftlichen Erkenntnis. Rudolf Bultmanns angestrengter Versuch, den christlichen Glauben in einem rationalistischen Zeitalter durch Entmythologisierung mehr Glaubhaftigkeit zu verleihen, müßte sich dann als Bärendienst am Christentum herausstellen, wenn sich mythisches Denken als ein unverzichtbarer Teil der menschlichen Rationalität erweisen sollte.

Der instrumentale Mythos

Immer wieder wird dem mythischen Weltverhalten die sogenannte »instrumentale Vernunft« entgegengesetzt, als ob der Mythos kein vernünftiges Instrument wäre. Dabei hat sich – worauf Kurt Hübner nachdrücklich verwiesen hat – die mythogene Kraft der menschlichen Mentalität in der jahrzehntausendelangen »*empirischen Bestätigung oder Verwerfung von mythischen Allsätzen*« in einem gnadenlosen »trial and error«-Verfahren nicht anders entwickelt als die spätere Fähigkeit, mit wissenschaftlichen Allsätzen die Wirklichkeit in den (Be-)Griff zu bekommen.

Totalität des Menschlichen

Die unverwechselbare Eigenart der Erkenntnis durch Bildkunst ist die Erfassung einer mit intellektuellen Mitteln nicht zu begreifenden Ganzheit. Ein Universum, eine Welt, eine Landschaft, ein Individuum wird in seiner Erscheinung als ein lebendiger Organismus erfahren. Der Kunstbegriff kann auf die Kategorie des »Umfassenden«, des Abzielens auf die Totalität, nicht verzichten. Deshalb siedelt sich die Karikatur, wo sie es wirklich ist, jenseits der strengen Kunstgrenze an. Im Hinblick auf die Literatur hat Günter Blöcker in einer Roman-Rezension diesen Sachverhalt erläutert: *»Das Exzentrische, ja Groteske ist kein Eigenwert, es gehört zur Totalität des Menschlichen, und diese Totalität muß auch im äußersten Extrem gegenwärtig bleiben, wenn wir uns betroffen fühlen sollen.«*

Sensitivität für Probleme

Es ist schon erstaunlich, zu welch kühnen Thesen sich die Seelenkunde vorwagt, ohne von jenem Organ Kenntnis zu nehmen, in dem die Seele erzeugt wird. Ausgedehnt referiert z. B. M. J. Kobbert in seiner »Kunstpsychologie« die Kreativitätsforschung und hält das Urteil amerikanischer Forscher (Guilford und Lowenfeld) fest, daß »*für Künstler wie für Wissenschaftler und Ingenieure*« dieselben Kreativitätsfaktoren gelten. Dies ist bei deren Abstraktheit nicht verwunderlich; wenn als erster Faktor »Sensitivität für Probleme« aufgezählt wird, bleibt zu fragen, für welche Art von Problemen. Und hier mag es schon beträchtliche Unterschiede zwischen künstlerisch, philosophisch oder technisch begabten Menschen geben. Auch in den Fähigkeiten zu »Analyse« oder »Synthese« sind wohl

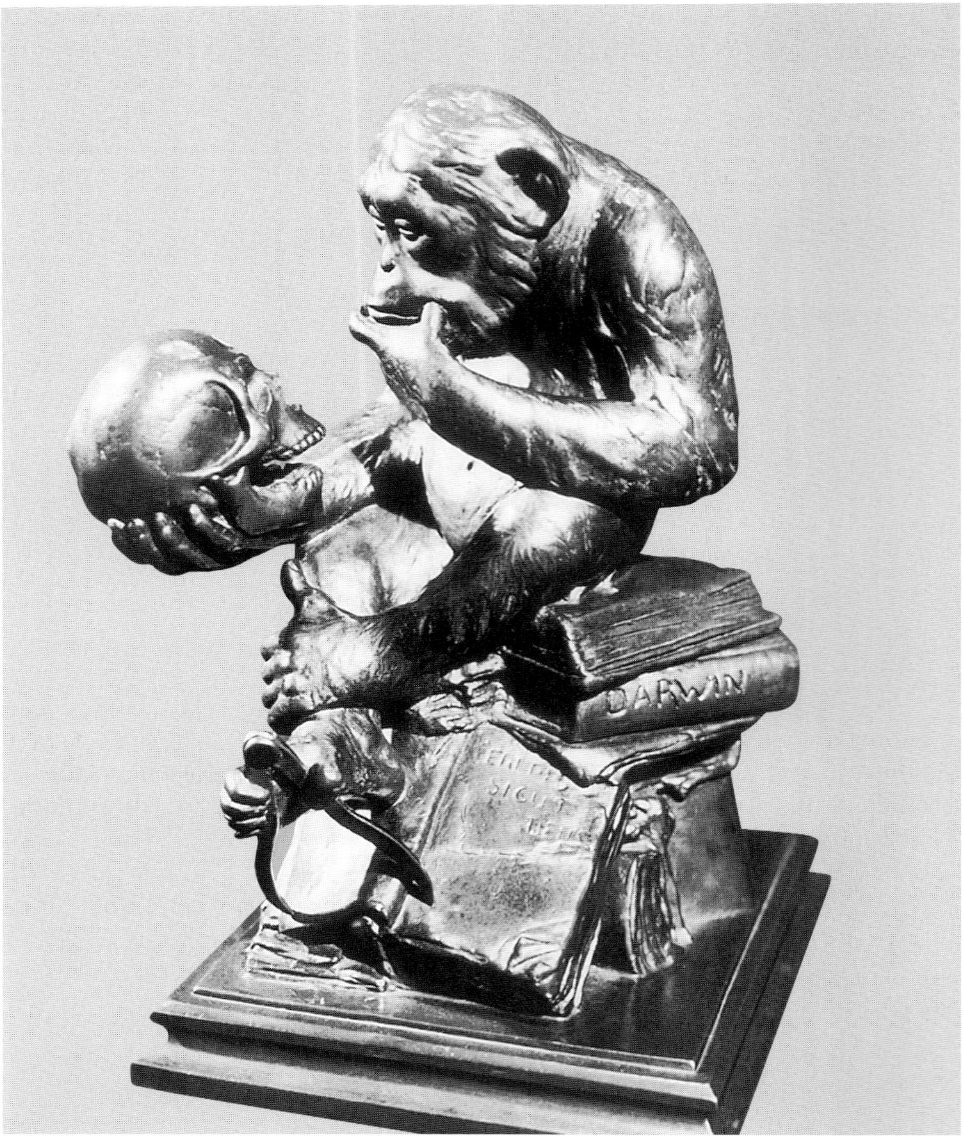

Der Affe, auf den Werken Darwins sitzend, sinnt über die Vergänglichkeit des Menschen nach. Bronzeplastik, die auf dem Schreibtisch Lenins stand.

beträchtliche Tauglichkeitsgrade auszumachen. Bemerkenswert, daß Kobbert in diesem und in anderem Zusammenhange mit keinem Wort auf die neuronale Organisation des menschlichen Hirns und die differenzierte Zusammenarbeit der beiden Hemisphären zu sprechen kommt.

Endgültige Kunst

Auch das Ergebnis aufwendigster wissenschaftlicher Arbeit ist vorläufig. Auch das bescheidenste Kunstwerk ist endgültig.

Gegenwart mythischen Weltverstehens

Während die wissenschaftliche Rationalität eine Trennung des Objekts vom Subjekt voraussetzt, lebt mythisches Denken von deren Durchdringung. Der Akt, durch den sie zustandekommt, die Identifikation von Subjekt und Objekt, dieser mythogene Vorgang bleibt aber die Voraussetzung auch der wissenschaftlichen Erkenntnis. Die Einheit des die Natur erfahrenden Menschen und der für den Menschen erfahrbaren Natur bildet die Grundlage eines jeden Kunstwerks. In der Kunst besitzen wir die Gegenwart mythischen Weltverstehens, jeder aufscheinende Gegenstand nimmt personale Züge an.

Trostlose Wissenschaft

Je größer die Zusammenhänge sind, deren sich eine wissenschaftliche Theorie annimmt, je mehr sie eine lebendige Wirklichkeit als Ganzes umfassen möchte, je mehr sie also in Konkurrenz tritt zu einer mythischen Vorstellung, umso deutlicher bleibt sie an lebensorientierender Kraft hinter dieser zurück. Hans-Georg Müller-Payer hat ihr Verhältnis so charakterisiert: *»Wissenschaftlichen Theorien fehlt das Wesentliche des Mythos: seine Gestalthaftigkeit, seine Lebendigkeit, sein Anthropomorphismus im höchsten Sinn, seine Poesie. Sie werden höchstens gelegentlich als letzter Mythenersatz gebraucht. Aber ein Mythos ist auf die Dauer tröstlich, auch wenn er furchtbar klingt, und eine naturwissenschaftliche Erklärung des Weltlaufs auf die Dauer trostlos, auch wenn sie harmlos klingt.«*

Ausdruck, Nachahmung, Darstellung

Daß die Kunst vor allem »Ausdruck« sei, ist die Überzeugung einer subjektivistischen Epoche. Daß sie »Nachahmung« sei – wie man das Wort Mimesis fälschlich auslegte – konnte nur einer positivistischen Zeit plausibel werden. Das deutsche Wort »Darstellung« gibt den Sinn von Mimesis am besten wieder. W. Weidlé hat darauf hingewiesen, daß »mimesthai« bei den Griechen nie meint, *»seine Ideen und Empfindungen, mit einem Wort sich selbst in seinen Werken darzustellen; der Dichter ist nie bei ihnen der ›mimetes‹ seines eigenen Ethos, immer nur der eines fremden oder allgemein menschlichen.«* In diesem Bewußtsein vor allem wurzelt die Dienerrolle des künstlerisch Tätigen in der frühen Zeit. Gleichwohl liegt in der magischen Funktion der Beschwörung eines »anderen« der Keim für den späteren Auserwähltheitsglauben des Künstlers wie für den neuzeitlichen Geniekult.

Ausdruck

»Ausdruck bezeichnet die Art und Weise, in der ein Ganzes als lebendig in Erscheinung tritt«, heißt es bei Max J. Kobbert. Den Anteil des Subjektiven am Erscheinungsbild des Kunstwerks könnte man den künstlerischen Ausdruck nennen.

Ohnmacht des Ausdrucks

Jeder optische »Ausdruck« – ob von Freude oder Angst – bleibt ohne Vergegenständlichung unverbindlich. Ohne die Vorstellung einer objektiven Situation, den Weg durch den dunklen Wald, das Verlorensein in der Großstadt, das Aufziehen bedrohlicher Kriegsahnung u.s.w., bleiben Gefühlsausdrücke gegenstandslos und lassen gleichgültig. Sie vermögen bestenfalls die Erregung ähnlicher Gefühle zu erzeugen. Diese Wirkung liegt jedoch jenseits des schöpferischen Kreislaufs von Handeln und Erkennen. So verursachen sie auf Dauer nur aufgeregte Langeweile.

Vergegenwärtigung der Gottheit

Der Kern des Schamanentums beruht auf der Gewißheit, daß der Zauberer im Tanz die Gegenwart einer Gottheit bewirkt. Er bildet die Gottheit nicht ab, sondern stellt sie dar: Sie wird in ihm gegenwärtig. Im alten China definiert das Hanzeitliche Shuowen Schamanen als Personen, die durch ihren Tanz die Gottheiten zum Abstieg zur Erde veranlassen.

Mimesis der Welt

Wie sich der Mimos im Tanz mit dem Gott vereint und wie der Tanz selbst diese Vereinigung ist, so begegnet der Künstler im Vollzuge des Kunstwerks der Welt, das Kunstwerk ist diese Begegnung, es drückt sie nicht nur aus, es stellt sie nicht nur dar. Auch heute noch ist jedes Kunstwerk Mimesis, Vereinigung des »mimetes« mit einer Welt, die an die Stelle Gottes gerückt ist.

Mimos und Gott

Kunstdebatten bewegen sich oft zwischen den beiden Markierungen »Ausdruck« und »Nachahmung«. Dem für die Kunst so zentralen Begriff der Mimesis unterschiebt man aber, wenn man ihn mit »Nachahmung« übersetzt, eine irreführende Bedeutung. Hermann Koller und Wladimir Weidlé haben uns das früheste Hervortreten des Künstlerischen im Kult, genauer: im orgiastischen Dionysoskult, verstehen lassen als eine Handlung, in der die Begegnung des Mimos mit dem Gott *»im Tanze zur Darstellung kommt«*. Was sollte der griechische Mimos ausdrücken, wenn wir unter Ausdruck vor allem subjektive Empfindungen oder Gedanken meinen? Wie könnte er einen Gott »nachahmen«, den er nie gesehen hat? Im Hinblick auf die Geburtsstunde der Kunst bei den vorsokratischen Griechen wird das Ungenügen beider Wörter und der Kern ihrer gemeinsamen Wahrheit deutlich: Im »Ausdruck« muß mehr hervortreten als das Subjektive der Person, in der »Nachahmung« muß mehr erscheinen als nur das Objekt, der angerufene Gott. Wir versuchen, das, was sich zwischen diesen beiden Begriffen ereignet, als »Darstellung« zu bezeichnen und wissen, daß notwendigerweise beide Seiten, die daran teilhaben, der Mímos und der Gott, heute der Künstler und die Wirklichkeit, sich darin wiederfinden.

Künstlerische Mimesis

Ist für die Griechen die kultische Mimesis handelnde Begegnung, ja zeitweise Identifikation mit der Gottheit, die den Teilnehmern an der kultischen Handlung dabei sinnenhaft entgegentritt, so bedeutet die künstlerische Mimesis in einer säkularisierten Welt die handelnde Begegnung mit der Wirklichkeit des Lebens. Und dieser existenzerhellende Vorgang ist unendlich mehr als die mit dem Wort »Ausdruck« zu erfassende Mitteilung subjektiver Befindlichkeiten.

Darstellung als Erkenntnisform

Kunst als Darstellung zu verstehen, schulden wir Platon. Wenn auch das Vorurteil des Philosophen die sprachlich-begriffliche Darstellung der künstlerischen vorzog, so mag in seinem Verständnis bereits angelegt gewesen sein, was Georg Picht so formulierte: *»Darstellung ist die primäre und für alle übrigen Formen des Wissens konstitutive Form der Erkenntnis der Wahrheit.«*

Phänomen und Darstellung

Das Kunstwerk erlöst die Dinge aus dem Kerker ihrer Phänomenalität. Phänomene erscheinen, aber sie bedeuten nichts. Georg Picht definiert: *»Phänomen-sein heißt: nichts anderes als sich darstellen.«* Und im Umkehrschluß ist ihm dann *»Darstellen – das Rückspiegeln der ›Phänomenalität der Phänomene‹«.*

Der etwas gespreizt klingende Satz enthüllt seinen für alle Künste gültigen Aussagewert als die Behauptung, daß Kunst ihren Illusionscharakter nie ganz aufgeben darf, *»daß die Wahrheit der Darstellung davon abhängig ist, daß uns die immanente Fremdartigkeit des Darstellungsraumes und die ihm zugeordnete Stilisierung oder auch Deformation der originären Phänomene stets gegenwärtig bleibt. Die Wahrheit dessen, was die Kunst uns zeigt, wird umso unverhüllter sichtbar, je deutlicher dieselbe Kunst uns erkennen läßt, daß sie nur Kunst ist.«*

Die Aufhebung des Gegenstands

—

Methaphern als Brücken

Gegenstand als Metapher

Dem Gegenstand obliegt in der Bildsprache die gleiche Funktion wie dem Wort in der Dichtkunst: Auch hier haben wir, um »Geistiges« zu benennen, nichts anderes zur Verfügung als Metaphern aus der sinnlich erfahrenen Welt.

Abstraktion und Einfühlung

Worringers berühmtes Begriffspaar »Abstraktion und Einfühlung« bezeichnet Gegensätze, die einander nicht ausschließen, sondern bedingen. Nur mit gradueller Beteiligung des jeweils anderen Prinzips eignen sie sich als Methoden der Welterfassung. Ein Realismus ohne Abstraktion verfehlt die Wirklichkeit so sicher wie eine Abstraktion, die das gegenständliche »Kind mit dem Bade ausschüttet«.

Geist bedarf des Gegenstands

Der Geist würde seiner nicht gewahr, wenn er nicht die Ergebnisse seines Wirkens bemerken könnte. Hegel wußte, daß dem Menschen erst im geformten Gegenstand, im Werkstück, seine Geistigkeit entgegentritt und ihm so erst ganz zuwächst. Indem der Mensch Gegenstände oder ihre Symbole bildet, bildet er sich selbst.

Bewußtsein und Gegenstand

Es gibt keinen Zweifel an der Objektbezogenheit aller Erkenntnisleistungen. Indem die ungegenständliche Malerei sich von allen Objekten löst, verzichtet sie auf die Fähigkeit, Bewußtsein herzustellen; ihre sinnlichen Mittel bleiben dann auf die dekorative Wirkung beschränkt, bestenfalls auf jene Gefühlserregung, die von Farbwerten auf unser Gemüt ausgehen und die vage Basis für schweifende Meditationen abgeben. Denn *»Bewußtsein ist immer und wesentlich Bewußtsein von etwas«*, wie Helmut Kuhn 1981 formuliert. *»Jeder Bewußtseinsakt meint eine Sache. Bewußtseiend sind wir außer uns, bei dem Gewußten, und im Maße, in dem wir bewußt werden, enthüllen sich uns Gegenstände.«*

Erdenschwere der Welterfahrung

Wer vom Geistigen in der Kunst spricht, sollte den Satz berücksichtigen, den der evangelische Theologe Gerhard Ebeling in seiner »Dogmatik des christlichen

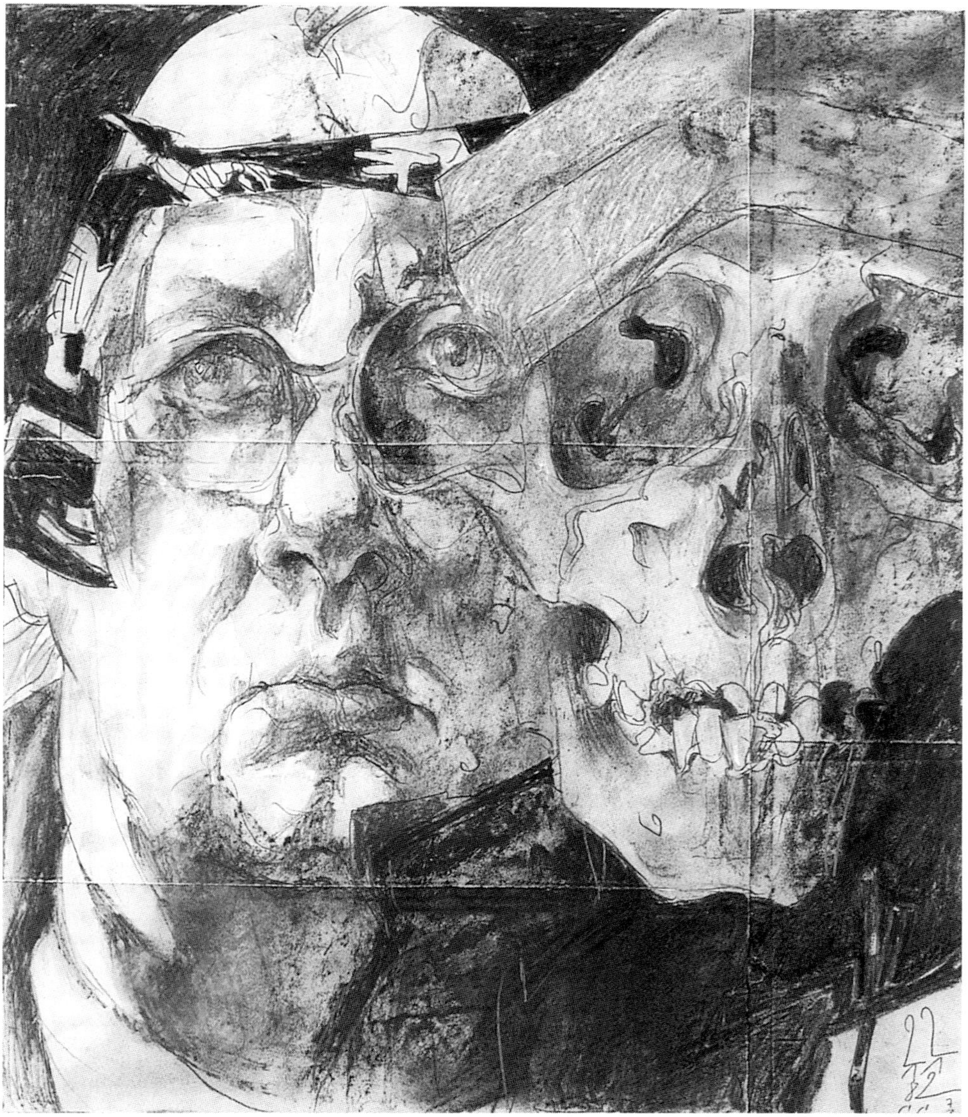

Der Künstler sieht sich in der Gegenwart des Todes: Horst Janssen, Selbstbildnis »Ich heldisch, 22. November 1982«, Pastell

Glaubens« ausgesprochen hat: *»Man kann gar nicht entschieden genug die Erdenschwere der Welterfahrung ins Gewicht fallen lassen, wenn es um Gott geht.«*

Formen von Gegenständen

Formen sind in der Welt immer Formen von Gegenständen. Wer den Formen Bedeutung entnehmen will, muß auf ihre Gegenstandsbezogenheit zurückgehen. Nichts anderes vollbringt unsere Wahrnehmung bei der Betrachtung von ungegenständlichen Bildern, in die wir Gestalten und Gesichter hineinsehen, obwohl wir wissen, daß solche nicht gemeint sind.

Erkennen von Gestalten

Formen sind unserer Erkenntnis unzugänglich. Wie schon unsere Wahrnehmung angewiesen ist auf »Gestalten«, also auf einsichtige Formzusammenhänge, so vermögen wir auch Erkenntisse nur zu gewinnen aus Erscheinungen, die eine Einheit bilden, anschauliche Erkenntnisse also nur aus der Begegnung mit Gestalten. Die Einheit eines Objektes ist die Vorbedingung für dessen Erkanntwerden. Nach Thomas von Aquin *»kann nichts in den Geist eingehen, was nicht in sich eine Einheit ist oder als solche aufgefaßt wird.«*

Fehler der Hypostasierung

Die »vom Gegenstand befreite Form« vermag gerade deshalb »Geistiges« nicht zu vermitteln. *»Formen sind nur am Geformten«*, stellt der Philosoph Helmut Kuhn (1960) fest. *»Wer ihnen darüber hinaus ein unabhängiges Sein zuschreibt, begeht den Fehler der Hypostasierung des Allgemeinbegriffs.«*

Verlust des Bild-Charakters

Die Ausschaltung des Objekts führt, radikal exerziert, zur Auflösung nicht nur des Kunst-, sondern auch des Bild-Charakters. Bild ist immer Darstellung, Repräsentation eines »abwesend Realen«.

Befreiung der Bildkunst

Die Befreiung der Kunst aus einer nur dienend verstandenen Rolle (zur anschaulichen Verkündung von Glaubenswahrheiten zum Beispiel oder zur Überlieferung des Bildes eines Menschen über dessen Tod hinaus) ist der Abschied vom illustrativen Charakter der Bildkunst. Wollten sich die Maler in die vom Bild gewährte Unsterblichkeit hineinretten, konnten sie sich nur – wie es schon seit dem Mittelalter immer wieder geschah – z.B. als Assistenzfiguren in die dargestellte Szene hineinschmuggeln. Nun, da man das Künstlerische, den eigenständigen Beitrag des Bildschöpfers, in der Weise der Darstellung (von der Erfindung der Komposition, über die spezielle Palette bis zu den Strukturen des Pinselstrichs) erkannte, wußte man, daß das Subjekt des Künstlers sich mit jedem Gegenstand verband, der auch immer dargestellt wurde. Das schwächte zwar die Bedeutung des Gegenstandes bis zur »Gleichgültigkeit«, aber es stärkte sie auch andererseits, weil der Gegenstand es war, den das Subjekt zu seinem Überleben benötigte. Ohne die Verbindung mit einem »liebevoll angeschauten Gegenüber«, ohne den Liebesakt mit einem anderen Wesen, ohne einem Objekt Unsterblichkeit zu verleihen, kann dem Subjekt die Überlistung des eigenen Todes nicht gelingen. Indem es ein anderes Wesen der Vergänglichkeit entreißt, kann es selbst den Tod überlisten.

Das autonome Subjekt geht mit seiner Autonomie zugrunde; der Gegenstand des Bildes ist so unentbehrlich für das Zustandekommen des Ereignisses »Kunst« wie das schöpferische Subjekt. Schöpferisch heißt ja nichts anderes, als einen gestaltenden Bezug zu einem Gegenstand zu gewinnen.

Methoden der Aufhebung

Man kann die Geschichte der Malerei als eine Folge von Versuchen betrachten, bildnerische Methoden zur Aufhebung des Gegenstands zu finden. Für den Künstler unter den Bildermachern in einer realistischen Epoche stellt sich nämlich zwingend die Aufgabe, den täuschend vergegenwärtigten Gegenstand mit malerischen Mitteln dem »unkünstlerischen« – manchmal vielleicht wissenschaftlichen, oft nur banal voyeuristischen – Blick zu entziehen, weil nur auf diese Weise die im Bildganzen eingeschlossene Botschaft vernehmbar wird.

Skizze und Bild

Das, was man »malerische Handschrift« zu nennen pflegt, hat sich im letzten Drittel des 19. Jahrhunderts mit einer demonstrativen Skizzenhaftigkeit zu einer Methode entwickelt, den Gegenstand »aufzuheben«, das heißt, seine banale Gegenwart zu tilgen und ihn deutlich als Metapher erkennen zu lassen. Kurt Badt hat in seiner Cézanne-Monographie auf die bemerkenswerte Tatsache hingewiesen, daß in der Pleinairmalerei des 19. Jahrhunderts *»zum ersten Mal in der Geschichte der Kunst der Unterschied zwischen Skizze und Bild von den Künstlern aufgehoben wird und das als fertig erklärte Werk die bisher für die Skizze charakteristischen Züge der Improvisation, der flüchtigen Mache, der Andeutung und der Ungleichmäßigkeit in der Realisation annimmt«*. Notwendigkeit und Gleichgültigkeit des Gegenstands für die Malerei werden darin gleicherweise erkennbar.

Die Schönheit des Häßlichen

Immer wieder wird die Frage laut, wie die nach Schönheit verlangende Kunst sich mit der Darstellung eines häßlichen Gegenstands abfinden könne. Leistete die Bildkunst nichts anderes als die Wiedergabe der Wirklichkeit – wie auch immer in einer »verwesentlichenden«, einer idealisierenden oder auch denunzierenden Form –, könnte sie das Häßliche nicht schön machen; aber sie ist, wenn das Bild wirklich Kunst ist, nichts anderes als Erkenntnis und schon Nietzsche in seiner »Morgenröte« wußte, *»daß Erkenntnis auch der häßlichsten Wirklichkeit schön ist.«*

Zweifel an der Affen-Kunst

Bild wie Kunst sind genuin menschliche Leistungen: im Schaffen wie im Wahrnehmen. Katzen können ihresgleichen nicht im Spiegel erkennen. Affen sind in der Lage, eine Leinwand mit Farbflecken zu versehen, die sich einer ästhetischen Interpretation freilich nicht zu entziehen vermögen. Dennoch muß es erlaubt sein, sowohl am Bild- wie am Kunst-Charakter eines solchen »ästhetischen Objekts« Zweifel anzumelden.

Bildkunst und Fotografie

»Anstatt daß sich die Welt in uns spiegelt, sollten wir vielmehr sagen, unsere Vernunft spiegelt sich in der Welt.« Vielleicht kann man den fundamentalen Unterschied von menschenerzeugtem Bild und fotografischer Spiegelung der Welt nicht besser verdeutlichen als mit diesem Satz Georg Lichtenbergs. Er erinnert uns an die produktive Rolle, die unsere Subjektivität bei der Herstellung jeder Art von Wirklichkeit spielt. Aber auch mögliche Gemeinsamkeiten kommen dabei in den Blick: Die Wertlosigkeit einer nahezu subjektfrei-naturalistischen Bildkunst ebenso wie der künstlerische Rang einer von subjektiven Qualitäten bestimmten Fotografie.

Subjektivität des Lichtbilds

Die Ausschaltung des Subjekts ist selbst bei dem Mindestmaß von »Machen«, wie es das durchschnittliche Lichtbild erfordert, kaum erreichbar: Wahl des Zeitpunkts, des Standorts, des Ausschnitts, schon in diesen drei elementaren Voraussetzungen, die auch die vollautomatische Kamera nicht abnimmt, vermag sich viel subjektiver Eigensinn auszudrücken.

Porträt und Totenkult

Von den Pharaonenbildnissen der Altägypter über die Goldmaske in Mykene und die Mumienporträts aus Fajum führt ein gerader Weg über die Bildnismalerei der Neuzeit bis zum Porträtfoto der Gegenwart. Das Bildnis steht in der Tradition des Totenkults.

Bild vom realsten Wesen

Auch die Erfindung der Fotografie hat nicht zum Aussterben des Porträts in der Bildkunst geführt, *»ist doch für den Menschen«*, woran Ernst Topitsch erinnert, *»der Mitmensch das wichtigste und daher realste Wesen.«*

Subjektivität des Porträts

An den subjektiven Anteil, den das Kunstwerk auch im Porträt voraussetzt, erinnert Goethe in einem Gespräch innerhalb der Abhandlung »Der Sammler und die

Seinen«. Nach der Behauptung *»Es gibt keine Erfahrung, die nicht produziert, hervorgebracht, erschaffen wird«*, stellt der Gast diese These auf die Probe durch den Hinweis auf die Porträtkunst, die der angeblichen künstlerischen Produktivität eine unaufhebbare Schranke setze. Goethes Antwort: *»Vor dieser Instanz fürchte ich mich gar nicht. Ich bin vielmehr überzeugt: kein Porträt kann etwas taugen, als wenn es der Maler im eigentlichen Sinne erschafft.«* Das Bildnis des Dargestellten ist – im Falle des Gelingens – die Wiedergabe der Vorstellung, die sich der Darstellende von ihm macht.

Die Künste sind Sprachen

Um Mißverständnisse zu vermeiden, muß man den Satz aus Hermann Hettners Schrift »Gegen die spekulative Ästhetik« von 1845: *»Die Kunst ist Sprache, nichts als Sprache, aber eine andere als die begriffliche [...]«* in die Mehrzahl übersetzen. »Die Künste sind Sprachen, nichts als Sprachen, aber andere als die begriffliche [...]« und darf hinzufügen, daß jede dieser Sprachen ihre eigene Grammatik besitzt – und, daß man die eine verstehen kann, ohne die andere zu begreifen.

Wirklichkeit und Sprache

Daß der Mythos eine Lebenswirklichkeit oft genauer bezeichnet als eine wissenschaftliche Theorie, daß ein Bild sie umfassender wiederzugeben vermag als eine sprachliche Formulierung, liegt darin begründet, daß die Wirklichkeit dieser Welt aus *»dichten Zentren von Ähnlichkeiten«* strukturiert ist, wie Rupert Riedl (1987) feststellt, daß sie Schichten solcher Ähnlichkeiten in hierarchischer Ordnung aufweist, aber *»erst in letzter Linie definierbare Grenzen«*. Vermutlich bewegt sich die chinesische Sprache also dichter an der Welt.

Der römische Brunnen

Das künstlerische Interesse an einem Gegenstand erwacht an der Stelle, an der dieser, unabhängig von seinen banalen Zwecken angesehen, als »Darstellung« von etwas anderem, als eine Art »konkrete Sprache«, kurz, als ein Symbol erkannt wird. Wählen wir in diesem Zusammenhang ein Beispiel aus der Sprachkunst, weil wir dann diesen Vorgang nicht – wie zum Beispiel bei einem gemalten Brunnen – erst in Worte übertragen müssen, sondern ihn schon »ausgesprochen« vorfinden.

Als Conrad Ferdinand Meyer (1825–1898) einst vor einem der vielen Brunnen der römischen Hauptstadt stand, regte das in ihm weder praktische Gedanken nach der Nutzbarkeit des Wassers für Mensch und Tier, noch Überlegungen hinsichtlich der physikalischen Konstruktion dieses Bauwerks oder der Zweckmäßigkeit seiner Architektur an. Er sah den Brunnen – und sah ihn eigentlich nicht, er sah den Brunnen als »Bild« für einen ganz anderen Erfahrungsbereich, der sich in ihm anschaulich offenbarte, er sah ihn als ein »Sinnbild«:

Aufsteigt der Strahl und fallend gießt
Er voll der Marmorschale Rund,
Die, sich verschleiernd, überfließt
In einer zweiten Schale Grund;
Die zweite gibt, sie wird zu reich,
Der dritten wallend ihre Flut,
Und jede nimmt und gibt zugleich
Und strömt und ruht.

Die anscheinend einen realen Gegenstand, den »Römischen Brunnen«, beschreibende Sprache vollbringt dabei – ohne sich aus der reinen Beschreibung des Phänomens herauszubegeben – einen geradezu zauberischen Akt: Sie legt ihre begriffliche Eindeutigkeit ab, indem ihre Worte etwas anderes meinen als sie sagen, und vermittelt uns auf knappeste Weise die Vorstellung von der Beziehungsfülle eines lebendigen Zusammenhangs. Nicht nur die mit Worten beschreibende, auch die anschauliche Kunst der Malerei muß Handlungen oder Gegenstände auf solche Weise zum »Sprechen« bringen, muß sie zwingen, ihren »Sinn« preißzugeben, muß sie zu Metaphern machen, die einem »Gemeinten« Gestalt geben.

Metapher

Die Brücke der Metapher trägt uns über den Abgrund der Welt.

Zwischen Liebe und Tod

—

Die Wunde des Bewußtseins

Anadyomene

Eine Gestalt kann aus einer beschränkten Zahl formaler Informationen gebildet werden, die unser Wahrnehmungsapparat aus der unendlichen Fülle des Sichtbaren oder Hörbaren herausfiltert. Um die Redundanz der Informationen, wie sie die Welt uns immer liefert, auch im Kunstwerk zu erreichen und damit nicht nur die abstrakte, sozusagen »nackte« Gestalt erkennen zu lassen, sondern auch den Eindruck der »Inkommensurabilität« zu erzeugen, bietet das wahre Kunstwerk mehr, als was durch das jeweilige »Wahrnehmungsfenster« zu dringen vermag. Dieser Umstand hat zwei für das Kunstwerk fundamentale Folgen: Wir erleben dadurch überhaupt erst die Gestalt als ein »auftauchendes« Wunder – als eine Aphrodite Anadyomene sozusagen; und es können bei folgenden Betrachtungen oder neuerlichem Anhören des Werkes durchaus andere Inhalte aufgenommen werden; das Kunstwerk ist vieldeutig und wandelt sein Gesicht uns gegenüber.

Wert der Vieldeutigkeit

Die Vieldeutigkeit, ein Mangel bei der begrifflichen Beschreibung, ist ein unerläßliches Qualitätsmerkmal des Kunstwerks. Sie ist der Unterpfand seiner dauernden Wirkung, indem sie ihm ermöglicht, unter gewandelten Umständen einen anderen Sinn zu entfalten. Zum Beispiel bietet die Verbindung von rationalen und emotionalen Werten in einem Werk die Voraussetzung, daß in verschieden orientierten Zeiten die jeweils benötigten, zum Zeitgeist kontrastierenden Eigenschaften wirksam werden. So erklärt sich die dauernde Aktualität, um nicht zu sagen Unsterblichkeit, jeder wahrhaft künstlerischen Aussage.

Perspektivität des Kunstwerks

Die Bedingtheit eines jeden Kunstwerks, nicht die Welt selbst, sondern nur eine subjektive und zeitgebundene Sicht auf die Welt zu spiegeln, tut ihm keinen Abbruch, sondern erweist sich geradezu als Voraussetzung seiner Bedeutung. Helmut Kuhn (1960) hat darauf hingewiesen, daß *»das künstlerisch Vergegenwärtigte zwar die Wirklichkeit repräsentiere, aber nicht als solche«*, sondern in einer Perspektive, die bestimmt ist durch die Person des Künstlers und der sie bedingenden geschichtlich-gesellschaftlichen Situation. Letzten Endes ist die historische nur ein Teil der subjektiven Perspektive, weshalb uns Kunstwerke auch vergangener

Jahrtausende im Kern erlebbar bleiben. Sie vermitteln Erkenntnisse über die Welt zwar nur indirekt, aber sie öffnen den Zugang zu den erkennenden Menschen in ihr auf eine unmittelbare, unersetzliche Weise.

Versprechen der Dauer

Auch das historisch gewordene Kunstwerk öffnet sich unserer Erfahrung, denn es hat seine Existenz in einer bemerkenswerten Zeitlosigkeit. Das Kunstwerk gehört, worauf der Tübinger Philosoph Günter Figal aufmerksam macht, *»weder einer früheren Zeit noch der von einer solchen Zeit unterschiedenen Gegenwart an. Es bildet, unter dem Gesichtspunkt des historischen Bewußtseins gesehen, gleichsam neutralen Boden. Es ist der Boden, auf dem man als Gegenwärtiger dem Vergangenen begegnen, auf dem das Vergangene gegenwärtig erscheinen kann.«* Nur unter solcher Voraussetzung vermag eben das Kunstwerk sein »Versprechen der Dauer« einzuhalten.

Das Spielerische in der Kunst

Man hat gelegentlich die Kunst in der Nähe des Spielerischen angesiedelt, also in einer Art von Luxusraum der menschlichen Existenz. Nun haben uns aber die Biologen längst die zum Leben ertüchtigende Wirkung des Spiels in der Tierwelt aufgezeigt und die Wissenschaftstheoretiker den engen Zusammenhang von Forschung und Spiel nachgewiesen. So dürfte auch das »Spielerische« der Kunst nicht im Widerspruch stehen zu ihrem »explorativem Charakter«, zu ihrer Natur als einer anschaulichen Form des Erkennens.

Kräfte der Humanitas

Das »Spielerische« an der Kunst ist ihr Vermögen, losgelöst vom Daseinszwang die Richtung ihrer Aktivität nach Wunsch und Traum zu bestimmen. Dadurch wird diese zu einem Gleichgewichtsorgan, das kompensierende Wirkungen auslöst und uns instandsetzt, gefährliche Abweichungen von unserer »anthropologischen Mitte« zu korrigieren. Als anthropologische Mitte darf man jene Bewegungsrichtung der menschlichen Entwicklung bezeichnen, die von beiden Kräften bestimmt wird, die unsere Humanitas ausmachen: Logisch-intellektuelles Durchdringen und gestalthaftes Begreifen der Wirklichkeit.

Intentionalität der Kunst

Die Ausrichtung alles Lebendigen auf künftiges Sein läßt die Zeit zu einer Dimension der Existenz werden. Diese »Intentionalität« prägt auch die geistigen Leistungen der Geschöpfe, beim Menschen das Bewußtsein und die Sprache.

Alle Kommunikation, nicht nur Sprache, sondern auch Musik, Bild, Tanz usw., wird bestimmt von ihrem Gerichtetsein auf nicht real Vorhandenes, also auf Modellobjekte der Vorstellung. Wo der Sprachcharakter eines Kommunikationsmittels verlorengeht, wo die Intentionalität erlischt, verliert es seine Bedeutung.

Erlebnis und Kunstwerk

Nur wenn Kunst als eine Identifikation von Ich und Welt verstanden wird, kann man begreifen, wie unerläßlich das »Erlebnis« für ihr Entstehen ist. Jean Gebser nennt den Grund *»warum noch heute jedes Erlebnis übermächtig wirkt: weil in jedem echten Erlebnis die Einheit der Welt und die Grundeinheit des Einzelnen mit der Welt ›realisiert‹ wird.«* Das Erlebnis ist die mentale Voraussetzung des Kunstwerks.

Das künstlerische Selbstgespräch

In einem Brief an seine Frau kommt Franz Marc auf den Umstand zu sprechen, daß während des Schaffensprozesses jeder Gedanke an den oder die Betrachter oder »Konsumenten« eines Kunstwerks nur störend sein kann. Seine gerade im Entstehen begriffenen Aphorismen möchte er ebenso verstanden wissen: *»das Ganze als Selbstgespräch wie jedes gute Bild; die Art Bachs, dessen Musik im Grunde den Hörer nicht braucht [...]«* Das Ereignis der Identifikation des schöpferischen Ichs mit einem Objekt der Schöpfung, diese Zwiesprache von Geschöpf und Schöpfung, dieser Entstehungsprozeß des Kunstwerks vollzieht sich in der Tat wie eine Art »Selbstgespräch«.

Radikale Symmetrie

Symmetrie lebt aus der Unterschiedlichkeit der beiden sie bildenden Gestalthälften. Die »reine« geometrische Symmetrie einer Architektur verurteilt diese zur Leblosigkeit. Biologische Symmetrien sind spannungsvolle Entgegensetzungen. Symmetrisch ist nur das Ornament. Ein radikal symmetrisches Bild ist kein Kunstwerk, sondern ein Ornament.

Maske und Kunst

Welche ästhetischen Merkmale man einer Maske immer zubilligen mag, vom Kunstwerk unterscheidet sie sich grundsätzlich durch ihre Funktion. Sie gewinnt ihren Wert nicht durch ihre Stellung in der Mitte zwischen dem Subjekt, das sie trägt, und dem Objekt, das sie verkörpert, sondern sie verbindet sich hautnah mit dem Subjekt, dem sie in magischer Zeit eine Identität im »Anderen«, im gottnahen Tier oder in der tierhaften Gottheit gibt; dem sie in späteren Zeiten ichbewußter Personalität eine Entlastung durch den Einstieg in die andere Rolle verleiht. Das Kunstwerk erscheint umso vollkommener, je gleichgewichtiger Subjekt und Objekt in ihm enthalten sind; die Maske erfüllt ihre Rolle umso vollkommener, je weniger das Subjekt, das sie trägt, durch sie in Erscheinung tritt.

Illustration und Bild

Das Eigentümliche der Illustration kann uns nur aus ihrem Gegensatz zum Bild an der Wand einleuchten. Sie lebt zwischen dem Text auf der Buchseite, die sie nicht durch betonte Räumlichkeit zerstören darf. Das an die Wand gehängte Bild hebt diese auf. Es erweist sich – und das wird bewußt durch den Rahmen betont – als ein Fenster oder ein Spiegel. Es schneidet ein Loch in die Wand und läßt uns durchblicken auf die Welt hinter ihr. Es bedeckt eine Stelle der Wand und spiegelt die Welt vor ihr. Aber beides ist sie nur dank ihrer Illusion von Räumlichkeit. Sie spiegelt zugleich die zeitlich-räumliche Welt, in der wir sind, und öffnet unserem Blick eine Welt der Raum- und Zeitlosigkeit, in der Verstorbene leben, Entfernte nahe sind, Verlorenes wiedergefunden wird, Vergangenes gegenwärtig ist.

Werbung als Kunst

Daß die optische Werbung – mit Plakat, Prospekt, Anzeige – die eigentliche Bildkunst unserer Epoche sei, diese kürzlich ernsthaft vertretene These, schießt über das Ziel hinaus. Dennoch enthält sie einen Kern von Wahrheit insofern, als viele bildschöpferischen Begabungen heute als Werbegraphiker tätig sind und in einem harten Wettbewerb oft höchst anspruchsvolle ästhetische Leistungen vollbringen. Schwächere Begabungen, die sich hier nicht behaupten können, sind denn auch in das Gebiet der »freien Kunst« ausgewichen, wo es keine Maßstäbe mehr zu geben scheint.

Da die Werbung längst nicht mehr nur auf den Verkauf von Produkten abzielt, sondern oft Public-relation-Wirkungen und langfristige Sympathie-Gewinnung beabsichtigt, dürfen sich die graphischen Problemlösungen nicht mehr mit visualisierten Marktschreier-Argumenten begnügen. Das bedeutet, daß das Bild oder das Bild-Text-Ensemble nicht nur den Konsumenten, sondern den ganzen Menschen erreichen möchte. Die Botschaft, die vermittelt wird, wird nicht mehr von einem eng definierten Zweck bestimmt, sie hat Suggestionen sehr allgemeiner Art zu übertragen, z.B. Vertrauen auf die Forschung, Hoffnung auf weitere Lebenserleichterung, Zustimmung zu Maßnahmen für eine gesündere Umwelt usw., Sympathie letzten Endes für die Herrschenden unserer Zeit, die großen Industriefirmen, die ihre Taten und Vorhaben so vor unsere Augen stellen.

Sind die Schlachtenbilder der siegreichen Heerführer oder die prächtigen Krönungsszenen der Regenten von einst nicht mit der nämlichen Absicht in Auftrag gegeben worden, deren Leistungen zu verherrlichen und die Zustimmung vieler Menschen zu erwerben? Sicherlich müssen viele Bilder aus der »Kunst« im engeren Sinne ausgeklammert werden, Darstellungen, die trotz hoher handwerklicher Fertigkeit über die Wirkungen von Propaganda im direktesten oder Legitimitätsgewinnung im sublimsten Falle nicht hinausgehen. Entscheidend war damals wie heute nicht das Thema, der Gegenstand des Bildes, sondern jene über den Auftrag hinausgehende, ja ihn nicht selten konterkarrierende selbständige Aussage, die den Betrachter einen Weltausschnitt mit den Augen des Künstlers neu sehen lehrte. Dieser »Mehrwert«, das »Übersoll« des Kunstwerks, ist nur mit formalen Mitteln zu leisten und sie nur bewirken jenes Ereignis, das sich auch bei der modernen Werbung (wie bei früheren Gemälden) höchst selten einstellt: Daß der Betrachter durch die Illusion einer vom Künstler verwandelten Welt in seiner Substanz als Mensch berührt und – in einem ganz ursprünglichen und wörtlichen Sinne – »verzaubert« wird. Wenn der Werbung das gelingt, ist sie freilich Kunst.

Begriffe von Welt

Das, was unsere Individualität ausmacht, ist nicht schon mit den genetisch festgelegten, schier unendlichen Kombinationen unserer Erbanlagen bestimmt, sondern wesentlich durch die einmalige und unvorhersehbare Eigenentwicklung unseres Gehirns. Hierbei leistet die Welt, in der wir leben – Natur, Familie, Freunde, kulturelle Fakten, also die Fülle der »Erfahrungen« – einen konstitutiven Beitrag, denn unser *»Gehirn befindet sich in einem ständigen Anpassungs- und Lernprozeß«*, wie der Neurowissenschaftler Gerald M. Edelman in einem Gespräch feststellte. *»Es ist gierig nach Informationen aus der Umwelt. Dabei bildet es ständig neue Kategorien und Muster. Wir machen uns unentwegt neue Begriffe von der Welt.«* Die lebensprägende Leistung der Kunst besteht in dem unersetzlichen Angebot von immer anderen solcher anschaulicher »Begriffe von Welt«.

Mit anderen Augen

Dem Reiz, den jedes Gemälde auf den Betrachter ausübt, nämlich einen Blick auf die Welt mithilfe anderer Augen zu tun, verdankt wohl vor allem der Roman seine Beliebtheit. Hier summiert sich das Blicken durch anderer Leute Augen gewissermaßen zu einem Hineinschlüpfen in ein anderes Leben. Ein Reiz übrigens, der ja schon den Autor des Romans angestachelt hat.

An den Wurzeln des Bewußtseins

Die Wahrnehmung eines Kunstwerks versetzt uns in den Zustand zurück, in dem sich die menschliche Seele befunden hat, als sie die Kunst erfand. *»Indem sie in uns eintreten,«* meint George Steiner, *»bringen das Gemälde, die Sonate, das Gedicht uns in den Bereich der Geburt unseres eigenen Bewußtseins.«* Er beruft sich dabei auf die Erklärung des Aristoteles in seiner ›Poetik‹, daß Fiktion *»wahrer und universeller ist als Geschichte«* und auf C. G. Jungs Schlußfolgerung auf Archetypen, *»auf ererbte Gestaltgebungen und narrative Ikonen an den Wurzeln menschlichen Bewußtseins.«*

Erkennen von Welt und Ich

Wir erfahren bei der Wahrnehmung eines Kunstwerks ebensoviel über die Welt wie über uns selbst, weil wir die Welt nur kennenlernen als Begegnende und weil wir uns selbst nicht anders erkennen als in der Begegnung mit der Welt. Wir lieben, um einen Ausdruck von Rudolf Tscherpel aufzugreifen, *»die eigentümlich metaphorisch ausgeformte Wirklichkeit der sinnlichen Spracherscheinung«* nicht nur, *»weil uns in ihr die Gesetzlichkeit unserer eigenen Natur begegnet«*, sondern zugleich und untrennbar davon auch die Gesetzlichkeit dessen, was wir Welt nennen und dem wir uns sowohl eingefügt als auch gegenübergestellt finden.

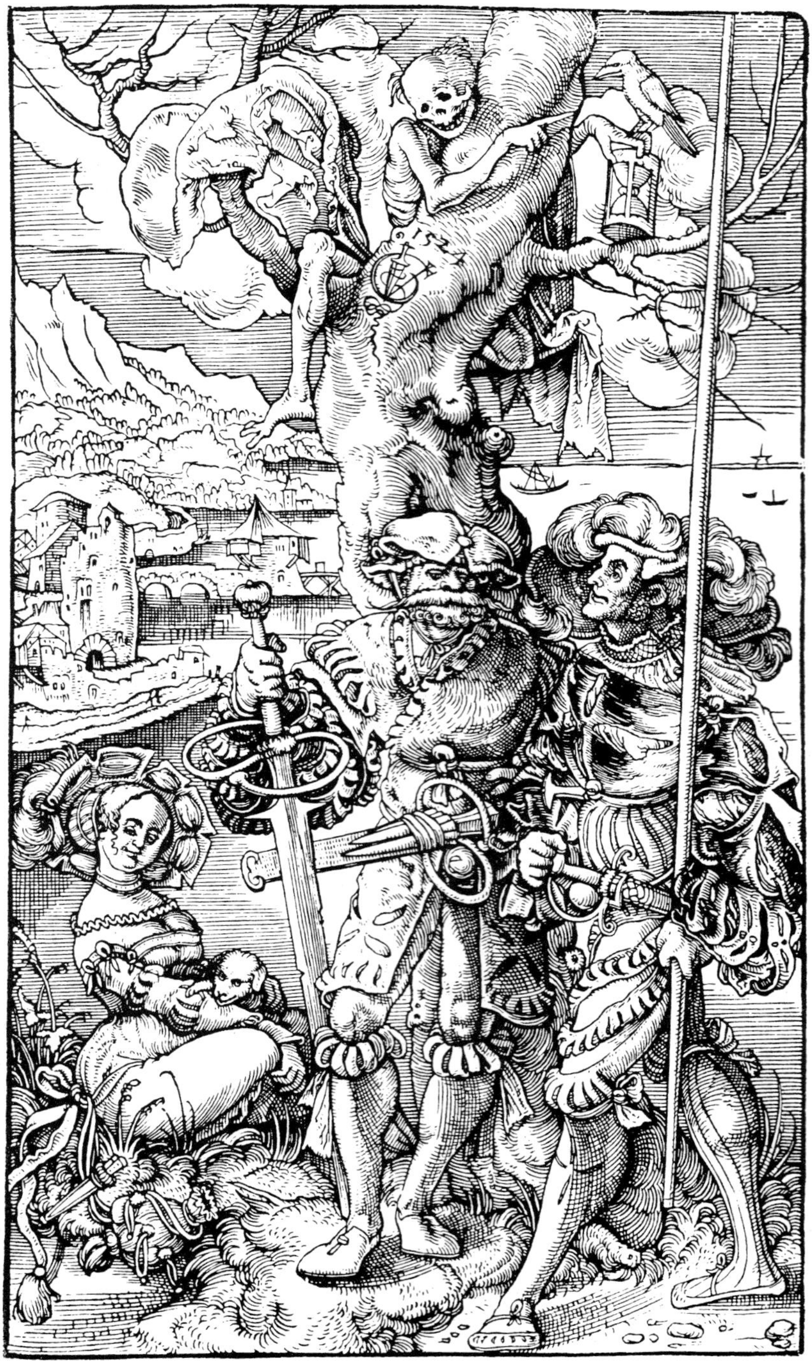

Landsknechte zwischen Lieben und Sterben: Urs Graf, »Krieger, Dirne und Tod«, Kupferstich, 1524

Orientierungsleistung der Bildkunst

Wenn es die Aufgabe der Wahrnehmung – bei allen Lebewesen – ist, die überlebenssichernde Orientierung in der Welt zu leisten, dann kann die Aufgabe der als höchste Potenzierung der visuellen Wahrnehmungsmöglichkeiten des Menschen zu verstehenden Bildkunst nur in einer höchst sublimen Orientierungsleistung beruhen. Jedes Bild ist eine neue sinnenhaft aufgestellte Theorie dieser Welt. Ohne diese Theorie sich zu eigen machen zu müssen, liegt die Orientierungsleistung schon darin, daß das Subjekt des Betrachters mit ihrer Hilfe die Welt gleichsam durch die Augen des Künstlers, also aus dessen Blickwinkel, und im Gefolge durch die vielen Augen der vielen Künstler aus vielen Blickwinkeln zu sehen in der Lage ist.

Das Bild der Wirklichkeit

Lange vor der Wissenschaft begriff die Malerei schon Wirklichkeit als ein Wirkungsgeflecht, dessen Wahrnehmung man nur gewinnen kann, wenn sich der Blick nicht auf den isolierten Gegenstand richtet. In der symbolischen Form des von Farbwerten gebildeten Raumes öffnet sich unserem Auge das vernetzte System des Lichtes. Erst die Kybernetik mit ihrem Verständnis vernetzter Systeme hat im 20. Jahrhundert zu der Einsicht geführt, die von Frederic Vester so formuliert wurde: *»Die Wirklichkeit besteht nicht aus heterogenen Einzelkomponenten, sondern ist ein Gefüge von Wirkungen und Rückwirkungen, das sich meist ganz anders verhält, als wir aus einem noch so genauen Studium seiner Einzelteile ablesen könnten.«*

Ranghöhe von Kulturleistungen

Die erworbene oder erlittene Lebenserfahrung eines Künstlers geht in das Kunstwerk als Medium sinnlicher Erkenntnis ein. In ihm werden Informationen gespeichert, die sich nicht rational-verbal fassen lassen, und sie werden über das sterbliche Individuum hinaus der Überlieferung einer Kulturgemeinschaft einverleibt. Demnach hinge auch der Rang eines Kunstwerks von dem Umfang und der Bedeutung der Informationen ab, die es überliefert. Es sollte also weniger von Kunst und Nichtkunst als von höherer und niedrigerer Kunst die Rede sein, wie wir von höheren und niedrigeren Lebewesen sprechen. Konrad Lorenz erkennt in der Fähigkeit zu dieser Höher- oder Niedriger-Bewertung von Kunstschöpfungen eine für das Fortbestehen einer Kultur wichtige Voraussetzung. In seinem Buch »Die Rückseite des Spiegels« schreibt er im Hinblick auf die Gesamtheit der Kulturleistungen: *»Wenn wir die Attribute ›niedriger‹ und ›höher‹ in erstaunlich gleichem Sinne auf Lebewesen wie auf Kulturen anwenden, so bezieht sich diese berechtigte Wertung unmittelbar auf den Gehalt an unbewußtem oder bewußtem Wissen, der diesen lebendigen Systemen eignet, gleichgültig, ob er durch Selektion, Lernen oder explorative Forschung erworben wurde und ob er im Genom, im Gedächtnis des Einzelwesens oder in der Tradition einer Kultur aufbewahrt ist.«*

Spannungsausgleich innerhalb des Werks

Die zwiespältige Gemütsart des neuzeitlichen Menschen wird durch seine zunehmend einseitige Rationalisierung hervorgerufen; sie gipfelt in dem anomalen, also krankhaften Befund der Schizophrenie, die von Eugen Bleuler als *»starre Abschottung der oberen (bewußten) Teile der Seele vom Unbewußten«* beschrieben wird. Ende des 19. Jahrhunderts hatte die kollektive Schizothymie einen Grad erreicht, daß sie neurotische Formen annahm. Diese äußerten sich in der modernen Kunst auf ebenso paradoxe wie begreifliche Weise: durch gleichzeitig übertriebene Rationalismen wie durch ebenso einseitige Rückgriffe auf die unterdrückten irrationalen, besser a-rationalen Bereiche der Seele. Aber diese beiden Tendenzen innerhalb einer Kultur vermögen keinen Ausgleich zu schaffen, sie erzeugen nur Spannung; eine Gleichgewichtung kann nur innerhalb ein und desselben Subjekts geschaffen werden und als Leistung einer Person in einem Werk hervortreten, das die polare menschliche Mentalität vereint.

Unbeweisbare Kunst

Das Urteil des Kunstrichters basiert nicht auf Beweisen. Der Gegenstand seines »Prozesses«, das Kunstwerk, entstammt einer höchst intimen, subjektiven Sphäre; und es verdankt seine Entstehung als etwas »Hergestelltes« nur dem Willen nach Objektivierung einer ganz und gar subjektiven Begegnung mit der Welt. Das Kunstwerk als solcher Tatbestand ermöglicht nun den Zusammenstoß eines Subjekts mit dieser »objektivierten Subjektivität«, einem Geschehen, aus dem kein Subjekt unverändert entlassen wird. Denn eine solche Begegnung findet auf einer tieferen, die Existenz unmittelbarer betreffenden Erlebnisebene statt als die der intellektuellen Reflektion. Deshalb kann ihre Verbalisierung, ihre Formulierung zum Urteil, nur in Form eines »Rechenschaftsberichts« oder einer »Zeugenaussage« gegeben werden: Es fehlt die schlüssige Beweiskraft des Logischen, als entscheidendes Kriterium verbleibt allein die Glaubhaftigkeit. So meint denn Helmut Kuhn (1960): *»Das ästhetische Urteil ist unbegründbar, obwohl nicht grundlos. Es kann nach den berühmten Formeln Kants anderen als gültig zugemutet, nicht bewiesen werden.«*

Ewige Kunstwerke

Daß auch die Werke der Kunst vergehen, ist kein Einwand gegen ihren Anspruch auf Unvergänglichkeit. Ewig währt etwas in dieser Welt bestenfalls ein paar Jahrhunderte.

Ende der Bildkunst?

Die das Ende des Tafelbildes und der Bildkunst schlechthin prophezeien, haben nicht begriffen, daß sie das Ende des Menschen prognostizieren. Denn die Fähigkeit, auf zweifache Weise zu erkennen, macht den Menschen aus. Er vermag sich ein Modell der Welt auf analytisch-logische Weise mit seinem rationalen Geist zu schaffen und er vermag sich ein Modell der Welt auf synthetisch-analogische Weise mithilfe der Anschauung zu bilden. Wer dem Menschen eine Hälfte seines Gehirns amputiert, zerstört ihn.

Was Künstler warum tun

Die Psychologie ist anscheinend in der Lage, zu allen möglichen Entstehungs- und Erscheinungsbereichen des Kunstwerks, zum »Ästhetischen«, zur Beschaffenheit des schöpferischen Menschen, zum Bildwerk als Gestalt und Struktur mehr oder weniger Erhellendes zu sagen, nichts aber über die Funktion des Kunstwerks für den Einzelnen oder die menschliche Gesellschaft. *»Auf die Frage, was die Künstler eigentlich warum tun«*, meint Max J. Kobbert defätistisch, *»ist schon aufgrund unübersehbarer Vielfalt keine Antwort zu erwarten, die im Sinne allgemeiner Prinzipien befriedigend zu formulieren wäre.«* Als ob nicht gerade die »unübersehbare Vielfalt« der Erscheinungen auf allen Wissenschaftsgebieten die eigentliche Herausforderung für Systematisierungsversuche wäre. Daß die Erklärungsvorschläge der Psychoanalyse für die Motive künstlerischen Handelns inzwischen als zu einseitig abgetan wurden, darf zu weiteren Versuche nicht entmutigen. Übrigens könnte man mit einer Feststellung Freuds, wenn man sie nur in einen größeren Zusammenhang setzte, in die Nähe einer tragfähigen Begründung des bildkünstlerischen Schaffens gelangen. *»Die im Kunstwerk sichtbaren Inhalte«*, so meint Sigmund Freud, *»sind somit Symbole in dem beschränkten Sinn, daß sie stellvertretend libidinöse Regungen bei Künstler und Betrachter erfüllen.«* Daß die Liebe bei der Kunst im Spiele ist, konnte Freud nicht entgehen.

Ausdruck der Liebe

Die Kunst ist zwischen Liebe und Tod angesiedelt. Sie entsteht aus Liebe und gegen den Tod. Nur die Liebe ist es, die sich mit dem Tod nicht abfindet. Am Tod seines Freundes Enkidu entzündete sich die Raserei des Gilgamesch und er ruhte nicht, bis er die Erscheinung des Geliebten im Bilde der Vergänglichkeit entrissen hatte. *»Das in der Kunst notwendig beschlossene Engagement«*, erkennt Helmut Kuhn (1960), *»ist Ausdruck ihrer ursprünglichen Liebe.«*

Eros und Kunst

»Eros und die ästhetische Erfahrung sind enge Verwandte«, meint George Steiner. Kein Wunder: Das Kunstwerk – wie jede Weise des Erkennens – verdankt seine Existenz einem erotischen Akt.

Liebe und Kunst

Dem Tod Paroli zu bieten vermag nur die Liebe. Von den alten Vulven-Zeichen bis zu den üppigen Muttergottheiten reicht die Kette der Wiedergeburts-Beschwörungen in der vorgeschichtlichen Zeit. Es folgen Inanna, Aphrodite und

Venus mit allen ihren Schwestern. Daß die Kunst sich zu einem Akt der Auflehnung gegen den Tod erheben konnte, verdankt sie allein der Tatsache, daß sie nichts anderes vollzieht als einen Liebesakt, die Zeugung eines Geschöpfes zweiter Ordnung, in dem die Hingabe an ein Geliebtes dauerhafte Gestalt annimmt.

Der schöpferische Augenblick

In dem für das schöpferische Individuum auf einen »Augenblick« zusammenschmelzenden Zeitraum, in dem der Künstler seiner Vision im Bilde Dauer verleiht, durchdringt ihn das Gefühl, dem Zugriff des Todes zu entweichen. Am Beispiel des späten, seine Todesnähe spürenden Corinth beschreibt Wieland Schmied diese Situation: *»Die späten Bilder des Lovis Corinth sprechen von der eigentümlichen Erregung, die den Künstler während des Malaktes erfaßte, einer Erregung, die mehr war als Vitalität, Wildheit, Augenlust. Diese Erregung bedeutete nicht Spiritualisierung. Diese Erregung kam aus dem Bewußtsein des Malers, in der Arbeit an seinem Bilde für einen Augenblick – einen schöpferischen Augenblick – die erbärmliche Hinfälligkeit des Fleisches zu überwinden. Für einen Augenblick, und das bedeutete für immer. In diesem sichtbaren Triumph liegt die Größe dieser Bilder, ihre Freiheit und ihre Aktualität.«*

Die Kostbarkeit der Armut

In seinen Abhandlungen über »Die Gegenwärtigkeit des Mythos« bezeichnet der polnische Philosoph Leszek Kolakowski die Kunst als einen *»Modus, der Welt ihr Böses und ihr Chaos zu verzeihen.«* Wodurch ist sie dazu imstande? *»Damit dem so sei«*, antwortet Kolakowski, *»muß die Kunst das in der Welt aufdecken, was nicht in ihren evidenten Ansichten gegeben ist, namentlich den geheimen Reiz ihrer Häßlichkeit, die verborgene Verkrüppelung ihrer Anmut, das Lächerliche ihrer Erhabenheit, die Armseligkeit des Luxus und die Kostbarkeit der Armut, mit einem Wort alle geheimen Fasern enthüllen, die von den empirischen Qualitäten überwuchert werden und die diese Qualitäten zu Partikeln unseres Scheiterns oder unseres Stolzes machen.«* Indem sie das angeblich Selbstverständliche dadurch infrage stellt, daß sie die Ambivalenz aller Dinge und Erscheinungen erfahrbar macht, erweist sich die Kunst als eine sinnliche Schwester der Philosophie.

Urnen, die uns enthalten

Bücher bezeichnet der russisch-amerikanische Dichter Joseph Brodsky einmal als *»die realen und potentiellen Urnen, die uns, zu Asche geworden, enthalten. Denn was in die Niederschrift eines Buches eingeht, – ob Roman, philosophische Abhandlung, Gedichtsammlung, Biographie oder Thriller –, ist letztlich das eine Leben eines Menschen: gut oder schlecht, doch stets endlich. Wer immer gesagt hat, Philosophieren sei eine Übung im Sterben, hatte in mehr als einer Hinsicht recht, denn beim Bücherschreiben wird niemand jünger.«*

Die geheimste Triebfeder

Der Künstler – so meint der Maler Klaus Fußmann in einer Betrachtung zur Funktion der Bildkunst – sucht wie jeder Mensch *»nach einer Möglichkeit des Überlebens. Selbst wenn er nicht daran glaubt, arbeitet der Künstler daran. Mit jedem Werk hofft er, ein wenig Ewigkeit zu finden. [...] Dieser unbewußte Impetus ist die geheimste Triebfeder seiner Arbeit und gleichzeitig die letzte, zeitlose Instanz seiner Bewertung.«*

Verlangen nach der posthumen Dimension

Der Schriftsteller Joseph Brodsky hat den Gesichtspunkt der Todesüberlistung am Beispiel der Literatur und des Büchermachens anläßlich einer Turiner Buchmesse zur Sprache gebracht. *»Unendlichkeit ist ja ein relativ greifbarer Aspekt des Verlagsgeschäfts«*, meinte er, *»wenn auch nur deshalb, weil es die Existenz eines toten Autors über die von ihm imaginierten Grenzen hinaus verlängert oder einem lebenden Autor eine Zukunft verschafft, die wir alle am liebsten als endlos ansehen.«* Und er führt den Gedanken noch ein Stückchen weiter: *»Im großen und ganzen sind Bücher tatsächlich weniger endlich als wir selber. Sogar die schlechtesten überdauern ihre Verfasser – hauptsächlich deshalb«*, fügt er ironisch hinzu, *»weil sie weniger Raum einnehmen als diejenigen, aus deren Feder sie stammen. Oft stehen sie noch im Regal und ziehen Staub an, lange nachdem derjenige, der sie geschrieben hat, zu einer Handvoll Staub geworden ist. Und doch ist selbst diese Form der Zukunft besser als die Erinnerung einer Handvoll überlebender Verwandter oder Freunde, auf die man sich nicht verlassen kann, und oft ist es gerade das Verlangen nach dieser posthumen Dimension, das die eigene Feder in Bewegung setzt.«*

Gott ist das System

Da der Tod dem Menschen als das Unheil an sich erscheint, können wir alle Formen, Heilsgewißheit zu schaffen, als Versuche ansehen, dem Tode entgegenzutreten. Religion, Philosophie, Kunst, in all diesen Anstrengungen des Menschengeistes geht es um die Heilung der Wunde, die der Tod in das menschliche Bewußtsein geschlagen hat. Die mittelalterliche Bildkunst vollbringt das in erster Linie durch die Veranschaulichung der Heilslehre des Christentums, vor allem in der Parabel von Leben, Leiden, Tod und Auferstehung des Heilands. Die neuzeitliche Kunst hat sich von diesem »Gegenstand« in weitesten Bereichen entfernt, ohne die geheime Zielrichtung aufzugeben. Das im Erlebnis von Welt sich optisch ereignende Einswerden von Subjekt und Objekt gibt dem vereinsamten Individuum die im Grunde religiöse, das heißt heilsweisende Gewißheit, Teil eines Ganzen zu sein. *»Du bist ein Teil, Gott ist das System«*, so steht es eingemeißelt auf einer Reliefplatte, die der österreichische Bildhauer Alois Dorn für eine Friedhofskapelle geschaffen hat.

Literatur

Adorno, Theodor W.: Ästhetische Theorie, Frankfurt/M. 1973
Aischylos: Der gefesselte Prometheus. Übersetzt von Walter Kraus, Stuttgart 1965
Arber, Agnes: Sehen und Denken in der biologischen Forschung, Reinbek bei Hamburg 1960
Ariès, Philippe: Bilder zur Geschichte des Todes, München 1984
Aristoteles: Über die Welt. Übersetzt und kommentiert von Otto Schönberger, Stuttgart 1991

Badt, Kurt: Die Kunst Cézannes, München 1956
Balthasar, Hans Urs von: Herrlichkeit, Eine theologische Ästhetik, Band I: Schau der Gestalt, Einsiedeln 1961
Baumgarten, Alexander Gottlieb: Aesthetica (1750), Hildesheim 1961
Beaucamp, Eduard: Jeden Tag treibe ich es schlimmer, Picassos Spätwerk in der Kunsthalle Bielefeld, in: Frankfurter Allgemeine Zeitung v. 19.11.1993
Beckmann, Max: Sichtbares und Unsichtbares, Hrsg. Peter Beckmann, Stuttgart 1965
Belting, Hans/Kruse, Christiane: Die Erfindung des Gemäldes, Das erste Jahrhundert der niederländischen Malerei, München 1994
Benjamin, Walter: Das Kunstwerk im Zeitalter seiner technischen Reproduzierbarkeit, Frankfurt/M. 1963.
Berger, Klaus: Historische Psychologie des Neuen Testaments, Stuttgart 1991
Beutler, Christian: Der entschlafene Christus, Frankfurt/M. 1991
Blumenberg, Hans: Wirklichkeiten in denen wir leben, Stuttgart 1981
Boesch, Ernst E.: Das Magische und das Schöne, Stuttgart 1983
Borkenau, Franz: Ende und Anfang, Von den Generationen der Hochkulturen und von der Entstehung des Abendlandes, hrsg. v. Richard Löwenthal, Stuttgart 1991
Borst, Arno (Hrsg.): Tod im Mittelalter, Konstanz 1993
Bredekamp, Horst: Antikensehnsucht und Maschinenglauben, Die Geschichte der Kunstkammer und die Zukunft der Kunstgeschichte, Berlin 1993
Brinker, Helmut: Vom Ursprung des Menschenbildes in der chinesischen Kunst, in: Ausst.Kat. Das alte China, Essen 1995
Brunner-Traut, Emma: Frühformen des Erkennens am Beispiel Altägyptens, Darmstadt 1990

Canetti, Elias: Die gerettete Zunge, München 1977
Cassirer, Ernst: Philosophie der symbolischen Formen, 3 Bde. Nachdruck der 2. Aufl. von 1953: Darmstadt 1977 (7. Aufl.)
Cézanne, Paul: Über die Kunst, Gespräche mit Gasquet, Briefe, hrsg. v. Walter Hess, Mittenwald 1980
Chomsky, Noam: Sprache und Geist, Frankfurt/M. 1973
Condrau, Gion: Der Mensch und sein Tod, Zürich 1991

Dewey, John: Kunst als Erfahrung, Frankfurt/M. 1980
Diamond, Jared: Der dritte Schimpanse, Evolution und Zukunft des Menschen, Frankfurt/M. 1994
Do-Dinh, Pierre: Konfuzius, Reinbek bei Hamburg 1960
Dobzhansky, T.: The Biology of Ultimate Concern, New York 1967

Ebeling, Gerhard: Dogmatik des christlichen Glaubens, Tübingen 1979
Eccles, John C./Zeier, Hans: Gehirn und Geist, Frankfurt/M. 1984
Eccles, John C.: Die Evolution des Gehirns – die Erschaffung des Selbst, München 1989
Edelman, Gerald M.: Göttliche Luft, vernichtendes Feuer, München/Zürich 1995 (2. Aufl.)
Edelman, Gerald M.: Warum ist die Seele im Gehirn nicht zu finden, Professor Edelman?, Ein Interview von Hanna Rheinz, in: F.A.Z.-Magazin v. 15.9.1995
Ederer, Robert: Die Grenzen der Kunst, Wien 1982
Edwards, Betty: Garantiert zeichnen lernen, Reinbek bei Hamburg 1990
Eggebrecht, Eva und Arne (Hrsg.): Die Welt der Maya, Mainz 1992, Ausst.Kat. Hildesheim 1992

Feldman, Anthony/Ford, Peter: Erfinder und Wissenschaftler, Klagenfurt 1980
Fellmann, Ferdinand: Der Mensch und die Bilder, in: Carolo Wilhelmina, Mitteilungen der TU Braunschweig, Heft II 1989
Fiedler, Konrad: Beurteilung von Werken der Bildenden Kunst, in: Schriften zur Kunst I. Bd., München 1991 (Hrsg. v. Gottfried Boehm nach der Ausgabe von München 1913/14)
Figal, Günter: Kunst als Weltdarstellung, in: Der Sinn des Verstehens, Stuttgart 1996
Friedrich, Heinz (Hrsg.): Ende der Kunst – Zukunft der Kunst, München 1985
Frank, Franz: Monographie von Rainer Zimmermann, München 1985
Fußmann, Klaus: Die Auferstehung des Fleisches, in: Frankfurter Allgemeine Zeitung v. 15.4.1995

Gadamer, Hans-Georg: Die Aktualität des Schönen, Stuttgart 1977
Garaudy, Roger: Ästhetik und Erfindung der Zukunft, Vortrag vor der Akademie der Künste Berlin, 1970
Gebser, Jean: Ursprung und Gegenwart, München 1992 (4. Aufl.)
Gehlen, Arnold: Urmensch und Spätkultur, Bonn 1956
Gilgamesch-Epos, Das. Übersetzt und mit Anmerkungen versehen von Albert Schott, Stuttgart 1958 /1988
Goodman, Nelson: Weisen der Welterzeugung, Frankfurt/M. 1984
Grassi, Ernesto: Die unerhörte Metapher, Frankfurt/M. 1992
Guilford, J. P.: Creative Abilities in the Arts,in: Psychol. Rev. 64, 1957

Han Zhongmin/Delahaye, Hubert: Das alte China, 5000 Jahre Geschichte und Archäologie, Freiburg i. Brsg. 1985
Hassemer, Winfried: Tatbestand und Typus, Untersuchungen zur strafrechtlichen Hermeneutik, Köln 1963
Heidegger, Martin: Der Ursprung des Kunstwerkes, Stuttgart 1960
Hess, Walter: Dokumente zum Verständnis der modernen Malerei, Reinbek bei Hamburg 1956
Hildebrand, Adolf: Das Problem der Form in der Bildenden Kunst, Straßburg 1908 und 1918
Hochgesang, Michael: Mythos und Logik im 20. Jahrhundert, München 1965
Hodel-Hoenes, Sigrid: Leben und Tod im Alten Ägypten, Thebanische Privatgräber des Neuen Reiches, Darmstadt 1991
Huber, Richard: Das erotische Idol, in: Bilderflut und Bildverlust, München 1982
Hübner, Kurt: Die Wahrheit des Mythos, München 1985
Huppertz, Josefine: Kulturtraditionen der Osterinsulaner und ihre Christianisierung, Sankt Augustin o. J.

Jaffé, Aniela: Der Mythus vom Sinn im Werk von C. G. Jung, Zürich/Stuttgart 1967
Jamme, Christoph: Gott an hat ein Gewand, Grenzen und Perspektiven philosophischer Mythos-Theorien der Gegenwart, Frankfurt/M. 1991
Jaynes, Julian: Der Ursprung des Bewußtseins durch den Zusammenbruch der bikameralen Psyche, Reinbek bei Hamburg 1988
Jung, C. G.: Gesammelte Werke, Band 7, Zürich/Stuttgart 1964
Jung, Karl Otto: Grundfragen der Bildenden Kunst, Essen 1994

Kaltenbrunner, Gerd-Klaus (Hrsg.): Bilderflut und Bildverlust, München 1982
Kant, Immanuel: Kants gesammelte Schriften, Preußische Akademie der Wissenschaften, Berlin 1900–1955, Neudruck 1968 ff.
Kantorowicz, Alfred: Die zwei Körper des Königs, in: Meine Kleider, Erzählungen, Berlin 1957
Kaspar, Robert: Von der Kunst des Sehens, in: »Was aber schön ist...«, hrsg. v. Gerd-Klaus Kaltenbrunner, München 1983
Kobbert, Max J.: Kunstpsychologie, Darmstadt 1986
Koch-Hillebrecht, Manfred: Die moderne Kunst, Köln 1983
Köhler, O.: Tiersprachen und Menschensprache, in: Kreatur Mensch, München 1969
Kolakowski, Leszek: Die Gegenwärtigkeit des Mythos, München 1973
Koller, Hermann: Die Mimesis in der Antike, Bern 1954
Kraft, H. (Hrsg.): Psychoanalyse, Kunst und Kreativität heute, Köln 1984
Kramer, Samuel Noah: Mesopotamien, Reinbek bei Hamburg 1971
Kreitler und Kreitler: Psychologie der Kunst, o.O. 1980
Kubler, George: Die Form der Zeit, Frankfurt/M. 1982
Küppers, Bernd-Olaf: Der Ursprung biologischer Informationen, München 1986
Kuhn, Helmut: Der Weg vom Bewußtsein zum Sein, Stuttgart 1981
Kuhn, Helmut: Wesen und Wirken des Kunstwerks, München 1960
Kultermann, Udo: Kleine Geschichte der Kunsttheorie, Darmstadt 1987
Kunert, Günter: Fremd daheim, München 1990

Lamer, Hans: Wörterbuch der Antike, Kröners Taschenausgabe Band 96, Stuttgart 1956 (4. Aufl.)
Landmann, Michael: Fundamental-Anthropologie, Bonn 1984 (2. Aufl.)
Lange, Kurt/Hirmer, Max: Ägypten, Architektur, Plastik, Malerei in drei Jahrtausenden, München 1985
Lange, Kurt: Fremdling zwischen Tier und Gott, Dem Menschen auf der Spur, Gütersloh 1959
Leonardo da Vinci: Sämtliche Gemälde und die Schriften zur Malerei, hrsg. v. A. Chastel, München 1990
Llewellyn, Niggel,: The Art of Death, London 1992
Lommel, Andreas: Schamanen und Medizinmänner, München 1965
Lorenz, Konrad: Die Rückseite des Spiegels, München 1973
Lücke, Th.: Leonardo da Vinci, Tagebücher und Aufzeichnungen, 1952

Mainusch, Herbert: Kunsttheorie und Romanwirklichkeit, in: MUT Nr. 332, Asendorf, April 1995
Marc, Franz: Briefe, Schriften und Aufzeichnungen, hrsg. v. Günter Meißner, Leipzig/Weimar 1980/89
Marquard, Odo: Abschied vom Prinzipiellen, Stuttgart 1981

Maturana, Humberto R./Varela, Fr. J.: Der Baum der Erkenntnis, Die biologischen Wurzeln des menschlichen Erkennens, Bern 1987 (2. Aufl.)
Mischke, Marianne: Der Umgang mit dem Tod, Berlin 1996
Moltmann, Jürgen: Mensch, Stuttgart 1971
Morin, Edgar: Der Mensch und das Kino, Stuttgart 1958
Müller-Karpe, Hermann: Das vorgeschichtliche Europa (Reihe: Kunst der Welt), Baden-Baden 1968

Navratil, Leo: Schizophrenie und Kunst, München 1965
Nebel, Gerhard: Das Ereignis des Schönen, Stuttgart 1953
Noll, Richard: The Jung Cult, Origins of a Charismatic Movement, Princeton 1994
Nougier, Louis-René: Die Welt der Höhlenmenschen, Reinbek bei Hamburg 1992
Noxter, Michael: Gott ist nur scheintot, Die Seele kann aufatmen, der arme Mensch kann glücklich sein: Robert Theis rechtfertigt Kants Religionsphilosophie, in: Frankfurter Allgemeine Zeitung v. 26.4.1995

Oeser, Erhard/Seitelberger, Franz: Gehirn, Bewußtsein und Erkenntnis, Darmstadt 1988

Piaget, Jean: Biologie und Erkenntnis, Frankfurt/M. 1974
Piaget, Jean: Meine Theorie der geistigen Entwicklung, Frankfurt/M. 1983
Picht, Georg: Kunst und Mythos, Stuttgart 1986
Popper, Karl R.: The open Universe, London 1982
Prigogine, Ilya: Dialog mit der Natur, Neue Wege naturwissenschaftlichen Denkens, München 1981

Raphael, Max: Wiedergeburtsmagie in der Altsteinzeit, Frankfurt/M. 1979
Reckermann, A.: Sprache und Metaphysik, München 1970
Rensch, Bernhard: Das universale Weltbild, Darmstadt 1991
Richter, Horst E.: Der Gotteskomplex, Reinbek bei Hamburg 1979
Riedl, Rupert: Begriff und Welt, Berlin/Hamburg 1987
Riedl, Rupert: Der Wiederaufbau des Menschlichen, München 1988
Ritter, Henning, Der unbewegte Beweger, Robespierre oder Die Geburt der modernen Politik aus der Tugend, in: Frankfurter Allgemeine Zeitung v. 23.7.1994, Beilage »Bilder und Zeiten«
Rock, Irvin: Wahrnehmung, Vom visuellen Reiz zum Sehen und Erkennen, Heidelberg 1985
Rorty, Richard: Eine Kultur ohne Zentrum, Stuttgart 1993
Ruprecht, Erich und Annemarie: Tod und Unsterblichkeit, Texte aus Philosophie, Theologie und Dichtung vom Mittelalter bis zur Gegenwart, Stuttgart 1993

Sagan, Carl: Die Drachen von Eden, München/Zürich 1978
Schefold, Karl: Griechische Kunst als religiöses Phänomen, Hamburg 1959
Schlegel, Friedrich: Kritische Schriften, hrsg. v. H. D. Rasch, München 1971
Schmied, Wieland, Ausgangspunkt und Verwandlung, in: Deutsche Kunst im 20. Jahrhundert, Ausst.Kat., Stuttgart 1985
Schopenhauer, Arthur: Sämtliche Werke, hrsg. v. Rudolf Steiner, Stuttgart/Berlin 1894
Schütz, R.: Ökologische Aspekte einer naturphilosophischen Ethik, 1984
Sedlmayr, Hans: Kunst und Wahrheit, Zur Theorie und Methode der Kunstgeschichte, Hamburg 1958
Seibt, Gustav: Das verworfene Paradies, Zum Tode des Schriftstellers Elias Canetti, in: Frankfurter Allgemeine Zeitung v. 18.8.1994

Sertillanges, A. D.: Der hl. Thomas von Aquin, Hellerau 1928
Shedid, Abdel Ghaffar: Das Grab des Sennedjem, Mainz 1994
Shi Ming: Schwarze Augen, Das grausame Ende des chinesischen Dichters Gu Cheng, in: Frankfurter Allgemeine Zeitung v. 10.11.1993
Sperry, Roger W.: Brain Bisection and Consciousnes, in: Eccles, J. (Hrsg.): Brain and Conscious Experience, New York 1966
Spiess, Werner: Unbändiger barocker Totentanz, in: Frankfurter Allgemeine Zeitung v. 16.6.1995
Sprenger, Maja/Bartoloni, Gilda: Die Etrusker, Kunst und Geschichte, Aufnahmen Max und Albert Hirmer, München 1977/1990
Springer, Sally P./Deutsch, Georg: Linkes Rechtes Gehirn, Funktionelle Asymetrien, Heidelberg 1990
Staudenmaier, Otto: Gegenständlichkeit und Abstraktion in der Bildenden Kunst, Wuppertal 1969
Steiner, George: Von realer Gegenwart, Hat unser Sprechen Inhalt?, München 1990
Stephenson, Günther: Leben und Tod in den Religionen, Darmstadt 1980

Thorpe, W. H.: Science, Man and Morals, London 1965
Topitsch, Ernst: Erkenntnis und Illusion, Tübingen 1988
Tscherpel, Rudolf: Die Natur der Dichtung als Ausdruckskunst und ihre Stellung im System der Künste, Jahrbuch für Ästhetik und Allgemeine Kunstwissenschaft, Bd. 10, Bonn 1965

Uhlig, Helmut: Die Sumerer, Bergisch Gladbach 1989

Van Gogh, Vincent: Sämtliche Briefe, Bd. 1 bis 6, Hrsg. Eva Schumann, Zürich 1965–1968
Vester, Frederic: Das kybernetische Zeitalter, Frankfurt/M. 1974

Weidlé, Wladimir: Gestalt und Sprache des Kunstwerks, Mittenwald 1981
Weinhandl, Ferdinand (Hrsg.): Gestalthaftes Sehen, Ergebnisse und Aufgaben der Morphologie, Darmstadt 1978
Weizsäcker, Viktor v.: Der Gestaltkreis, 1947 (3. Aufl.)
Welsch, Wolfgang: Unsere postmoderne Moderne, Weinheim 1987
Wilhelm, Richard (Hrsg.): Li Gi, Düsseldorf/Köln 1981
Wimmer, H./Perner, J.: Kognitionspsychologie, Stuttgart 1979
Wittkowski, Joachim: Psychologie des Todes, Darmstadt 1990
Wolf, Walther: Die Kunst Ägyptens, Stuttgart 1975
Woolley, C. Leonard: Mit Hacke und Spaten, Leipzig 1950
Worringer, Wilhelm: Abstraktion und Einfühlung, München 1908
Wunderlich, Hans Georg: Die Steinzeit ist noch nicht zu Ende, Eine Psycho-Archäologie des Menschen, Reinbek bei Hamburg 1974

Namensregister

Abbildungsnachweis

Berlin, Ullstein Bilderdienst: S. 152
Hamburg, Verlag St. Gertrude: 1994: S. 157
Hünxe, Otto Pankok-Museum: S. 143
London, University College: S. 16
Foto Marburg: S. 52
München, Hirmer-Bildarchiv: S. 25, 45, 62, 76, 79, 82
München, Prof. Dr. A. G. Shedid: S. 67
München, Bayerische Staatsbibliothek: S. 86
München, Bayerische Staatsgemäldesammlungen: S. 92, 122
Stuttgart, Württembergisches Landesmuseum: Umschlagabbildung und S. 65
© Succession Picasso/VG Bild-Kunst, Bonn 1998: S. 140
Archiv des Verfassers: alle anderen Aufnahmen